152

Anaesthesiologie und Intensivmedizin
Anaesthesiology
and Intensive Care Medicine

vormals „Anaesthesiologie und Wiederbelebung"
begründet von R. Frey, F. Kern und O. Mayrhofer

Herausgeber:
H. Bergmann · Linz (Schriftleiter)
J.B. Brückner · Berlin   M. Gemperle · Genève
W.F. Henschel · Bremen   O. Mayrhofer · Wien
K. Peter · München

Der Anaesthesist in der Geburtshilfe

Ergebnisse des
Zentraleuropäischen Anaesthesiekongresses
Berlin 1981

Band 2

Herausgegeben von J.B. Brückner

Mit 68 Abbildungen und 19 Tabellen

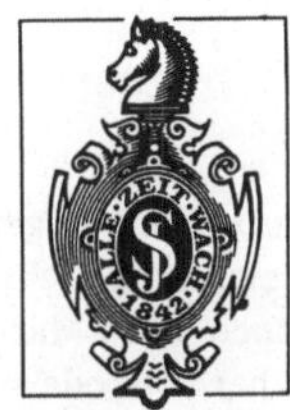

Springer-Verlag
Berlin Heidelberg New York 1982

Prof. Dr. Jürgen B. Brückner
Institut für Anaesthesiologie der
Freien Universität Berlin
Klinikum Charlottenburg
Spandauer Damm 130
D-1000 Berlin 19

ISBN-13: 978-3-540-11831-2   e-ISBN-13: 978-3-642-68746-4
DOI: 10.1007/978-3-642-68746-4

CIP-Kurztitelaufnahme der Deutschen Bibliothek
ZAK <1981, Berlin, West>:
Ergebnisse des Zentraleuropäischen Anaesthesiekongresses: Berlin 1981/
hrsg. von J.B. Brückner. – Berlin; Heidelberg; New York: Springer
(Anaesthesiologie und Intensivmedizin; . . .)
NE: Brückner, Jürgen B. [Hrsg.]
Bd. 2 → Der Anaesthesist in der Geburtshilfe

Der Anaesthesist in der Geburtshilfe/hrsg. von J.B. Brückner. – Berlin;
Heidelberg: New York: Springer, 1982.
(Ergebnisse des Zentraleuropäischen Anaesthesiekongresses; Bd. 2)
Anaesthesiologie und Intensivmedizin; 152)
ISBN 3-540-11831-4 (Berlin, Heidelberg, New York)
ISBN 0-387-11831-4 (New York, Heidelberg, Berlin)
NE: Brückner, Jürgen B. [Hrsg.]; 2. GT

Satz: Schreibsatz-Service Weihrauch, Würzburg
Druck- und Bindearbeiten: Beltz Offsetdruck, Hemsbach
2119/3321-543210

Vorwort

Als mit Beginn des technischen Zeitalters die Erfindung der Inhalationsnarkose die operative Medizin entscheidend veränderte, war die Geburtshilfe eingeschlossen. So wurde schon ab Januar 1847 über Zangengeburten und Kaiserschnitte unter Ätherinhalation berichtet und man versuchte auch die neue Methode zur Erleichterung des Geburtsschmerzes einzusetzen. Gleichzeitig begann man mögliche Nebenwirkungen zwischen Anaesthesie, Geburtsvorgang und Zustand des Kindes zu beobachten: „Die Hauptbesorgnisse, die man hegte, daß in Folge der gewöhnlich eintretenden Muskelerschlaffung die Wehenthätigkeiten unterbrochen werden dürften, und daß ein nachtheiliger Einfluß auf das Kind stattfinden könnte, haben sich bisher als unstatthaft erwiesen. Die Kontraktionen des Uterus dauerten während des Betäubungszustandes, sowohl ihrer Stärke, als ihrer Raschheit gleich fort, und die Kinder wurden gesund und lebend zur Welt befördert" (A. Bauer, Prag 1847, S. 52).

Auch die moderne Anaesthesie wurde rasch an die speziellen Gegebenheiten der Operationssäle unserer Frauenkliniken adaptiert. Zunehmend fanden sich Anaesthesisten, die sich den hier vorhandenen Spezialproblemen widmen. Wiederbelebung des Neugeborenen und Anwendung der Regionalanaesthesie zur Schmerzbehandlung brachten eine Ausweitung unserer Anaesthesietätigkeit mit sich. Die Zusammenarbeit mit den Geburtshelfern war immer unproblematisch; die Anaesthesisten wurden hier stets als willkommene Partner begrüßt.

Auf dem Zentraleuropäischen Anaesthesiekongreß 1981 in Berlin war ein ganzer Vormittag der Tätigkeit des Anaesthesisten in der Geburtshilfe gewidmet. Gerti Marx und Erich Saling waren die Moderatoren, namhafte Spezialisten aus den beiden Fachgebieten saßen im Panel. Der Tag begann aber mit einer wichtigen Veranstaltung für die deutschsprachige Anaesthesie: Jean Lassner, der erste Hans-Killian-Lecturer, hatte das Thema „Regionalanaesthesie in der Geburtshilfe" gewählt, um unser Ehrenmitglied damit zu ehren. Hans Killian war anwesend, freute sich sehr und antwortete in seiner humorvollen, unverkennbaren Art. Die Zuhörer dieser morgendlichen Vorlesung spürten, daß sich hier ein seltener historischer Moment unwiederholbar ereignete.

Inzwischen ist Hans Killian von uns gegangen; wir werden den weißhaarigen, hochgewachsenen Mann, der immer interessierter Zuhörer unserer Kongresse war, sehr vermissen. Dieses Buch ist deshalb nicht nur ein Teil eines Kongreßberichtes, sondern auch dankbare Erinnerung an Hans Killian.

Berlin-Charlottenburg, August 1982   J.B. Brückner

Inhaltsverzeichnis

Freie Vorträge
Der Anaesthesist in der Frauenklinik

Verzeichnis der Referenten und Vorsitzenden

Börner, U., Dr., Abteilung für Anaesthesiologie und Intensivmedizin der Justus-Liebig-Universität Gießen, Klinikstr. 29, D-6300 Gießen

Brückner, J.B., Prof. Dr., Institut für Anaesthesiologie der Freien Universität Berlin, Klinikum Charlottenburg, Spandauer Damm 130, D-1000 Berlin 19

Dick, W., Prof. Dr., Zentrum für Anaesthesiologie der Universität Ulm, Prittwitzstr. 43, D-7900 Ulm

Dudziak, R., Prof. Dr., Zentrum für Anaesthesiologie des Klinikums der Johann-Wolfgang-Goethe-Universität, Theodor-Stern-Kai 7, D-6000 Frankfurt 70

Durek, G., Dr., Institut für Anaesthesiologie, Ul. Chaluzbinskiego 1 A, Pl-50-368 Wroclaw, Polen

Grote, B., Dr., Institut für Anaesthesiologie der Universität Düsseldorf, Moorenstr. 5, D-4000 Düsseldorf

Janisch, H., Prof. Dr., II. Universitäts-Frauenklinik, Allgemeines Krankenhaus, Spitalgasse 23, A-1097 Wien

Killian, H. † Prof. Dr., Riedbergstr. 24, D-7800 Freiburg

Knitza, R., Dr., Universitäts-Frauenklinik, D-6650 Homburg

Knoche, E., Dr., Zentrum für Anaesthesiologie der Universität Ulm, Prittwitzstr. 43, D-7900 Ulm

Lassner, J., Prof. Dr., Dept. d'Anesthésiologie, Cochin-Port-Royal, 123, Bd. de Port Royal, F-75674 Paris

Marx, G.F., M.D., Prof., Albert Einstein College of Medicine, Dept. of Anesthesiology, 1300 Morris Park Avenue, Bronx, N.Y. 10461, USA

Müller, H., Dr., Abteilung für Anaesthesiologie und Intensivmedizin der Justus-Liebig-Universität, Klinikstr. 29, D-6300 Gießen

Neumark, J., Univ.-Doz., Dr., Klinik für Anaesthesie und Allgemeine Intensivmedizin, Spitalgasse 23, A-1090 Wien

Reinhold, P., Dr., Klinik für Anaesthesiologie und operative Intensivmedizin der Universität Münster, Jungeblodtplatz 1, D-4400 Münster

Saling, E., Prof. Dr., Leiter der Arbeitsgruppe Perinatale Medizin der Freien Universität Berlin, Klinikum Charlottenburg, Mariendorferweg 28, D-1000 Berlin 44

Scanlon, J.W., M.D., Neonatology Director, Columbia Hospital for Women, Associate Professor or Pediatrics, Georgetown University School of Medicine, 2425 L Street, Northwest, Washington, D.C., 20037, USA

Schaer, H., Dr., Anaesthesieabteilung Inselspital, CH-3010 Bern

Schara, J., Dr med., Direktor des Instituts für Anaesthesie am Klinikum Barmen der Kliniken der Stadt Wuppertal, Heusnerstr. 40, D-5600 Wuppertal

Traub, E., Dr., Zentrum für Anaesthesiologie der Universität Ulm, Prittwitzstr. 43, D-7900 Ulm

Hans-Killian-Vorlesung
Regionalanaesthesie in der
Geburtshilfe

Einführung

J. Schara

Zur Vorgeschichte

Nach dem 7. Weltkongreß für Anaesthesiologie in Hamburg im September 1980 empfing
der damalige Präsident der DGAI, Professor Dr. E. Rügheimer, einen Brief von L. Donald
Bridenbaugh, Präsident der American Society of Anesthesia, in dem stand: „Als Zeichen
unserer Hochachtung vor den Organisatoren der Nachkongreßveranstaltung über Regionalanaesthesie im Oktober 1980 in Heidelberg und der Deutschen Gesellschaft für Anaesthesiologie und Intensivmedizin übermittle ich Ihnen eine Spende in der Hoffnung, daß Sie damit
eine Hans-Killian-Vorlesung zur Regionalanaesthesie errichten."

Das Präsidium der DGAI hat daraufhin beschlossen, diese Vorlesung zu Ehren unseres
Ehrenmitgliedes Hans Killian auf jedem in Deutschland abgehaltenen Zentraleuropäischen
Kongreß halten zu lassen, zum ersten Male während des Zentraleuropäischen Kongresses
1981 in Berlin durch Jean Lassner.

Zu den Geehrten

Professor Dr. Jean Lassner ist kein Unbekannter. Er ist Präsident der Europäischen Akademie für Anaesthesiologie sowie Chairman der Europäischen Sektion des Weltbundes der Anaes-
thesiegesellschaften, und er ist auch Ehrenmitglied der DGAI. Er ist nicht nur ein exzellen-
ter Wissenschaftler, sondern auch ein hervorragender, geistreich-witziger Redner, ein Mann
des geschliffenen Wortes.

Mit der Hans-Killian-Vorlesung ehrt die Deutsche Gesellschaft für Anaesthesiologie und
Intensivmedizin einen der großen, alten Männer der deutschen Anaesthesie, der nebenbei
auch einer der erfolgreichsten wissenschaftlichen Autoren der Gegenwart ist.

Sein Buch „Hinter uns steht nur der Herrgott — Aufzeichnungen eines Chirurgen" hat
eine Gesamtauflage von über 70 000 Exemplaren erreicht und ist außerdem in englischer,
französischer, italienischer, spanischer, isländischer, griechischer, holländischer, dänischer,
norwegischer, schwedischer und finnischer Sprache erschienen. Seine großen wissenschaftlichen Werke stehen in allen unseren Abteilungen und in allen Bibliotheken: Killian — Weese:
„Narkose", das Lehr- und Handbuch, das Killian mit dem Entwickler des Evipans, dem
Bayer-Chemiker Weese (nach dem wir auch eine Vorlesung benannt haben) geschrieben hat
(erschienen 1954); Killian: „Lokalanaesthesie und Lokalanaesthetika", das Standardwerk zur
Regional-Anaesthesie, Erstauflage 1959.

Hans Killian war Chirurg, gegen Ende des Krieges chirurgischer Ordinarius in Breslau. Aber sein wissenschaftliches Leben hat er vor allem der Anaesthesie gewidmet, schon zu einer Zeit, als es Anaesthesisten in Deutschland noch nicht gab. Er war der erste, der schon in jungen Jahren alten Chirurgen die Notwendigkeit selbständiger Anaesthesisten zu erklären versuchte, damals vergeblich. Inzwischen gibt es allein in unserer Bundesrepublik ungefähr 30 anaesthesiologische Ordinariate an Universitäten und 1100 Chefärzte für Anaesthesie an den Krankenhäusern. — Das Fach ist erwachsen geworden. Es kann seine Pioniere ehren.

Regionalanaesthesie in der Geburtshilfe

J. Lassner

Einleitung

Die erste der Vorlesungen zu halten, die von nun an den Namen Hans Killians tragen werden,
ist eine ehrende und schwierige Aufgabe. Stiftungen, die dazu bestimmt sind, den Namen
einer Persönlichkeit immer erneut mit einem Wissensgebiet in Verbindung zu bringen, gibt
es seit langem in den angelsächsischen Ländern. Die Überpflanzung der Sitte auf den europäischen Kontinent berechtigt und erfordert, ihr eine eigene Prägung zu geben. Dies möchte
ich dadurch zu erreichen versuchen, daß die Frage nach dem Platz der Regionalanaesthesie
in der Geburtshilfe nicht im Sinn einer technischen Bewertung sondern in der Perspektive
der dafür wesentlichen geschichtlichen und sozialen Bezüge gestellt wird. Diese Perspektive
ist es auch, die den Gegenstand mit dem Leben und der Leistung von Hans Killian verbindet.

Widmung

Es sind nun bald zehn Jahre, lieber Herr Killian, seit wir in Mainz Ihren 80. Geburtstag ge-
feiert haben. Das mag entschuldigen, daß man mich aufgefordert hat, eine Gedächtnisrede
hier zu Ihren Ehren zu halten. Als ich Sie darüber befragte, sagten Sie mir sehr begütigend,
ich solle das ruhig tun, totgesagt habe man Sie schon mehrmals. Mir ist es aber lieber, Sie
heute in alter Frische in unserer Mitte begrüßen zu können. Dadurch bin ich der Verpflichtung entbunden, der Sitte entsprechend über Sie nur Gutes zu sagen. Ich hoffe, es wird
mir gelingen zu zeigen, daß gerade dadurch Ihr Beispiel hilft, uns auf den rechten Weg zu
bringen.

Ihre vielen Gaben und Ihre ungewöhnliche Arbeitskraft sind wohlbekannt, und Ihre Leistungen haben Ihnen verdienten Ruhm eingebracht. Ihre schriftstellerische Tätigkeit der letzten Jahrzehnte hat Sie in weiten Kreisen bekanntgemacht. Es gibt wohl kaum einen deutschsprachigen Anaesthesisten, dem nicht Ihre beiden großen Werke, jenes über die Narkose und
ihren Nachkömmling, die Lokalanaesthesie, wohlvertraut sind. Ihre Forschungsarbeit auf
dem Gebiet der Narkose und der damit verbundenen Physiologie und Pharmakologie im einzelnen zu beschreiben ist daher wohl hier nicht notwendig. Erwähnen möchte ich nur, daß
es mir eine Genugtuung war, Sie kürzlich zu Ihrer Wahl als Ehrenmitglied der Europäischen
Akademie für Anaesthesiologie beglückwünschen zu können. Doch damit genug des Guten.

In der Darstellung Ihres Lebenslaufes, den Sie in dessen enger Verflechtung mit der Entwicklung der Anaesthesie veröffentlicht haben, führt eine schwungvolle Aufstiegsbewegung
zu einem Wendepunkt, den eine Enttäuschung kennzeichnet. Sie haben versucht, sich mit

einer Arbeit aus dem Gebiet der Anaesthesie zu habilitieren, und dieser Versuch ist gescheitert. Die Motive der Ablehnung Ihrer Arbeit durch den Pharmakologen werden von Ihnen nur angedeutet. Nach der erreichten Habilitation mit einer Studie aus dem eigentlichen Bereich der Chirurgie, bemühten Sie sich bis in die letzten Monate vor dem Krieg, zu erwirken, daß die Anaesthesiologie als autonomes Fach anerkannt werde, doch diese Bemühungen blieben erfolglos. Ein Vierteljahrhundert später sind Sie bei dem ersten deutschsprachigen Anaesthesiekongreß der Ehrengast, die Gründer der Gesellschaften in Österreich und dann in Deutschland gehören aber nicht nur einer anderen Generation an, sie haben auch ihren Beruf anders gewählt als Sie.

Bei der Feier Ihres 80. Geburtstages hat Ihr Freund Helmut Schmidt versucht, dieses Scheitern Ihres Anlaufes, der Anaesthesiologie in Deutschland zur Eigenständigkeit zu verhelfen, mit den Schwierigkeiten des sozialen Lebens zu Ende der zwanziger Jahre zu erklären. Wie Sie selbst, erwähnt er den Widerstand der einflußreichen Chirurgen. Ich meine aber, Hans Killian wäre Manns genug gewesen, diese Hindernisse zu überwinden, wäre ihm nicht ein anderer Gegner im Wege gestanden, nämlich er selbst.

Die Anaesthesiologie ist ja nicht nur ein Wissensbereich, sondern vor allem ein Beruf. Die Praxis der Anaesthesie ist vielfach bestimmt: vom Stand der Pharmakologie wie der Physiologie, jedoch ebenso von dem der Technik, dem verfügbaren Material und insbesondere den sozialen Bezügen, in die die Anaesthesisten, wie die Chirurgen, Patienten, Pflegepersonal und so fort eingebettet sind. Was nun die Beziehung zwischen Chirurgen und Anaesthesisten anbelangt, beziehungsweise Ihre Position in Hinsicht auf deren Rollen, so möchte ich zwei Absätze aus Ihrem Buch vom Jahre 1979 anführen, das den Titel trägt: „Im Kampf gegen den Schmerz". Ich meine, nicht nur die kriegerische Analogie, die Sie zum Gegenstand Ihres Tuns gewählt haben, auch die Kennzeichnung der Rollen in diesem Kampf haben Ihre eigene Berufswahl bestimmt. Von der Rolle des Chirurgen sagen Sie (S. 122): „Man sagt, die Chirurgie sei ein königlicher Beruf. Nun ja, etwas Wahres ist schon dran. Chirurgen sind Männer der Tat, sie stehen immer wieder vor schicksalshaften Entscheidungen und haben um so mehr die Verpflichtung, ritterlich und gerecht zu sein."

Wie weit davon entfernt, dieser Verpflichtung zur Ritterlichkeit und Gerechtigkeit zu entsprechen selbst viele Chirurgen waren, die Sie bewunderten, haben Sie unverhüllt dargestellt. Aber das Leitbild blieb für Sie gültig.

Vergleicht man damit jenes, das Sie von dem Mann zeichnen, der als erster die Anaesthesie zu seinem Beruf gemacht hat, John Snow, so wird klar, warum Sie doch die Chirurgie als Laufbahn gewählt haben. Sie schreiben (S. 81): „Ein blasser, immer schlicht und ernst wirkender Mann mit dunklem Haar und dunklen, stechenden Augen im fahlen Gesicht, verschlossen, einsam, wenig robust, sehr sensibel, feinfühlig ... diese Eigenschaften versetzten ihn in die Lage, mit großem Geschick eine den Bedürfnissen der Operation angepaßte Führung der Narkose zu entwickeln."

Lassen Sie mich noch die Zeitwörter zitieren, die Sie am häufigsten gebrauchen, um Ihre eigenen Bewegungen und Haltungen zu kennzeichnen: ich renne, ich reiße weg, ich brülle, ich kommandiere.

Nur einen letzten Umstand möchte ich noch erwähnen, um zu zeigen, warum Sie zwar den Weg zur Praxis der Anaesthesie haben zeigen können, aber ihn nicht begehen: Sie sind von überdurchschnittlicher Körpergröße und damit Ihr Leben lang gewöhnt, auf die anderen herunterzublicken. Das paßt sich für einen Anaesthesisten auch heute kaum.

Die Rolle des Anaesthesisten

Bei seiner Rückkehr von einer Reise nach den Vereinigten Staaten im Jahre 1928 erzählt
Hans Killian, daß es die reibungslose Zusammenarbeit zwischen den Chirurgen und den
Anaesthesisten war, die ihm den größten Eindruck gemacht hatte. Er fragte sich: „Warum
sollten sich in Deutschland nicht die gleichen günstigen Bedingungen entwickeln können?"
Es hat der Erschütterung der alten Ordnung durch den zweiten Weltkrieg und dessen Folgen bedurft, um diese Entwicklung zu ermöglichen. Wenn wir heute nach der Regionalanaesthesie in der Geburtshilfe fragen, so stellen wir eine Problematik zur Erörterung, in
der wiederum die Rolle des Anaesthesisten in seinen vielfältigen Beziehungen von entscheidender Bedeutung ist. Dies ist gerade für die Regionalanaesthesie oder wie man eigentlich
sagen sollte: Analgesie der Fall, weil, dank deren Möglichkeiten, der Anaesthesist im Bereich der Geburtshilfe und zwar insbesondere bei der normalen Geburt, eine neue Position einnimmt. So kommt es zur Notwendigkeit, seine Rolle im Zusammenspiel mit dem
Geburtshelfer, der Hebamme und der Gebärenden zu bedenken.

Die Rolle des Anaesthesisten in der Chirurgie, insofern sie für das Leben und Werk von
Hans Killian von Bedeutung war, hat uns ein Leitmodell des Zugangs zu dieser Problematik
verschafft. Bevor wir die Besonderheiten der Rolle des Anaesthesisten in der Geburtshilfe
ins Auge fassen, wollen wir uns jedoch Klarheit darüber verschaffen, daß das von Hans Killian
entworfene Bild, das auf seine Berufswahl schließlich entscheidend eingewirkt hat, nicht
notwendigerweise als die Darstellung der einzig möglichen Wirklichkeit zu betrachten ist.

Zum Vergleich möchte ich Vorstellungen über die Rolle des Anaesthesisten aus zwei
Ländern Europas heranziehen, wie sie sich, ausgehend von ähnlichen Prämissen hinsichtlich
der beruflichen und sozialen Position der Chirurgen zu Ende des 19. und Beginn des 20.
Jahrhunderts entwickelt haben. Den gemeinsamen Hintergrund bildet die Geschichte der
Chirurgie im christlichen Europa: das Verbot für den Klerus, vom zweiten Laterankonzil
erlassen, igni et ferro zu kurieren, gefolgt vom Ausschluß der Chirurgie aus den medizinischen Fakultäten; die jahrhundertelange Zweitrangigkeit des Wundarztes und Feldschers
gegenüber dem gelehrten Doktor der Medizin; die Wiederaufnahme der Chirurgie in die
Fakultät im 18. Jahrhundert und schließlich der rasche Aufstieg zur Königin der Medizin
in den 50 Jahren nach ihrer Umwandlung durch die Anaesthesie und die Asepsis. Vom Ende
des 19. Jahrhunderts bis in die dreißiger Jahre des unseren war die Chirurgie unzweifelhaft
die wirksamste aller medizinischen Unternehmungen und auch die bestbezahlte. Es ist daher
nicht verwunderlich, daß so viele der Chirurgen dieser Gründerzeit im Charakter dem Con-
dottieri-Typ entsprachen, beziehungsweise sich wie Neureiche betragen haben. Dort, wo sich
dies auf günstigem Boden ereignete, wie im Wilhelminischen Deutschland, kam es zu den
Auswüchsen, die eine Zusammenarbeit zwischen Chirurgen und anderen Ärzten so erschwerte.

Nun zu den beiden Beispielen der Rollen, die in der Entwicklung dieser Umstände den
Anaesthesisten zugefallen sind. In *Frankreich* war eine Gesellschaft für Anaesthesie 1934
gegründet worden. In ihr hatten die Chirurgen die Oberhand. Als diese Gesellschaft nach
einer mehrjährigen Unterbrechung durch den Krieg und die Besetzung wieder tagte, wurde
zunächst das Präsidium von den Chirurgen an einen Neurologen und schließlich an einen
Anaesthesisten abgetreten. Bald danach kam es zu einer Statutenänderung, die nur Berufs-
anaesthesisten als stimmberechtigt erklärte. In diesen ersten Nachkriegsjahren wurden das
System der Sozialversicherung eingeführt und die ersten Planstellen für Anaesthesie in den
öffentlichen Spitälern geschaffen. Die Verfügungen von 1945 überließen es dem Chirurgen,
zu entscheiden, ob er einen Arzt mit der Narkose betrauen wolle oder diese einer Hilfs-

kraft überlasse. Der Arzt hatte Anspruch auf ein Honorar, die Pflegeperson mußte der
Chirurg selbst entlohnen. Wenn der Chirurg aber den Arzt wählte, wurde sein eigenes
Honorar um zehn Prozent vermindert. Da ihn die Schwester oder der Pfleger billiger
zu stehen kamen, war der Anreiz groß, auf den Narkosespezialisten zu verzichten. Jedoch
schon aus anderen Gründen, nämlich weil es einfach nicht genug Anaesthesisten gab,
blieb die Mehrzahl der Narkosen in den Händen des Hilfspersonals. Wohl war schon 1947
ein Kurs zur Ausbildung in der Anaesthesiologie an der Medizinischen Fakultät Paris geschaffen worden, doch blieb die Zahl der Interessenten klein, da das Einkommen, das der
Beruf einbrachte, geringer war als das in anderen Fächern. Außerdem paßte die materielle
Abhängigkeit von den Chirurgen vielen nicht. Das Einkommen floß im wesentlichen aus der
Privatpraxis, und diese hing ganz vom Chirurgen ab, dem es freistand, sich einen Anaesthe-
sisten auszusuchen. Es ist von Interesse, zu bemerken, daß in jener Zeit zwei Drittel der
Ärzte, die sich der Anaesthesie zuwandten, weiblichen Geschlechts waren.

In jenen Jahren waren in Frankreich die älteren Anaesthesisten der Lachgas-Äther-
bzw. der Cyclopropannarkose verschrieben, während diejenigen, die in England während des
Krieges ausgebildet worden waren, der Barbiturat-Curare-Anaesthesie mit Intubation den
Vorzug gaben. Unter jenen, die erst nach dem Kriege und in Frankreich selbst zur Anaesthesie kamen, empfanden viele es als irritierend, diese ausländischen Methoden zu übernehmen. Es wurde nach einer eigenen gesucht und schließlich ein Weg gefunden, zugleich
auch die aus der sozialen Position der Anaesthesisten in jener Zeit stammenden Spannun-
gen zu überwinden. Unter verschiedenen Bezeichnungen, zunächst als Anaesthesie ohne
Anaesthetika, wie Pierre Huguenard sie nannte, dann als potenzierte Narkose bzw. Hiber-
nation nach der Terminologie von Henri Laborit, wurden Verfahren entwickelt, denen das
Vermögen zugesprochen wurde, den Patienten vor den möglichen üblen Folgen der Operation zu schützen. Im Zuge dieser Unternehmungen kam insbesondere das damals in Frankreich zuerst hergestellte Chlorpromazin zur Verwendung. In dem Gewand der generellen
Ablehnung des Widerstandes gegen den nunmehr als Aggression bezeichneten chirurgischen
Eingriff kam damit erstmalig ein Vasodilatator in der Schocktherapie zur Anwendung. Die
Leidenschaftlichkeit der Diskussionen um die damit verbundenen Fragen zeigte deutlich
den Hintergrund der Auseinandersetzung. Unterwerfung oder Widerstand waren lebens-
und schicksalsentscheidende Bestimmungen eines jeden in der Besatzungszeit gewesen.
Nun wurde der Widerstand, einschließlich der Erhöhung des Gefäßwiderstandes, als schädlich für das Überleben erklärt und damit verworfen. Eine neue Disziplin wurde der
Anaesthesiologie übergeordnet, die Aggressiologie, ihre Adepten waren nicht mehr, wie die
Anaesthesisten als Helfer des Chirurgen tätig, sondern wurden zum Beschützer des Patienten. Von ihnen sollte es von nun an abhängen, ob ein Eingriff glimpflich verlaufen oder
aber über die Schockwelle, die er im Organismus auszulösen drohte, sich als schädlich erweisen oder gar tödlich verlaufen werde. So wurde endlich dem Anaesthesisten in der
Chirurgie die Hauptrolle zugeschrieben. Wie später diese Gedankengänge und Methoden
sich zur Neuroleptanalgesie gewandelt haben, wäre ebenfalls von Interesse zu verfolgen.
Die ursprünglichen Regelungen der Sozialversicherung wurden 12 Jahre später geändert
und zur gleichen Zeit überall von der Chirurgie unabhängige Departments für Anaesthesiologie geschaffen. Als Ergebnis zählt Frankreich heute etwa 6000 Anaesthesisten, darunter
nur ein Drittel Frauen.

Das andere von der deutschen Entwicklung der Anaesthesiologie sich unterscheidende
Beispiel findet sich in der *Sowjetunion*. Das Prinzip, bei der Entwicklung von Methoden
darauf zu achten, daß sie für die größtmögliche Zahl von Patienten verwendet werden

können, und ebenso auch die aus den Umwälzungen sich ergebenden materiellen Schwierigkeiten hatten die Infiltrationsanaesthesie, wie sie schon Schleich und Reclus geübt hatten, zum vorherrschenden Verfahren in den Kriegs- und Nachkriegsjahren gemacht. Die Narkose als ärztliche Spezialität war verpönt. Ihr haftete insbesondere das Anathem eines bürgerlichen Ursprunges an und alle damit verbundenen Laster. Als diese Anschauung nach Stalins Tod revidiert wurde, wurde eine Planung für das Fach notwendig. Während, wie bereits erwähnt, in Frankreich die Anaesthesiologie als ein Fach für Frauen angesehen wurde, war man in Rußland der Meinung, sie gehöre in die Hände von Männern. Gerade umgekehrt stand es mit der Chirurgie. Es gab damals in Frankreich kaum Chirurgen weiblichen Geschlechts; in der Sowjetunion bildeten diese die Mehrzahl. Fragt man nach der Begründung dieser Entscheidung, so wird gesagt, die Chirurgie erfordere vor allem ein zartes Umgehen mit den Geweben und ein geduldiges Nähen; die Anaesthesie aber Ausdauer, rasche Entscheidung, kühle Indifferenz in kritischen Situationen.

Es ist ganz offenkundig, daß Männern und Frauen in verschiedenen Ländern nicht die gleichen Merkmale zugesprochen werden und die Berufe unter verschiedenen Blickwinkeln erscheinen. Dessen wollen wir eingedenk bleiben, wenn wir uns nun der Geburtshilfe und der Rolle des Anaesthesisten in deren heutiger Praxis zuwenden.

Zur Geschichte der Geburtshilfe

Wir haben schon die beherrschende Position des Klerus in der Medizin des Mittelalters erwähnt. Die mönchisch-christliche Abwendung von der Geschlechtlichkeit ließ keine eingehende Beschäftigung mit der Schwangerschaft und der Niederkunft zustande kommen. Die Zerstörungen der Völkerwanderung hatten im Westen das Wissensgut der Antike in Verlust gebracht. Aus der Verwahrung in Byzanz kam es über die Araber wieder nach Spanien und von da, dank der Übersetzung aus dem Arabischen ins Lateinische durch jüdische Ärzte, nach Frankreich und Italien. In der Schule von Salerno wurden erstmalig auch Nicht-Geistliche zugelassen, darunter auch Frauen. So versteht sich die Entstehung eines Werkes, das bis in das 16. Jahrhundert die ärztliche Geburtshilfe beeinflußt hat. Es handelt sich um die Schrift der „sapiens matrona" Trotula, als deren Todesjahr 1079 gilt, betitelt „De mulierum passionibus ante et post partum". Es ist nicht klar, ob die Bezeichnung matrona noch im Sinne der Frau reifen Alters, oder in dem späteren, der Hebamme, zu verstehen ist, bzw. ob Trotula das Doktorat der Medizin besaß oder nicht. Es scheint das letztere wahrscheinlich. Die Geringschätzung der Frau im arabischen Lebensstil war gewiß einer gelehrten Zuwendung zu Empfängnis und Geburt nicht förderlich. So bildet sich im Mittelalter die Trennung der Geburtshilfe in einen praktischen Hauptteil aus, der den Hebammen überlassen blieb, und einen der Überlegung und Regelung durch die Ärzte. Es sei bemerkt, daß der Kaiserschnitt nur nach dem Tod der Mutter erfolgte, aber vorgenommen werden mußte, da es verboten war, eine schwangere Frau zu beerdigen.

Erst im 16. Jahrhundert kommt es zu einem Umschwung. Doch ist dieser nicht den Doktoren der Medizin zu verdanken, sondern dem großen Feldscher Ambroise Paré, der des Lateinischen unkundig war. Er veröffentlichte 1573 ein Werk mit dem Titel „De la génération de l'homme", in dem viel von der modernen Geburtshilfe vorweggenommen ist. Die Ärzte hielten sich jedoch weiter von der Geburtshilfe fern. Alle graphischen Darstellungen jener Epoche zeigen übrigens, daß nicht nur die Untersuchung der Frau so zu

geschehen hatte, daß ein männlicher Arzt nicht deren Geschlechtsorgane zu sehen bekam,
sondern daß auch die Geburt dem Anblick entzogen bleiben mußte. Dabei wurde für die
Kreißende das Sitzen auf einem niedrigen Geburtsschemel empfohlen. Wohl nicht unbe-
rechtigterweise klagten die Hebammen über die Ermüdung, die ihnen das stundenlange
Hocken vor dem niedrigen Schemel verursachte. So hat sich das eigenartige Verhältnis
zwischen den früher sehr jungen Gebärenden und den älteren Matronen herausgebildet.
Seitens der Hebammen war das Element des Mütterlichen, wenn nicht Großmütterlichen,
immer auch mit einer gewissen Derbheit verbunden, hinter der wohl auch nicht selten
der Neid gegenüber der Jungen spürbar war.

Diese Konstellation erfährt einen Umbruch durch den Anspruch der Ärzte auf die
Führung der Geburt. Der berühmteste der Geburtshelfer des 17. Jahrhunderts, François
Mauriceau, stellt diese Führung bewußt unter den Anspruch, sehen zu dürfen, was sonst
dem Auge des Mannes verborgen ist. Sein Wahlspruch lautet: „me sol, non umbra regit".
Durch seinen Einfluß wird der Geburtsschemel aufgegeben und die Bettlagerung der Gebärenden vorgezogen, bald ohne Abdecken der Frau durch ein Tuch. Die Hebammen fanden,
daß die Ärzte es sich leichtmachten, und man spottete über die Hebammen in Hosen.
In den Anfang des 17. Jahrhunderts fällt die Erfindung der Zange durch Peter Chamberien
und die Verbreitung dieses ärztlichen Werkzeugs durch dessen Söhne nach seinem Tod
1626. Aber was als ein bewundernswertes Hilfsmittel erscheint, wird bald zum Symbol
eines frevelhaften Eingriffs in die Natürlichkeit des Gebärens. Zu Ende des folgenden Jahrhunderts entbrennt ein lebhafter Streit zwischen Baudelocque, der mit Hilfe einer ver-
längerten Zange den kindlichen Kopf am Beckeneingang zu fassen lehrt, und Sacombe, der
jedweden Eingriff verabscheut und verdammt. Die Streitschrift Sacombes „La Luciniade",
datiert aus dem Jahre 1792, der Zeit der Französischen Revolution. Es ist die Zeit des pneu-
matischen Instituts des Thomas Beddoes in Bristol, wo die Inhalation der verschiedensten
Gase zur therapeutischen Anwendung kam, und der Entdeckung der analgetischen Wirkung
des Lachgases durch Humphrey Davy.

Die Schmerzstillung in der Geburtshilfe

a) Der Anfang

Auf den Wandel der Gesinnungen zwischen dem Datum der Französischen Revolution, die im
Sozialen die Befreiung von den Beschränkungen der alten Ordnung forderte, und der Revolution von 1848, die in Frankreich die Zweite Republik errichtet und zugleich ganz Europa in
Aufruhr versetzt hat, sei hier wieder hingewiesen. Diese Wandlung hinsichtlich der Schmerzempfindung ist für uns von besonderer Bedeutung. Noch 1832 konnte Hickman weder
in England noch in Frankreich für sein Verfahren der „suspended animation" interessieren.
Kaum besser ging es den Schülern von Franz Anton Mesmer, die seine Magnetisierung, seit
1846 von Braid Hypnose genannt, zur Verhütung des Operationsschmerzes angewandt hatten. Die Aufklärung und ihr Kind, die Französische Revolution, hatten das Leiden eines tradi-
tionell-christlichen Sinnes beraubt. Der Schmerz, wie alle Freiheitsbeschränkung, wurde nur
mehr negativ bewertet. Der amerikanische Pragmatismus und die Experimentierfreudigkeit
der neuen Welt haben das Ihre dazu beigetragen, die sinnlose Störung des Wohlbefindens
zu überwinden. Daß bei der Suche nach der schmerzlosen Zahnbehandlung das Gewinnmo-
ment eine wesentliche Rolle gespielt hat, ist offenkundig. Dies paßt in die Zeit des

triumphierenden Bürgertums zur hohen Zeit des Kapitalismus. Es sei dabei vermerkt, daß das
Manifest der Kommunistischen Partei ebenfalls aus dem Jahre 1848 datiert.

Zwischen die Entdeckung der Äthernarkose 1846 und die eben erwähnten Ereignisse
von 1848 fällt das für unseren Gegenstand wesentliche Ereignis.

Ein schottischer Geburtshelfer, Sohn eines Bäckermeisters, kann die Not und Pein der
Kreißenden nicht ertragen. Er erwägt ernsthaft, seinen Beruf aufzugeben. Die Nachricht von
der Äthernarkose bringt die Lösung. Am 19. Januar 1847 verwendet Young Simpson zum
ersten Mal den Äther zur Schmerzstillung während einer Niederkunft, es handelte sich um
eine Totgeburt. Die vielen Versuche, die er an sich selbst und an den Mitgliedern seiner Familie mit verschiedenen Mitteln in den folgenden Monaten gemacht hat, sind wohl bekannt.
Am 4. November 1847 versucht er zum ersten Mal das Chloroform. Am 8. November verwendet er es bei einer Geburt.

Daß diese Entwicklung dem Zeitgeist entsprach, mag ein Hinweis belegen: 1850 wurde
in Frankreich zum ersten Mal ein Gesetz verabschiedet, von General de Grammont eingebracht, das die Mißhandlung von Tieren zu einem Vergehen machte und bestrafte.

Im Sinne der Gleichheitsbestrebung der Zeit ist auch die Forderung Simpsons, sein Verfahren müsse von nun an allen Frauen zugute kommen. Es ist für ihn auch außer Zweifel,
daß die Anwendung des Chloroforms durch den Geburtshelfer zu erfolgen habe. In der Folgezeit sind beide Entscheidungen Simpsons fraglich geworden.

Es erhob sich jedoch bekanntlich gegen Simpsons Forderung erheblicher Einspruch.
Die vorgebrachten Argumente sind zum Teil auch für die späteren Auseinandersetzungen
von Bedeutung.

Die Opposition des Klerus bestätigt, daß der Wechsel im Selbstverständnis des Menschen
den Boden für das Hochkommen der Anaesthesie bereitet hat. Leidenserleichterung wird
zum Teufelswerk erklärt, denn Leiden sei die Grundlage der Gläubigkeit. Der Streit um die
Auslegung des Bibelwortes: „Du sollst mit Schmerzen Kinder gebären" ist nur ein Vorwand.
Die Erhaltung des traditionellen Glaubens war durch die Befreiung vom Schmerz bedroht.
Aus der puritanischen Vorstellung vom rechten Leben verstehen sich die beiden Einwände:
das Einatmen von Äther oder Chloroform berausche und führe zu einer neuen Art von
Trunksucht und schließlich, doppelt überraschend für unsere Zeit, in diesem Rauschzustand
kämen die Frauen während der Niederkunft in sexuelle Erregung.

Nicht nur wird heute derartiges nicht beobachtet, aber es würde daraus kaum geschlossen werden, man müsse auf die Schmerzstillung deshalb verzichten.

Von ärztlicher Seite wurde natürlich auch das Gefahrenmoment hervorgehoben, insbesondere nachdem die ersten Todesfälle bei der Narkoseeinleitung bekannt geworden waren.
Alle diese Umstände machen es begreiflich, warum die Entscheidung der Königin Victoria,
sich das Chloroform bei der Geburt ihres achten Kindes geben zu lassen, von größter Bedeutung war. Mit diesem Ereignis vom 7. April 1853 wurden die religiösen und moralischen
Einwände zunichte.

Zugleich jedoch traten zwei neue Probleme in den Vordergrund. Bei der Niederkunft
wurde das Chloroform nicht vom Geburtshelfer, sondern von dem damals einzigen Berufs-
anaesthesisten, John Snow, verabreicht. Die Entscheidung, das Mittel anzuwenden, hatte
nur die Königin selbst treffen können. Wohl hatte John Snow keinen Todesfall zu verzeichnen gehabt, aber er hatte Berichte über mehr als 50 Fälle gesammelt, bei denen die Chloro-
formierung tödlich ausgegangen war. Sowohl für die Königin wie für den Anaesthesisten
handelte es sich um ein Wagnis. Wie aber stand es mit der Entscheidung der Königin? Ich

will mich der Beschreibung der Ereignisse durch Hans Killian bedienen, um dies darzulegen.[1]

„Anfang April des Jahres 1853 erscheint plötzlich ein Bote in betreßter Uniform in der Behausung Snows und bittet ihn im Auftrag des Prinzgemahls Albert in den Buckingham-Palast zu einer Privataudienz und Konsultation zu kommen. Nun muß der sonst nur in einfachsten grauen und schwarzen Anzügen herumlaufende Snow sich eine Hofkleidung mit Zierdegen beschaffen, um vorschriftsmäßig und stilgerecht vor Prinz Albert erscheinen zu können, der allerhand von der Chloroform-Narkose gehört, sich Gedanken darüber gemacht und sich auch vor der Aussprache gut orientiert hat. Es heißt, sein enger Vertrauter und Freund, der Arzt Baron von Stickmar, habe ihm zugeredet, seiner Queen die Schmerzen der bevorstehenden Niederkunft durch Snow mildern oder nehmen zu lassen. So etwas durchzusetzen, war gar nicht leicht, denn der Leibarzt der Königin, Dr. James Clark, wollte von einer Betäubung während der Geburt absolut nichts wissen und leistete energischen Widerstand. Prinz Albert setzte sich durch.“

Was hat wohl den Prinzgemahl bewogen? War es sein Freund oder seine Vorstellungen über die Schmerzen und deren Bedeutung für seine Beziehung zu seiner Frau und Königin? Wie stand es mit den Motiven der Königin selbst und ihrer Willensbildung?

Wie immer es damit gestanden haben mag, was damals für die Königin recht war, mußte fürderhin für ihre Untertanen billig sein. Durften nicht alle Frauen in späteren Zeiten hoffen, wie Königinnen behandelt zu werden?

Wir lassen diese Frage vorläufig offen und begnügen uns zu bemerken, daß die Geschichte der Königin Victoria uns noch zwei weitere Feststellungen ermöglicht. Nach dem Bericht des Dr. Clark an Simpson hat das Einatmen des Chloroforms der Königin sehr rasch Erleichterung verschafft; zu keinem Zeitpunkt aber hat sie das Bewußtsein verloren. Snow war es also gelungen, eine *Inhalationsanalgesie* herbeizuführen. Schließlich ist zu bemerken, daß sie mit dem Ergebnis zufrieden war; bei der darauffolgenden neunten und letzten Niederkunft hat es es ebenso gehalten wie bei der achten.

b) Die Entwicklung der chemischen Analgesie

Am Beispiel der Erfahrung der Königin Victoria, die sich in dem Ausdruck „anesthésie à la reine“ dem ärztlichen Gedächtnis eingeprägt hat, haben sich die verschiedenen Aspekte der damit verbunden Problematik darstellen lassen. Jeder einzelne hat in der Folge bedeutsame Umwandlungen durchgemacht.

Wenn auch nicht ganz, so war die religiös-moralische Opposition doch zu einem guten Teil überwunden, nicht jedoch die medizinische. Obgleich die Zwischenfälle bei der Chloroformnarkose lange der Apparatur, bzw. der Anwendungsweise zugeschrieben wurden — so durch Snow oder Malgaigne in Frankreich —, fehlte es nicht an Stimmen, die das Gefahrenmoment als untragbar erklärten. Europa teilte sich in Länder, in denen die Mehrheit der Ärzteschaft dem englischen Beispiel folgte, so in Italien und in Deutschland, und solche wo sie sich ablehnend verhielt, insbesondere in Belgien und in Frankreich. Der Geburtshelfer, der die „anesthésie à la reine“ in Frankreich einführte, P. Dubois, nahm in einem wesentlichen Punkt einen von Simpson verschiedenen Standpunkt ein. Er vertrat die Meinung, das Chloroform sei nur für Sonderfälle zu empfehlen und zwar dann, wenn der normale Verlauf

---

1   H. Killian, Im Kampf gegen den Schmerz, Kindler, München, 1979, S. 82

der Geburt gestört wäre oder wenn ein Eingriff erforderlich werde. Dubois war der Ansicht daß nur die Vollnarkose mit Sicherheit Schmerzfreiheit bringe. Demgegenüber propagierten schon Houzelot (1854) in Frankreich, Spiegelberg (1857) in Deutschland kleine Dosen von Chloroform, um Schmerzerleichterung ohne Bewußtseinsverlust zu erreichen. Spiegelbergs Dreiteilung der Chloroformnarkose nahm die Stadien der Äthernarkose Guedels vorweg. Die geburtshilfliche Chloroformanalgesie war Gegenstand einer Habilitationsschrift von Blot in Paris 1857.

Auch der Widerstand gegen die Chloroformnarkose und wohl auch die Einmischung eines anderen Arztes in die Intimität zwischen dem Geburtshelfer und seiner Patientin hat zu einer Vielfalt von Versuchen geführt, die Schmerzstillung durch andere Mittel zu erreichen. Schon Snow hat wohl mit dem Amylen experimentiert. Lambert in Edinburgh hat das Chloral verwendet, das auch Bourdon in Paris 1872 empfohlen hat. Das Antipyrin wurde zunächst von Layet in Marseille, dann von Queirel und anderen in Bordeaux 1887, angeblich mit Erfolg angewandt.

Diese frühen Unternehmungen haben heute nur mehr historisches Interesse. Anders aber steht mit der von Steinbüchl in Graz 1902 eingeführten Analgesie mittels Morphium und Scopolamin. Nicht nur ist diese Mischung in Deutschland noch im zweiten Weltkrieg in der Chirurgie zur Anwendung gekommen, sie ist in der Geburtshilfe der Vorläufer des Pethidin gewesen, das sich heute noch großer Beliebtheit erfreut, von den modernen neuroleptanalgetischen Mischungen ganz zu schweigen. Die Möglichkeit ihrer Anwendung bildet den Hintergrund für die Indikation der Regionalanaesthesie. Das gleiche gilt für die Inhalationsanalgesie, für die zunächst das Lachgas in Frage kommt, das als erster Klikovich 1880 in St. Petersburg in der Geburtshilfe verwendet hat. Die Apparatur von Minnit, 1933 entwickelt, die den Sauerstoffmangel ausschließt und mit den Gasen spart, hat dem Lachgas in England weite Verbreitung geschaffen. Seit 1936 dürfen die Hebammen es dort selbständig verwenden. In den Jahren nach dem zweiten Weltkrieg hat sich das Trichloräthylen sowohl in England als auch in Frankreich einer gewissen Beliebtheit erfreut, dann auch für einige Zeit das Methoxyfluran. Ebenso wie das in kleinen Dosen angewandte Chloroform ist die Inhalationsanalgesie mit diesen Mitteln nur in etwa 60% der Fälle ausreichend.

Eine besondere Erwähnung verdient die von meiner Mitarbeiterin Frau Prof. Barrier 1960 eingeführte intravenöse Gabe des Natrium-Gamma-Hydroxybutyrates. Dieses von H. Laborit entwickelte Präparat führt zur Bewußtlosigkeit ohne Atemdepression. Es wirkt blutdrucksteigernd und wehentreibend. Es wurde sowohl bei der Vaginalgeburt wie für den Kaiserschnitt zur Anwendung gebracht.

c) Die psychologischen Methoden

Die Schmerzunempfindlichkeit im Zustand der Magnetisierung oder, wie wir heute sagen, in der Hypnose, ist von de Puysegur und insbesondere von Bertrand zu Beginn des 19. Jahrhunderts beschrieben und bald zu chirurgischen Zwecken benutzt worden. Eine zweite Welle des Interesses dafür ging zwischen 1860 und 1910 über ganz Europa. Die physiologische Interpretation des Phänomens durch Charcot hatte ihm Bürgerrecht in der offiziellen Medizin verschafft. Mit dem Trumpf der psychologischen Auslegung durch Bernheim aus Nancy verlor sich das Interesse in Frankreich nach dem Tode Charcots. Anders ging es in Rußland, wo Pavlov dank seiner generellen Ablehnung des Psychischen die naturwissenschaftlichen Betrachtungsweise der Hypnose zu wahren verstand. In seiner Folge haben Platonov und Velvovski es unternommen, die damals üblichen Methoden der Induktion

der Hypnose so umzugestalten, daß sie einer weiten Anwendung zugänglich wurde, mit der
Absicht, eine Schmerzausschaltung bei der Niederkunft zu erreichen. Unmittelbar nach
Kriegsende kamen zwei französische Geburtshelfer, Lamaze und Vellay, nach Rußland und
haben, tief beeindruckt von ihren dortigen Erfahrungen, das Verfahren nach Frankreich
gebracht. Was sie dann unter der Bezeichnung der „psychoprophylaktischen Methode" propagiert haben, erschien ihnen merkwürdigerweise von der Hypnose wesensverschieden. Dies
ist in erster Linie einer sehr voreingenommenen Haltung, die Hypnose betreffend, zuzuschreiben, in der sie eine Passivität des Subjekts sahen, im Gegensatz zu der von ihnen gewünschten aktiven Teilnahme der Frau an dem Geburtsvorgang. Diese Aktivität bekam bald
den Sinn einer Selbstbemächtigung in der Perspektive einer Autonomie der Frau.

Diesen Bestrebungen war schon in den dreißiger Jahren das Unternehmen Grantley Dick
Read's vorangegangen, der den Schmerz bei der Geburt einer Verkrampfung oder Über-
spannung zugeschrieben hatte, die er aus der Angst herleitete. Da er meinte, diese Angst
käme von den Schreckensgeschichten, die den Schwangeren erzählt würden, hoffte er, durch
bessere Belehrung die Geburt „natürlich" und damit schmerzlos zu machen. Im Sinne von
Jean Jacques Rousseau setzte Read eine Art paradiesischen Urzustand voraus, der durch
die Zivilisation verdorben worden wäre. Mit der Psychoprophylaxe teilt sein Verfahren mehr,
als die Vertreter der beiden wahrhaben wollen. Beide erklären den gegenwärtigen Sozial-
zustand als schlecht und beide von Männern erfundene Lehren wollen die Schmerzfreiheit
für das Dasein der Frau, die Psychoprophylaxe zudem deren soziale und individuelle Frei-
heit und Unabhängigkeit. Zumindest in den ersten Jahrzehnten dieser sehr energisch propagierten Methode galt die Schmerzensäußerung der Frau während der Niederkunft als ein
Versagen und als eine Niederlage, ja auch als ein Verrat an der guten Sache.

Es ist ohne Zweifel, daß die mit der Psychoprophylaxe sowie mit Reads Verfahren
verbundene Aufklärung der Schwangeren über den Geburtsverlauf und die Zuwendung zu
dem psychischen Zustand der Kreißenden einen durchaus günstigen Einfluß ausgeübt hat.
Seitdem die Anwendung schmerzstillender Mittel nicht mehr verpönt ist, steht einer Zusammenarbeit zwischen Anaesthesisten und den Geburtshelfern und Hebammen, die die
Vorbereitungskurse halten, nichts im Wege. Ganz im Gegenteil, es wäre sehr zu wünschen,
die Anaesthesisten beteiligten sich regelmäßig daran.

In jüngster Zeit, und in Verbindung mit der ökologischen Bewegung, hat sich die Lehre
von Frédéric Leboyer unter der Bezeichnung der „Sanften Geburt" verbreitet. Es ist nicht
mehr das Wohlergehen der Mutter, sondern das des Kindes, welches im Mittelpunkt des
Interesses steht. Durch stille, sanfte Bewegungen, eine milde Wärme und gedämpfte Be-
leuchtung soll der Eintritt des Neugeborenen in die harte Welt erleichtert werden. Wiederum soll die Natürlichkeit des Vorganges auch der Mutter das Gebären schmerzfrei machen.
Diese Natürlichkeit erfordert den Ausschluß des Arztes, dem vorgeworfen wird, er mache
die Fortpflanzung zu einer Krankheit. Wie hart die Natur jahrtausendelang mit den Müttern
umgegangen ist, scheint vergessen zu sein.

Die Umwandlung der Geburtshilfe

Um eine zureichende Beschreibung der Lage des Anaesthesisten zu geben, der heute über die
Regionalanaesthesie in den Betrieb der Geburtshilfe gerät, müssen wir nun noch kurz darstellen, welche Änderungen in den letzten Jahrzehnten dieses Fach durchgemacht hat. Eine
der wesentlichsten hängt mit dem Abnehmen der Geburtenzahl zusammen. Heute sind etwa

die Hälfte aller Geburten Erstgeburten. Daß der Geburtsverlauf bei Mehrgebärenden meist leichter und schneller erfolgt, ist wohlbekannt. Heute werden diese zur Minderheit. Erstgebärende über vierzig waren früher äußerst selten; dies ist nicht mehr so, seit berufstätige Frauen oft spät jüngere Männer heiraten.

Die traditionelle abwartende Haltung der Geburtshelfer hat einer eingriffsfreudigen Platz gemacht. Dieses Eingreifen betrifft sowohl die Fruchtbarkeit, neuerlich auch die Befruchtung, sowie den Verlauf der Schwangerschaft und deren Beendigung. Nicht nur hormonale und chemische Behandlungen werden immer häufiger angewandt, sondern auch chirurgische Eingriffe aller Art. Der Kaiserschnitt, der noch vor vierzig Jahren selten unternommen wurde, kommt heute bei 10 bis 15% aller Geburten zur Durchführung. Insgesamt wurden Anaesthesien in den geburtshilflichen Kliniken in Paris in den Jahren 1945–1955 bei etwa 12% der stationär aufgenommenen Frauen notwendig, meist für Zangengeburten; vor 10 Jahren waren es 30% und im letzten Jahr beinahe 50%, die Analgesie eingeschlossen.

Die instrumentelle Überwachung der Gebärenden und des Feten wird heute sehr häufig angewandt. Dies führt nicht selten zu einer Vernachlässigung des persönlichen Kontaktes. Die Beschleunigung der Niederkunft durch wehentreibende Mittel ist sehr verbreitet. In manchen Kliniken ist die künstliche Einleitung der Geburt zum alltäglichen Verfahren geworden. In Verbindung mit einer Periduralanalgesie und der Wehenbeschleunigung angewandt, kommt es so zu einem sehr geordneten Arbeitsablauf, wobei meist eine Gruppe von Frauen vom frühen Morgen bis zum Arbeitsende am Nachmittag durch den Kreißsaal geschleust wird. So nimmt das planmäßige Vorgehen, das schon seit mehreren Jahren seine Wirkung auf das Geburtsdatum ausübt, auch auf die Geburtsstunde Einfluß. Vor der weiten Verbreitung der schwangerschaftsverhütenden Mittel gab es wohl auch Monate mit viel und solche mit wenig Geburten. Diese Ungleichheit der Verteilung hat sich nun sehr verstärkt und es gibt Zeiten der Überfüllung und solche der Untätigkeit in den meisten geburtshilflichen Abteilungen. Dies erschwert natürlich die Einteilung der Arbeitskräfte.

Noch eine andere Neuerung hat sich auf die Tätigkeit der Anaesthesisten in der Geburtshilfe ausgewirkt. Durch viele Jahre sind sie es gewesen, die sich mit der Wiederbelebung der Neugeborenen beschäftigt haben. Die Hebammen kümmerten sich um die Versorgung der Kinder, die nur die gewöhnlichen Maßnahmen brauchten. Jetzt sind es meist die Kinderärzte, die die Wiederbelebung übernehmen. In Frankreich sind im Zuge der Bemühungen zur Senkung der Neugeborenensterblichkeit durch staatliche Verfügung Stellen für Kinderärzte in den geburtshilflichen Kliniken geschaffen worden. Die sogenannte Neonatologie, als eigenständiges Gebiet, hat jetzt auch eine Reihe von Anaesthesisten angezogen. Die Vertreter dieser Disziplin zeigen sich gerne recht kritisch gegenüber allen Maßnahmen, die die Geburtshelfer und Anaesthesisten vornehmen, und die ja nicht ohne Wirkung auf die Neugeborenen bleiben.

Der Beginn der Lokal- und Regionalanaesthesie in der Geburtshilfe

Bald nach der ersten Anwendung des Kokains durch Carl Koller in der Augenheilkunde, haben Polk in den Vereinigten Staaten und Doleris in Frankreich es in der Geburtshilfe verwendet. Stiasny in Deutschland benutzte es für die Oberflächenanaesthesie des Geburtskanals.

Die von Bier zuerst durchgeführte und von Tuffier zur Verbreitung gebrachte Spinalanaesthesie kam in der Geburtshilfe schon im Jahre 1901 von Kreis zur Anwendung. Sie fand weiten Anklang, jedoch erst in der Form des Sattelblocks, den Adriani 1946 eingeführt hat.

Ebenfalls aus dem Jahre 1901 datiert die Sakral- oder Kaudalanaesthesie, die ihre Erfinder Sicard und vor allem Cathelin Epiduralanaestheise genannt haben. Stoeckel in Marburg hat sie als erster in der Geburtshilfe versucht. Dieses Verfahren kam anfangs der vierziger Jahre unter dem Impuls von Hingson und Southworth sowie Edwards in den Vereinigten Staaten zu großer Beliebtheit.

Zur wiederholten Einspritzung des Anaesthetikums, damals das Methycain, wurde entweder eine biegsame Silbernadel oder ein Harnleiterkatheter in den Sakralkanal eingeschoben, letzterer nach Punktion mit einer starken Nadel. Mein eigener Versuch, die Methode 1950 in Frankreich einzuführen, blieb erfolglos, obgleich Hingson dieses Vorhaben durch einen längeren Besuch unterstützt hatte.

Es ist zu bemerken, daß Hingson sich durchaus bewußt war, daß der Zugang über den Sakralkanal dazu führte, daß zunächst die Sakralnerven blockiert wurden und danach die lumbalen. Seine Bemühungen, den Extraduralraum in der Höhe der Lendenwirbel zu punktieren, waren gescheitert. Er hat bekanntlich sein Verfahren nach der Darstellung der Rolle der letzten Thorakalnerven bei der Eröffnungsperiode und der sakralen bei der Austreibung entwickelt, die 1933 von John Cleeland in Oregon sehr schön erfolgt war. Bereits 1932 hatte der rumänische Geburtshelfer Aburel in Paris die Eröffnungsperiode durch wiederholte Novocain-Einspritzung durch einen paravertebralen Katheter, der nach der Lehre von René Leriche den Grenzstrang erreichen sollte, schmerzlos gemacht.

Die extradurale Blockade wurde in sinngemäßer Folge der zu erreichenden Segmente erst möglich, als die Arbeiten von Dogliotti bekannt wurden, der das Stempeldruckverfahren von Sicard und Forestier wieder aufgenommen hatte. Obgleich Dogliotti nicht nur in Italienisch, sondern viel in Französisch und auch in Englisch publiziert hat, kamen die Arbeiten aus Turin nur langsam zur Kenntnis eines weiten medizinischen Publikums. Der Mitarbeiter und spätere Leiter der Anaesthesieabteilung in Turin, Ciocatto, kam auf meine Einladung nach Paris, und diese Begegnung hat zur Ausbreitung der lumbalen Periduralanaesthesie beigetragen.

In Deutschland waren es vor allem die Arbeiten von Theodor Lesse, die interessante neue Kenntnisse brachten. Leider war er von der Notwendigkeit einer einmaligen Injektion überzeugt, weil es ja damals in Deutschland kaum Anaesthesisten gab und die Anaesthesie vom Chirurgen selbst durchgeführt wurde, so daß er eine Verlängerung der Wirkung durch Mischung visköser Substanzen mit stark konzentriertem Pantokain anstrebte. Lesse, der hier in Berlin das französische Gymnasium absolviert hatte, war übrigens einer der ersten deutschen Kollegen, die nach dem Krieg zu einem Vortrag in meine Abteilung kam.

In den Vereinigten Staaten hat John Bonica der lumbalen Periduralanalgesie in der Geburtshilfe einen entscheidenden Anstoß gegeben. Unsere vieljährige freundschaftliche Beziehung und die gegenseitigen Besuche haben zur Verbreitung der Methode in Frankreich beigetragen.

Die breite Anwendung des Verfahrens ist erst zustande gekommen, als einerseits ein der Aufgabe entsprechendes Anaesthetikum entwickelt worden war, das Bupivacain, mit starker und langdauernder analgetischer und verhältnismäßig geringer Wirkung auf die Muskelkraft, d.h. auf die motorischen Nerven, und andererseits gute Katheter in den Handel kamen. Heute liegen große Studien in der Literatur vor, von denen ich nur die von Selwyn Crawford in England erwähnen möchte.

Als ein besonderer Vorteil der lumbalen Periduralanalgesie in der Geburtshilfe muß es gelten, daß sie sowohl für die vaginale Geburt wie für geburtshilfliche Eingriffe, den Kaiserschnitt eingeschlossen, verwendet werden kann. Damit ist sie den Konkurrenzverfahren der Regionalanalgesie, die ihr für einige Jahre den Platz streitig gemacht haben, nämlich der Pudendusblockade und der paracervikalen Infiltration, deutlich überlegen. Erstere hat eine nicht unerhebliche Versagerquote, und die Durchführung ist oft schmerzhaft. Der Parazervikalblock beinhaltet das Risiko eines hohen Blutspiegels an Lokalanaesthetikums insbesondere im fetalen Kreislauf. Der Umstand, daß diese Blockaden von ihnen selbst angelegt wurden, begeisterte unleugbar die Geburtshelfer, besonders in Frankreich und in den skandinavischen Ländern, dafür. Diese Welle der Begeisterung ist inzwischen im Sande verlaufen.

Der heutige Stand der Regionalanaesthesie in der Geburtshilfe

Wie Simpson für die Chloroformnarkose haben heute viele die Periduralanalgesie auf ihr Banner geschrieben und propagieren sie mit Nachdruck und Eifer. Da auch die Presse und der Rundfunk für diese Propaganda verwendet werden bzw. sich spontan zum Vorkämpfer dieses modernen Verfahrens machten, das endlich die Frau von den Schmerzen während der Geburt befreie, waren alle Beteiligten bald einem erheblichen Druck ausgesetzt, um die angepriesene Methode allgemein zugänglich zu machen. Es ist gang und gäbe, daß heute Frauen schon vor der Schwangerschaft erklären, sie wollten ein Kind nur, wenn sie mit Sicherheit auf eine Periduralanalgesie rechnen könnten. Andererseits besteht ein Hang zur Abwendung von allem Künstlichen, ja überhaupt Medizinischem bei der Geburt, insbesondere von der chemischen Analgesie.

Für die Anaesthesisten ist es nicht leicht, eine wirksame Organisation zu schaffen, die die Periduralanalgesie zu jeder Zeit verfügbar macht. Dies ökonomisch tragbar zu gestalten, ist nur in großen Kliniken mit mindestens 3000 Geburten im Jahr möglich. Es ist auch gewiß falsch, sie als die ausschließliche Methode darzustellen, neben der es nichts gäbe. Ebenso unrichtig ist es, sie den Schwangeren anzupreisen, statt auf deren Wünsche zu achten.

Mit Nachdruck muß darauf hingewiesen werden, daß das Verfahren nicht harmlos ist. Die Dreijahresberichte über mütterliche Sterblichkeit in England haben durch viele Jahre keinen Todesfall der Analgesie zugeschrieben, solange diese durch Lachgas, Trichloräthylen und Methoxyfluran bzw. Pethidin zu erreichen versucht wurde. Dies hat sich mit der Periduralanalgesie geändert. Auch in Frankreich sind leider mehrere tödliche Unfälle bekannt geworden sowie eine Anzahl schwerer Komplikationen.

Ein anderer Aspekt der verbreiteten Anwendung der Periduralanalgesie in der Geburtshilfe ist der Effekt des Verfahrens auf den Geburtsverlauf. Je kompletter die sensible Blockade, desto häufiger kommt es zur instrumentellen Entbindung. Es steht natürlich bei dem Anaesthesisten, auf völlige Schmerzlosigkeit durch die Wahl einer größeren Verdünnung des Anaesthetikums oder längere Injektionsintervalle zu Gunsten der Spontangeburt zu verzichten. Die Häufigkeit der Spontangeburten ist in allen veröffentlichten Studien geringer als ohne Periduralanalgesie. Schon aus diesem Grund ist die ständige Gegenwart des Geburtshelfers unerläßlich. Dieser muß auch wachsamer bleiben als sonst, da verschiedene Komplikationen, insbesondere die zu Recht gefürchtete Uterusruptur, unter der Periduralanalgesie lange unerkannt bleiben können.

Nicht nur der Geburtshelfer muß sich an die neue Lage gewöhnen, vor allem muß der Anaesthesist primär ausreichende Kenntnisse in der Geburtshilfe erwerben, um seine Rolle als ärztlicher Partner sachgemäß spielen zu können.

Wir haben bereits erwähnt, wie wünschenswert es ist, den Anaesthesisten in die Vorbereitungskurse für Schwangere einzuschalten. Noch wesentlicher ist die Kontaktaufnahme mit den Schwangeren in den Monaten vor der Niederkunft. Diese anaesthesiologische Konsultation dient nicht nur dazu, die Möglichkeit dieses oder jenes Verfahren der Analgesie im konkreten Fall zu studieren bzw. vorzubereiten, sondern die psychische Lage der Frau kennenzulernen und ihr die Gelegenheit einer Aussprache zu bieten. Natürlich muß immer mit Nachdruck darauf hingewiesen werden, daß im Verlauf der Geburt sich die Notwendigkeit ergeben kann, von den geplanten Methoden auf andere überzugehen.

Die Resultate der Verfahren der Schmerzerleichterung hängen in der Geburtshilfe von einer ganzen Reihe von Umständen ab. Von entscheidender Bedeutung ist die Anwesenheit oder Abwesenheit einer Vertrauensperson. Wenn die Frau während der Niederkunft allein gelassen wird, ist die Sachlage ganz anders, als wenn jemand, den sie schon vorher kennengelernt hat, ständig bei ihr ist.

Das zweite wesentliche Element ist die Gesamtdauer der Geburt. Wie O'Driscoll so gut gezeigt hat, ist das Verhalten der Gebärenden und ihre Toleranz gegenüber eventuellen Schmerzen ganz anders, wenn sie mit Sicherheit damit rechnen kann, daß die Geburt nicht länger als acht Stunden dauern wird, als wenn die Dauer unbestimmt ist.

Alle Vergleiche zwischen Methoden der Analgesie sollten ebenso diese Umstände erwähnen, wie die, ob es sich um eine Erst- oder Mehrgeburt, um eine spontane oder instrumentelle Entbindung gehandelt hat. Leider fehlen diese Angaben sehr oft in der Literatur. Was wir über Ergebnisse aussagen können, ist daher mit Zurückhaltung aufzunehmen. Für das Gelingen der Periduralanalgesie müssen außerdem nicht nur die technischen Umstände oder neurologisch die feststellbaren Effekte in Betracht gezogen werden, sondern das Gesamterlebnis der Frau. Nur wenige Studien sind zureichend; von besonderem Interesse auf diesem Gebiet sind die Arbeiten von Michael Rosen und seinen Mitarbeitern in Cardiff. So berichtet er, daß 12% der Frauen, bei denen die Periduralanalgesie technisch als gelungen angesehen worden war, das Resultat als unbefriedigend bezeichneten; zusätzliche 19% waren nicht allzusehr zufrieden. Das Gesamterlebnis der Geburt unter Periduralanalgesie erklärten 39% der Frauen als beglückend, 53% als annehmbar und 8% als einen Alptraum.

In einer Konsumentenumfrage in den Londoner Spitälern, die 854 Frauen einschloß, darunter etwa zwei Drittel Erstgebärende, von denen 73% schon vor der Niederkunft um eine Periduralanalgesie ersucht hatten, gaben nur 35% an, nach Anlegung der Periduralanalgesie sei die Geburt schmerzfrei gewesen. Als entscheidendes Element der Aussage erschien die Art der Entbindung: Unter Periduralanalgesie entbanden 46% der Frauen spontan, gegenüber 91% unter anderen Analgesieformen. Frauen, die einer instrumentellen Entbindung bedurft hatten, erklärten sich wesentlich seltener zufrieden, als solche, bei denen die Geburt spontan erfolgt war.

Ein ehemaliger Mitarbeiter von mir, heute in einem französischen Provinzspital tätig, der dort die Periduralanalgesie in die geburtshilfliche Abteilung eingeführt hat, berichtete kürzlich über 271 Geburten, bei denen er die Methode angewandt hatte. Er und sein dortiger Kollege konnten den Katheter in 3% der Fälle nicht einlegen und in 2% war die Analgesie unvollkommen, insgesamt eine Versagerquote von 5%. Die Geburt erfolgte spontan in 40% der Fälle. Die Frauen wurden am Tag nach der Niederkunft über ihre Eindrücke befragt. 87% erklärten sich zufrieden, 13% waren es nicht, ohne jedoch Schmerzen als Grund der Unzufriedenheit anzugeben. Wie man aus diesen Angaben entnimmt, ist die anaesthesiologische Technik nicht alles. Der Anaesthesist, der sich auf die Technik beschränkt, geht leicht an diesem Tatbestand vorbei.

Sowohl die bereits erwähnten ökonomischen Erwägungen, wie auch Lehraufgaben, haben in manchen Universitätskliniken dazu geführt, daß ein hoher Prozentsatz aller Gebärenden der Periduralanalgesie unterzogen wird, nicht immer auf deren Wunsch, ja nicht einmal immer mit einer wirklichen Zustimmung. Es ist nicht leicht, das richtige Mittelmaß zu bestimmen. Da 40% der Gebärenden, bei denen Pethidin und Lachgas angewendet wurden, die Erleichterung als ungenügend erklärten, könnte man daraus schließen, daß zumindest diese für die Periduralanalgesie als Kandidatinnen gelten sollten. Bei manchen mag die Methode nicht zu empfehlen sein, andere verlangen, wie erwähnt, im vorhinein die Periduralanalgesie. Nach unserer Erfahrung ist es schwer, einen regelrechten Dienst aufrechtzuerhalten, wenn nicht mindestens ein Viertel der Geburten unter Periduralanalgesie erfolgt. Ein Ansteigen über 40%, wie es zeitweise beobachtet worden ist, war ebenfalls abträglich, da die Überwachung ungenügend wurde. Wir haben niemals den Hebammen die Nachinjektionen überlassen, sondern die ständige Gegenwart eines Anaesthesisten im Kreißsaal zur Bedingung des Verfahrens erklärt.

Gegenwärtig stehen wir vielleicht vor einer Neuerung in der geburtshilflichen Schmerzstillung durch die peridurale und subdurale Anwendung von Morphium und verwandten Substanzen. Sofern ein zureichender analgetischer Effekt ohne Beeinflussung des Sympathikus, das heißt ohne Blutdruckabfall und ohne Muskellähmung, erreicht werden kann, wäre ein erheblicher Fortschritt erzielt. Mit periduraler Anwendung von Morphium allein wird bei der Geburt eine ausreichende Schmerzstillung nicht erreicht. Mit Pethidin, insbesondere in Verbindung mit Adrenalin, welches jedoch bei der Geburt nicht indiziert ist, scheint es besser zu gehen, vielleicht auch mit Fentanyl. Die Gefahr einer intrathekalen Injektion der für den Epiduralraum erforderlichen Dosis besteht auch hier, wie bei der Anwendung von Lokalanaesthetika, wodurch ebenfalls respiratorische Störungen bis zum Atemstillstand zu fürchten sind.

Abschließend möchte ich folgendes unterstreichen: In unserer Zeit, wo sich die Anaesthesiologie in stärkerem Maße auch der Intensivtherapie und Notfallmedizin zuwendet, und damit von ihrer eigentlichen Wesensaufgabe, der Schmerzstillung, etwas entfernt, eröffnet sich ihr in der Geburtshilfe ein wichtiges neues Feld. Ähnlich wie die Anaesthesie in der Kinderchirurgie, der Herz- oder Neurochirurgie, stellt die Anaesthesie in der Geburtshilfe zweifellos ein besonderes und entwicklungsfähiges Gebiet dar.[2]

---

2 Ein Vorabdruck der Hans-Killian-Vorlesung erfolgte mit Genehmigung des Autors und des Kongreß-veranstalters in Anaesthesiologie und Intensivmedizin 23, 47 (1982)

Danksagung

H. Killian †

Herr Präsident, meine sehr verehrten Damen und Herren,

zunächst möchte ich mich herzlich bei Herrn Schara und Herrn Brückner dafür bedanken,
daß sie diese Ehrenvorlesung in das Programm des so glänzend organisierten Zentraleuropäischen Kongresses für Anaesthesiologie eingefügt haben. Mein besonderer Dank gilt natürlich Herrn Lassner, der die nicht ganz leichte Aufgabe der Würdigung meines Hauptlebenswerkes mit so viel Einfühlungsvermögen, Geist und Witz löste. So eine Laudatio ist immer
eine Sache besonderer Art für denjenigen, der sie halten soll, wie den, der sie über sich ergehen lassen muß. Wenn man angegriffen wird, kann man sich wehren, bei einer Laudatio
aber ist man machtlos und so manchesmal läuft einem dabei ein kalter Schauer über den
Rücken.

Herr Lassner erwähnte, daß ich mir selbst des öfteren im Wege stand. Das ist absolut
richtig. Neulich schrieb mir ein sehr bekannter chirurgischer Kollege in einem Brief:
„Man muß die Wahrheit sagen, aber es ist nicht nötig, alles was wahr ist, zu sagen." Diese
These ist unrichtig. Wenn es darauf ankommt, muß man die Wahrheit sagen, zum Ausdruck bringen — und dies ohne Rücksicht auf die eigene Person, sonst kommt man nicht
weiter. Die Wahrheit aber hören manche Kollegen nicht gerne.

Keiner wird aus sich selbst etwas, alle lernen wir von unseren Lehrmeistern und Vorgängern. Daher möchte ich wenigstens derjenigen Männer gedenken, die meinen Lebensweg entscheidend beeinflußt haben.

Es begann hier in Berlin, als ich auf dem Robert-Koch-Institut unter Prof. Fred Neufeld,
dem Präsidenten, arbeitete und mich mit der aktiven Immunisierung gegen Pneumokokken
und Streptokokken befaßte. Diese Studien hatten keine direkte Beziehung zur Anaesthesie,
aber ich lernte damals die Phänomene der Immunität, der Intoxikation, der Anaphylaxie und
andere kennen und hatte später davon reichlichen Gewinn.

Es folgte meine Arbeitszeit bei dem genialen Schöpfer der Pharmakologie, Walter Straub
in München, mit dem mich nicht nur die Wissenschaft, sondern auch die Kunst verband.
Er war ein begnadeter Forscher und Erfinder, dazu ein Lebenskünstler eigener Art. Von allen
akademischen Lehrern hat er mich am meisten beeindruckt und den größten Einfluß auf
meine Entwicklung gehabt. Bei ihm entstand die erste Arbeit über die Lokalanaesthesie und
eine umfangreiche Studie über die Kapillarreaktionen auf verschiedenartige chemische Reize.

Danach wechselte ich in mein Wahlfach der Chirurgie, kam nach Düsseldorf zu Eduard
Rehn, aus dem friedlichen Labor in das blutige Räderwerk einer chirurgischen Klinik. Der
Übergang war nicht leicht, aber er führte sehr bald zu den umfassenden Arbeiten über die
Gasnarkosen, die rektale Avertin- und die intravenöse Narkose sowie über die Grundlagen

der Anaesthesiologie überhaupt. Eduard Rehn hatte nur eine einjährige Vorbildung in pathologischer Anatomie bei Aschoff, wie dies damals für einen angehenden Chirurgen üblich war. Er hatte es daher recht schwer, die Organfunktionen in den Mittelpunkt chirurgischer Denkweise zu rücken und sein Fach aus der rein morphologisch-anatomischen Ära eines von Bergmann und Lexer durch Grundlagenforschung auf der Basis physiologischer, patho-physiologischer, pharmakologischer, biologischer und chemischer Erkenntnisse völlig umzugestalten, um aus der handwerklichen Chirurgie eine chirurgische Wissenschaft eigener Prägung zu machen. Genau dies aber war das Ziel jener paar Assistenten und Mitarbeiter, die sich damals um ihn in der Überzeugung scharten, daß das Neue nur aus diesen Bereichen, insbesondere dem der Anaesthesiologie, kommen könne.

In dieser Düsseldorfer Zeit kam es zu engem Kontakt und zur Freundschaft mit dem uns unvergeßlichen Hellmuth Weese, dem wir im Kampf gegen das Avertin die i.v. Narkose mit Evipan-Natrium verdanken. Später kamen die Pharmakologen Hans Fr. Zipf und Werner Keil hinzu, an die ich dankbar erinnern möchte. Alle habe ich sie verloren. Hellmuth Weese, der erfahrene Hochtourist, stürzte in seinem Labor von einer Leiter, schlug mit dem Hinterkopf auf dem Steinboden auf und ging an einem Zertrümmerungsbruch des Schädels mit Hirnblutung zugrunde. Hans Zipf starb mitten in seinem Kolleg in Köln an einem Herzinfarkt und Werner Keil, mit dem ich über die Lokalanaesthetika der Salicylsäurereihe, aber auch über das Isopropylchlorid als Narkotikum arbeitete, ging an einer Endocarditis zugrunde. Ich hatte ihn noch dringend davor gewarnt, sein Leiden nicht zu leicht, sondern sehr ernst zu nehmen, und sich nicht als Pharmakologe selbst zu behandeln. Leider hörte er auf mich viel zu spät. Der bittere Verlust dieser drei Freunde hat mir die schwersten Stunden meiner wissenschaftlichen Laufbahn gebracht.

Sie wissen, welche Schwierigkeiten bei dem Versuch entstanden, die Anaesthesiologie als selbständiges Fach durchzusetzen. Um so mehr habe ich mich — zugegeben erstmals — über die anerkennenden Worte meines Fachkollegen Heim bei der Eröffnung dieser Tagung hinsichtlich der großartigen Leistungen der Anaesthesiologen gefreut.

Alles ist noch in Fluß, vieles steht uns noch bevor. Nun aber möchte ich als Zeichen meines besonderen Dankes und meiner Verehrung Herrn Lassner ein kleines Präsent zur Erinnerung an diese Stunde überreichen.

NARKOSE UND ANAESTHESIE

ZEITSCHRIFT UND ZENTRALORGAN FÜR DAS GESAMTGEBIET DER SCHMERZLINDERUNG UND -VERHÜTUNG

Herausgegeben von:

H. EPPINGER   **O. PANKOW**   **ED. REHN**   **P. TRENDELENBURG**
Freiburg i. B .   Freiburg i. Br.   Freiburg i. Br.   Berlin

Unter Mitwirkung von

C. BECK, CHICAGO — E. BIRCHER, AARAU — A. BRUNNER, ST. GALLEN — P. CLAIRMONT
ZÜRICH — H. DALE, LONDON — P. DIEPGEN, FREIBURG — A. ECKSTEIN, DÜSSELDORF —
K. VON EICKEN, BERLIN — FALTIN, HELSINGFORS — W. VON GAZA, GÖTTINGEN —
N. GULEKE, JENA — J. T. GWATHMEY, NEW YORK — J. HENDERSON, NEW HAVEN —
C. HENSCHEN, BASEL — W. HERRNKNECHT, FREIBURG I. BR. — E. HESSE, LENINGRAD —
F. HILDEBRANDT, DÜSSELDORF — R. TH. VON JASCHKE, GIESSEN — E. Mc. KESSON,
TOLEDO — M. KIRSCHNER, TÜBINGEN — J. S. LUNDY, ROCHESTER, MINNETOSA —
H. MARTIUS, GÖTTINGEN — A. MAYER, TÜBINGEN — J. MEAKENS, MONTREAL — W. MEYER,
NEW YORK — O. NORDMANN, BERLIN — CH. MAYO, ROCHESTER, MINNETOSA —
FREIHERR V. REDWITZ, BONN — F. REICHERT, SAN FRANCISCO — W. SCHAACK,
LENINGRAD — H. R. SCHMIDT, DÜSSELDORF — J. SCHOEMAKER, DEN HAAG — R. SCHRÖDER,
KIEL — H. SELLHEIM, LEIPZIG — P. SUDECK, HAMBURG — G. A. WAGNER, BERLIN —
M. WALTHARD, ZÜRICH — R. M. WATERS, MADISON WISCONSIN — H. WINTERSTEIN, BRESLAU

Schriftleitung:

H. FRANKEN, FREIBURG, UNIVERSITÄTS-FRAUENKLINIK

Unter Mitwirkung von:

H. SCHLOSSMANN, PHARMAKOLOGISCHES INSTITUT, DÜSSELDORF
H. KILLIAN, CHIRURG. UNIV.-KLINIK, FREIBURG I. BR.
HELMUT SCHMIDT, CHIRURG. KLINIK, HAMBURG-EPPENDORF

1. JAHRGANG 1928

Verlag von Georg Stilke, Berlin NW 7

Titelblatt der ersten deutschsprachigen Anaesthesiezeitschrift „Narkose und Anaesthesie"

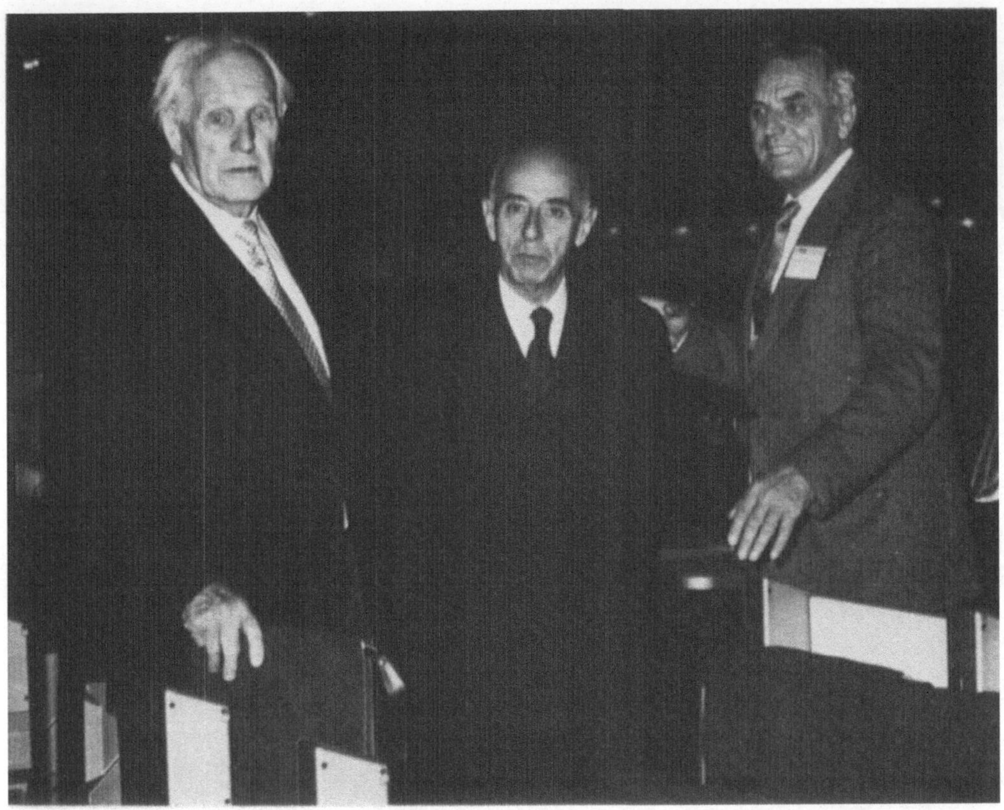

„Herr Lassner, Sie haben gesagt, ich sei mir selbst im Wege gestanden. Das ist vollkommen richtig. Bedenken Sie, daß viele Chirurgen mir furchtbar übel genommen haben und noch übelnehmen, daß ich für die Selbständigkeit und Entwicklung der Anaesthesiologie etwas getan habe. Das ist nun mal so, aber das macht ja nichts. Sie haben ja gesehen, zu welcher enormen Entwicklung dieses Fach geführt hat und welchen Segen das für die Chirurgie bedeutet. Herr Heim hat es (in seiner Begrüßungsansprache) zum Ausdruck gebracht und ich muß Ihnen gestehen, es war das erste Mal, daß ich in einer öffentlichen Sitzung von einem Chirurgen ein solches anerkennendes Wort gehört habe"

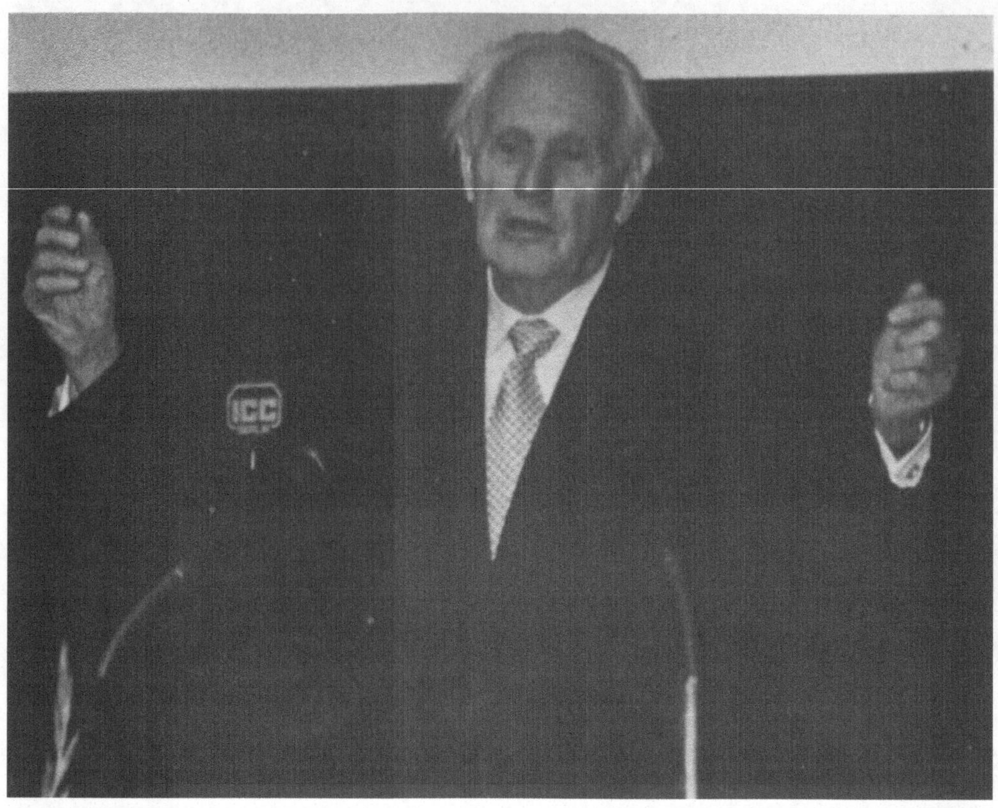

„Neulich hat mir ein sehr liebenswerter und bedeutender Chirurg gesagt, man soll die Wahrheit sagen, aber es ist nicht notwendig, daß man alles, was wahr ist, auch sagt. Ich kann dem nicht beipflichten, es gibt Situationen, in denen wir die Wahrheit sagen müssen, sonst kommen wir nicht voran. Sie können sich vollkommen darauf verlassen, daß ich mich in dieser Hinsicht nicht ändern werde, bis es zu Ende ist"

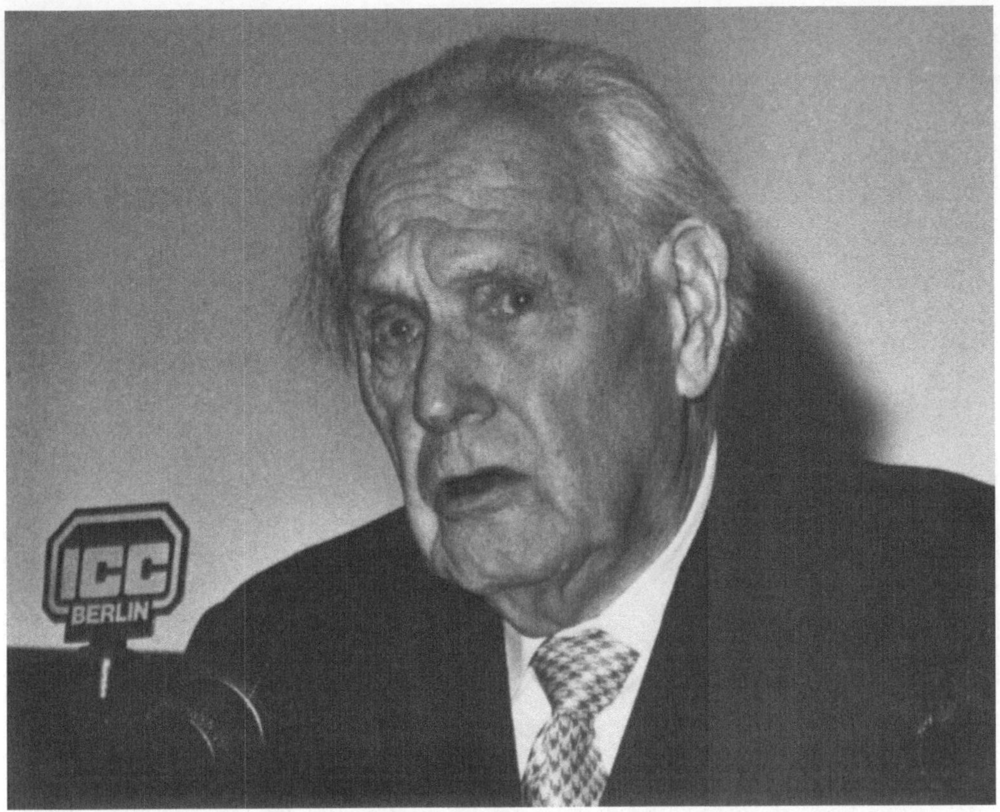

„Wir sind alle unseren Lehrern zu Dank verpflichtet und Sie müssen mir schon erlauben, daß ich kurz diejenigen Persönlichkeiten einmal nenne, die in meinem Leben und speziell in der Anaesthesiologie von maßgeblicher Bedeutung waren. Es fing hier in Berlin an und zwar im Robert-Koch-Institut, wo ich zweieinhalb Jahre – 1922–1925 – gearbeitet habe . . .“

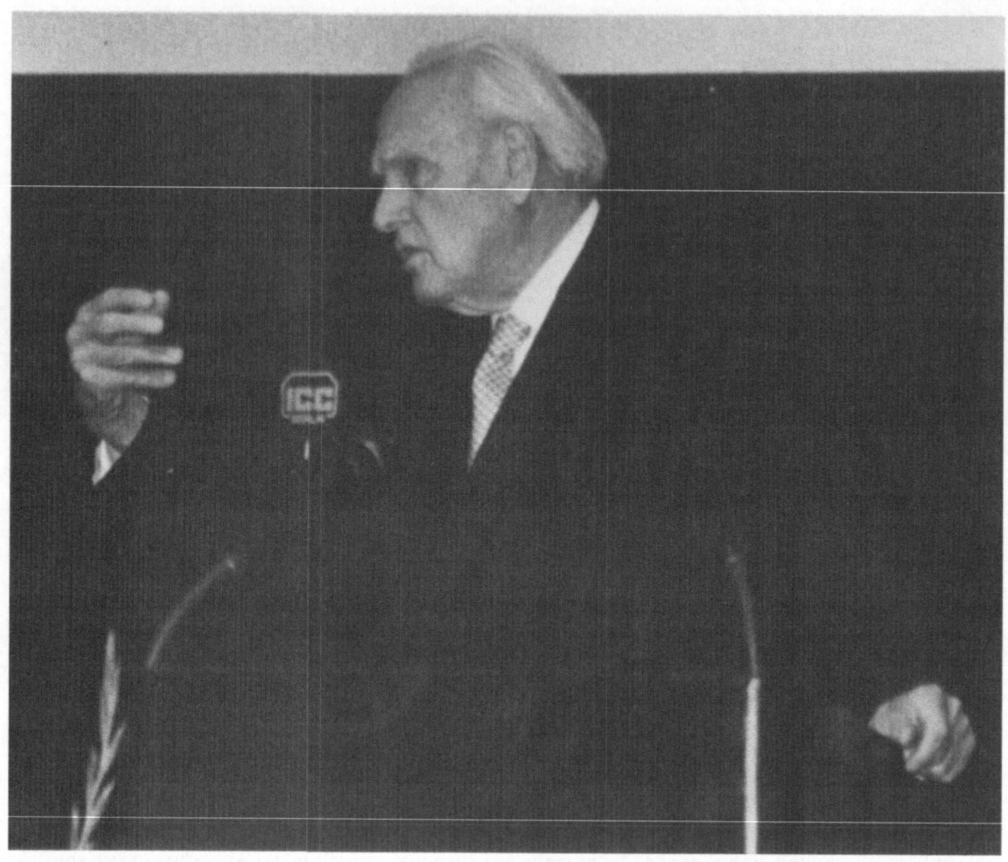

„Es war ein gewaltiger Schritt aus dem Laboratorium plötzlich in den Betrieb einer chirurgischen Poliklinik. Ich verdanke meinem Lehrer Eduard Rehn außerordentlich viel, weil er aus seiner Klinik nie eine Kaserne gemacht hat und der Kasernenton nicht üblich war, sondern weil er uns arbeiten ließ"

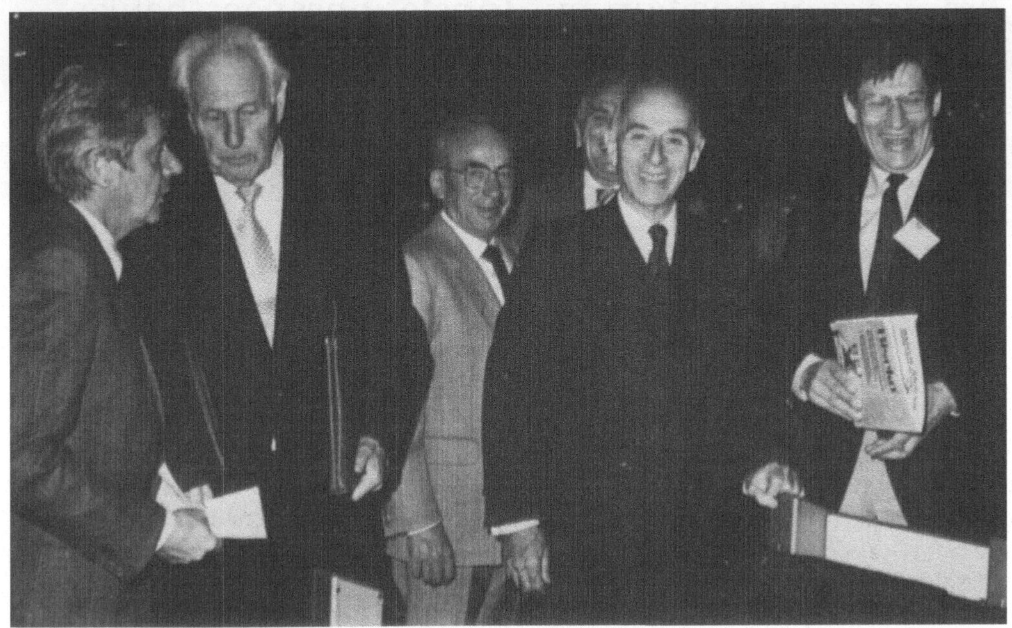

Nach der ersten Hans-Killian-Vorlesung am 19.9.1981 auf dem ZAK '81 im ICC Berlin: J. Schara, H. Killian, K. Hutschenreuter, O. Mayrhofer, J. Lassner, J.B. Brückner (v.l.n.r.)

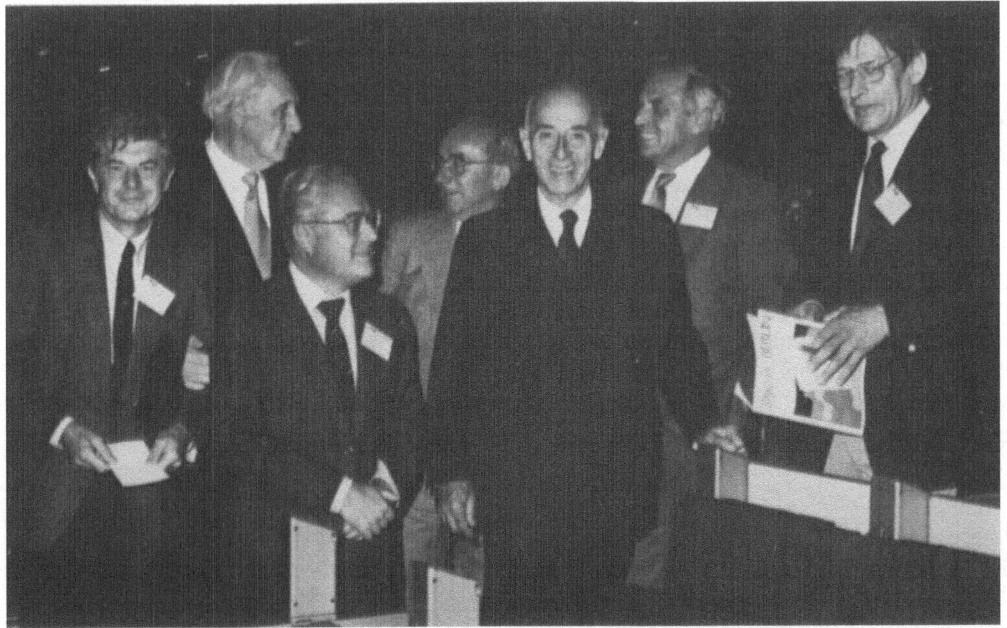

Nach der ersten Hans-Killian-Vorlesung am 19.9.1981 auf dem ZAK '81 im ICC Berlin: J. Schara, H Killian, A. Boletti, K. Hutschenreuter, J. Lassner, O. Mayrhofer, J.B. Brückner (v.l.n.r.)

Chronische Exposition mit Inhalationsanaesthetika – eine Gesundheitsgefährdung des Anaesthesisten?

Nebenwirkungen von flüchtigen Anaesthetika auf das Anaesthesiepersonal unter besonderer Berücksichtigung des Mutterschutzgesetzes

R. Dudziak

Sachverhalt

Nach den Bestimmungen des Mutterschutzgesetzes (§ 4) — MuSchG — dürfen werdende Mütter nicht mit schweren körperlichen Arbeiten und nicht mit Arbeiten beschäftigt werden, bei denen sie schädlichen Einwirkungen von gesundheitsgefährdenden Stoffen oder Strahlen, von Staub, Gas oder Dämpfen, von Hitze, Kälte oder Nässe, Erschütterungen oder Lärm ausgesetzt werden. Diese Vorschriften wurden in den letzten Jahren auf die Tätigkeit von weiblichem Personal in Operationssälen, in denen Narkosen gemacht werden, ausgedehnt.

Im Staatsanzeiger für das Land Hessen 20/1975, Seite 910, hat der hess. Sozialminister (Az. StS/I C 5-Az. 53d 220) ausgeführt: „Nach den heute vorliegenden medizinischen Erfahrungen und Kenntnissen haben halogenkohlenwasserstoffhaltige Narkosemittel, somit auch insbesondere Halothan, schädliche Wirkungen. Durch Halothan kann es zu Leberschäden und Früh- bzw. Fehlgeburten kommen. Eine Beschäftigung werdender und stillender Mütter in Räumen, in denen halogenkohlenwasserstoffhaltige Narkosemittel verwendet werden, ist nach arbeitsmedizinischer Auffassung nur möglich, wenn die aus dem Narkosesystem entweichenden Gase am Austrittsventil wirksam abgesaugt und ins Freie geleitet werden." Weiter heißt es dort: „Werdende und stillende Mütter dürfen deshalb als Ärztinnen, Krankenschwestern und sonstiges weibliches Hilfspersonal in Räumen, in denen mit halogenkohlenwasserstoffhaltigen Narkosemitteln gearbeitet wird, aufgrund von § 4 Abs. 1 und Abs. 2 Nr. 6 sowie aufgrund von § 6 Abs. 3 des MuSchG nicht beschäftigt werden. Sie sind an andere geeignete Arbeitsplätze umzusetzen."

Es ist unverständlich, daß der Sozialminister in diesem Erlaß zunächst die Beschäftigung der werdenden und stillenden Mütter in Räumen, in denen halogenkohlenwasserstoffhaltige Narkosemittel verwendet werden, gestattet, dann nämlich, wenn eine Absaugvorrichtung vorhanden ist, um im Nachsatz jedoch ihre Beschäftigung in diesen Räumen, unabhängig davon, ob sie über eine Absaugvorrichtung verfügen oder nicht, gänzlich zu verbieten. „. . . dürfen deshalb . . . nicht beschäftigt werden."

Am 31. August 1976 hat der Bundesminister für Arbeit und Sozialordnung (Az. IIIb 3 — 3785.521-6911/76) zum Thema der Beschäftigung von Arbeitnehmerinnen mit Narkosemitteln im Bereich der Anaesthesiologie folgende Stellungnahme abgegeben: „In der Anaesthesie spielt die Anwendung gas- oder dampfförmiger Inhalationsnarkosen eine dominierende Rolle. Überschüssige Narkosegase oder -dämpfe, wie z.B. halogenkohlenwasserstoffhaltige Narkosemittel und Stickoxydul, die vom Patienten nicht aufgenommen werden, gelangen regelmäßig in die Raumluft der Operationssäle. Dies gilt sowohl für Narkoseapparate mit halboffenen als auch halbgeschlossene Systeme. Dadurch kann es zu einer Gefährdung werdender Mütter und Kinder kommen." Weiter heißt es dort: „Statistisch ist nachgewiesen worden, daß die Zahl der Aborte bei Anaesthesistinnen und Narkoseschwestern gegenüber dem Durchschnitt der Bevölkerung und auch gegenüber Ärztinnen und Schwestern, die beruflich nicht in Operationsräumen arbeiten, deutlich erhöht ist." Im nächsten Absatz ist zu lesen: „Es stehen heute aber technische Einrichtungen zur Verfügung, die eine komplette Elimination von Narkosegasen und Narkosedämpfen aus der Raumluft von Operationssälen gewährleisten, so daß die Exposition ausgeschaltet werden kann. Sofern Operationssäle und Nebenräume mit einer ausreichend arbeitenden technischen Einrichtung zur Entfernung von Narkosegasen und -dämpfen versehen sind, können werdende Mütter dort arbeiten. Fehlen derartige Absaugvorrichtungen, sollen werdende Mütter in diesen Räumen nicht beschäftigt werden."

Die zitierten Sätze aus dem Erlaß des Bundesministers für Arbeit und Sozialordnung sind wörtlich aus einer Antwort des Bundesgesundheitsamtes an den Bundesminister für Arbeit und Sozialordnung übernommen worden. Im Hinblick auf diese Stellungnahme ist der Bundesminister für Arbeit und Sozialwesen der Auffassung gewesen, daß die Beschäftigung werdender Mütter in einem Operationssaal beim Umgang mit halogenkohlenwasserstoffhaltigen Narkosemitteln und Stickoxydul zu verbieten ist, es sei denn, daß die überschüssigen Narkosegase und -dämpfe aus dem Operationssaal so abgeleitet werden, daß eine Schädigung werdender Mütter nicht zu befürchten ist. Diese Meinung hat auch der hess. Sozialminister am 10. Januar 1977 in einem Schreiben an die hess. Krankenhausgesellschaft vertreten (Az. 1c 5 — 53d 220). Dort heißt es: „Bisher ist hier noch kein Beweis dafür erbracht worden, daß diese wichtige Voraussetzung (nämlich die Absaugung der überschüssigen Narkosegase) in einem der Krankenhäuser, die zu dem o.a. Erlaß Gegenvorstellung erhoben werden, vorliegt. Ich bleibe deshalb in Übereinstimmung mit dem Landesgewerbearzt bei der Auffassung, daß z.Z. eine Lockerung des in Rede stehenden Beschäftigungsverbotes nicht erfolgen kann und sehe daher keine Möglichkeit, derzeit eine von dem o.a. Erlaß abweichende Regelung herbeizuführen." Er führt weiter aus: „Ich halte es somit für durchaus denkbar, daß zu gegebener Zeit die hier getroffene Entscheidung modifiziert werden kann, wenn eine vollständige Eliminierung von Narkosegasen und -dämpfen aus der Raumluft gewährleistet wird."

In diesem Erlaß des hess. Sozialministers findet sich zum ersten Mal der Begriff „vollständige Eliminierung", der dann später von anderen auch übernommen wird. Am 8. Juli 1977 unter demselben Aktenzeichen schreibt der hess. Sozialminister, daß er den Erlaß nicht modifizieren wird.

Zusätzlich heißt es: „Andererseits ist dieser Erlaß dann nicht anzuwenden, wenn sichergestellt ist, daß die überschüssigen Narkosegase und -dämpfe aus den Räumen vollständig so abgeleitet werden, daß eine Schädigung werdender Mütter nicht zu befürchten ist."

Schließlich schreibt das Gewerbeaufsichtsamt Sigmaringen, Außenstelle Tübingen, an die Städtischen Krankenanstalten der Kliniken der Universität Ulm: „Die Bestimmungen des MuSchG (§ 4 Abs. 1 u. Abs. 2 Ziff. 6) verbieten jede Beschäftigung, bei der die werdende Mutter schädlichen Einwirkungen von gesundheitsgefährdenden Stoffen, Gasen und Dämpfen ausgesetzt ist. Diese Verbote sind nicht abhängig vom Einhalten oder Unterschreiten des MAK-Wertes oder eines anderen gemessenen bestimmten Wertes. Da die Grenzen der Schädlichkeit bei einer Schwangeren fließend sind und deshalb eine Gefährdung bzw. teratogene Schädigung bei Vorhandensein auch niedrigster Konzentrationen nicht mit Sicherheit ausgeschlossen werden kann, ist das Verneinen einer schädlichen Einwirkung nur durch ein Meßergebnis nachweisbar, das keine Halothankonzentration feststellt".

In dieser Stellungnahme begegnen wir wiederholt dem Begriff „keine Halothankonzentration = vollständige Absaugung". Aus dieser Zusammenstellung ist zu ersehen, daß zwischen dem Mutterschutzgesetz und dessen Interpretation durch verschiedene Ministerien und Gewerbeaufsichtsämter erhebliche Differenzen bestehen. Während im Mutterschutzgesetz nur von gesundheitsgefährdenden Stoffen und schädlichen Einwirkungen gesprochen wird, wurden diese beiden Begriffe von anderen Stellen wesentlich strenger gefaßt.

Auf meine Anfrage vom 26. 9. 1980 teilte mir das Bundesgesundheitsamt am 12. 11. 1980 (Az. GG Verw. 2-7140 03-2417/80) mit, daß die Stoffgruppen, für die nach dem MuSchG Beschäftigungsverbote bestehen, im § 14 Abs. 4, Punkt 1 und 2 der Arbeitsstoffverordnung in der Fassung vom 29. 9. 1980 benannt sind. Die Verordnung spricht dabei von sehr giftigen, giftigen und mindergiftigen bzw. krebserzeugenden, fruchtschädigenden und erbgutverändernden Stoffen bzw. von Stoffen, bei deren Umgang o.g. Stoffe entstehen können. Eine gesonderte Liste mit einer Auflistung der Stoffe, für die nach dem MuSchG Beschäftigungsverbote bestehen, gibt es nicht. Das Fehlen einer derartigen Liste bedingt im Einzelfall, daß für die Beurteilung die Arbeitsstoffverordnung oder z.B. auch die MAK-Liste herangezogen werden muß.

Fragestellungen

Aufgrund dieser Ausführungen müssen zur Beurteilung der Giftigkeit und der Schädlichkeit der flüchtigen Anaesthetika folgende Fragen beantwortet werden:
1. Gehören flüchtige Anästhetika zu den sehr giftigen, giftigen oder mindergiftigen Stoffen?
2. Sind flüchtige Anaesthetika fruchtschädigend?
3. Sind flüchtige Anaesthetika krebserzeugend?
4. Können flüchtige Anaesthetika Erbgutveränderungen bewirken?
5. Sind Metabolite der flüchtigen Anaesthetika sehr giftig, giftig bzw. mindergiftig? Können sie fruchtschädigend oder erbgutverändernd sein?

Sind flüchtige Anaesthetika sehr giftige, giftige oder mindergiftige Stoffe?

Im Sinne der Verordnung über gefährliche Arbeitsstoffe vom 29. Juli 1980 (BGB L 42 S. 1071) ist gefährlicher Arbeitsstoff „ein gefährlicher Stoff, aus dem oder mit dessen Hilfe (oder eine gefährliche Zubereitung, aus der oder mit deren Hilfe) Gegenstände erzeugt oder Leistungen erbracht werden; gleichgestellt sind Erzeugnisse, die gefährliche Stoffe oder gefährliche Zubereitung enthalten". Unter dem Begriff „Stoff" ist hiernach ein chemisches Element oder eine chemische Verbindung, nicht be- oder verarbeitet, einschließlich der Verunreinigung und der für die Vermarktung erforderlichen Hilfsstoffe, zu verstehen. Schließlich ist im Sinne dieser Verordnung ein Arbeitsstoff immer dann als gefährlich einzustufen, wenn er als sehr giftig, giftig oder mindergiftig bezeichnet werden kann.

Die z.Z. meistgebrauchten flüchtigen Anaesthetika (Lachgas, Halothan und Ethrane) können den Begriffsbestimmungen des § 1, 1—4 der Arbeitsstoffverordnung nicht eindeutig zugeordnet werden. Sowohl das Lachgas als auch das Halothan und Ethran sind im engeren Sinne Medikamente. Es sind chemische Verbindungen, bei denen (wie bei den meisten Medikamenten) Giftwirkungen bzw. gesundheitsschädigende Folgen im Sinne einer Vergiftung vorwiegend von der Dosis bzw. Konzentration, der Einwirkungshäufigkeit und der Einwirkungszeit abhängig sind. Es läßt sich ein Vergleich in bezug auf Toxizität mit Sauerstoff bzw. Vitamin A machen. Beide chemischen Stoffe sind lebensnotwendig und doch bei einer Überdosierung giftig. Der Anaesthesist bzw. das im Operationssaal, in dem Narkosen durchgeführt werden, tätige Personal wird jedoch in keinem konkreten Fall mit Konzentrationen von Anaesthetika in Berührung kommen, deren Wirkung als giftig bezeichnet werden könnte. Flüssige bzw. gasförmige Anaesthetika befinden sich nämlich in speziellen, fest abgeschlossenen Behältern (Vaporen) bzw. Stahlflaschen und werden von dort in das Kreissystem des Narkoseapparates durch ein Rohrsystem geleitet. Selbst bei Anwendung dieser Narkosetechnik, bei der keine Absaugung der Gase stattfinden sollte, sind die in der Luft des Operationssaales gemessenen Konzentrationen der Anaesthetika sehr gering. Sie bewegen sich in Abhängigkeit des Ortes, an dem sie in einem Operationssaal gemessen wurden, in der Größenordnung von einigen millionstel Teilen eines Vol.-% (ppm). Ob eine Einwirkungshäufigkeit sowie Einwirkungsgesamtzeit — im Sinne einer additiven chronischen Vergiftung — hier eine Rolle spielen kann, wird in Zusammenhang mit der Untersuchung der Frage einer fruchtschädigenden bzw. krebserzeugenden Wirkung von Anaesthetika ausführlich erörtert.

Sind flüchtige Anaesthetika fruchtschädigend?

Die ersten Veröffentlichungen zum Thema „der chronischen Vergiftung" mit Anaesthetika erschien im Jahre 1967 in der UdSSR (Veisman). Diese insbesondere im amerikanischen Schrifttum in den folgenden Jahren viel zitierte Arbeit untersucht das Verhalten und die Beschwerden von 354 Narkoseärzten, von denen die überwiegende Anzahl (98%) Äther im offenen (7,6%) bzw. halboffenen (45,2%) System und nur bei 8,2% im geschlossenen System angewendet hat. Die vorgetragenen Beschwerden werden vom Autor als „chronische Vergiftung mit Äther" gedeutet. Die Dauer von Narkosen pro Arzt und Arbeitswoche (6-Tage-Arbeitswoche) betrug 25 Stunden (und mehr) (Zitat wörtlich). Der Autor führt aus, daß in den meisten Fällen die Arbeitsbedingungen für den Anaesthesisten unzureichend waren, da die Operationssäle keinerlei Ventilationseinrichtungen besaßen. Auch die Narkoseapparate wiesen in vielen Fällen technische Mängel auf. Obwohl der Autor keinerlei Angaben über die Konzentration von Anaesthetika im Operationssaal machen konnte, ist davon auszugehen, daß unter den geschilderten Bedingungen sehr hohe Ätherkonzentrationen geherrscht haben mußten. Zu den wichtigsten Beschwerden zählten: Kopfschmerzen, erhöhte Müdigkeit, Schlafstörungen, Appetitlosigkeit, erhöhte Reizbarkeit und erniedrigte Resistenz gegen Alkohol.

Die weitere Feststellung des Autors, daß von den 31 befragten Anaesthesistinnen, die während der Schwangerschaft Narkosen durchgeführt haben, es bei 18 zu einer Fehlgeburt, bei 2 zu einer Frühgeburt gekommen war und in einem Fall zu einer (nicht näher definierten) Mißbildung des Kindes kam, war später Ausgangspunkt zahlreicher Diskussionen. An dieser Stelle soll festgestellt werden, daß Veisman in dieser Arbeit keine Angaben darüber macht, in wieviel dieser Fälle Äther, Lachgas oder Halothan zur Anwendung kamen. Die Kenntnis dieser Einzelheiten wäre insofern sehr interessant, als wohl die meisten dieser Anaesthesisten Äther benutzt haben mußten, während diejenigen Autoren, die später diese Arbeit zitiert haben, daraus auf eine generelle Schädlichkeit aller Anaesthetika, vor allem des Halothan, geschlossen haben. Da diese späteren Arbeiten letztlich den Eingang in ministerielle Erlasse fanden (vergl. Bundesminister für Arbeit und Sozialordnung v. 31. 8. 1976) und wahrscheinlich das Miteinbeziehen aller flüchtigen Anaesthetika in das Mutterschutzgesetz begünstigten, sollte hier richtiggestellt werden, daß die Ursache der Fehlgebur-

ten, über die Veisman 1967 berichtet hat, von ihm selbst nicht mit der Einwirkung eines
bestimmten Anaesthetikums in Verbindung gebracht wurde. Es wurden ebenfalls in dieser
Arbeit keinerlei Angaben über die Umstände, unter denen es zu den Fehlgeburten kam
(Anaesthesieart, Anaesthesiekonzentration, Ventilationsverhältnisse im OP), gemacht. Es
kann ebenfalls festgestellt werden, daß das Halothan, wenn überhaupt, an dem Zustande-
kommen dieser von Veisman zitierten Fehlgeburten kaum eine Rolle spielen konnte
(s. auch Kritik bei Ferstanding, 1978).

1970 führten Askrog u. Harvald (Nordisk Medicin 83, 498, 1970) in Dänemark eine Fra-
gebogenaktion bei 578 Schwestern von Anaesthesieabteilungen und 174 weiblichen und
männlichen Anaesthesiologen durch. 212 Schwangerschaften waren beendet vor Beginn der
Tätigkeit mit einer Abortrate von 10%. 392 Schwangerschaften ereigneten sich während
der beruflichen Tätigkeit in Anaesthesieabteilungen mit einer Abortrate von 20%. Ein Unterschied in den Mißbildungsraten war nicht festzustellen.

Die Glaubwürdigkeit der in dieser Arbeit enthaltenen Aussagen wird durch die Tatsache belastet, daß für die statistische Bearbeitung der Fragestellung dieselben befragten
Frauen als Kontrollgruppe und untersuchte Gruppe herangezogen wurden. Als Kontrolle
gelten sie für die Zeit vor der Tätigkeit in der Anaesthesie, als untersuchte Gruppe einige
Jahre später. Da die Abortrate mit steigendem Alter zunimmt, übte z.B. Ferstanding
(1978) an dem von Askrog et al. angewandten Verfahren heftige Kritik und bezeichnete
diese Art der Interpretation von Befunden als die klassische Demonstration eines typischen
Fehlers in einer epidemiologischen Studie. Wörtlich schreibt er: "For this reason alone,
all the data in this report are suspect".

1971 berichteten Cohen et al. über den Einfluß der chronischen Exposition auf Anaesthetika im Operationssaal bei Krankenschwestern und Anaesthesiologen. Insbesondere wurde die Häufigkeit von Fehlgeburten bei Anaesthesieschwestern und -ärztinnen untersucht. In dieser Studie, die 92 Operationsschwestern sowie anderes weibliches Personal, darunter 50 Ärztinnen, im Alter zwischen 25 und 50 Jahren umfaßte, kamen die Autoren zu
folgenden Ergebnissen: Bei den Operationsschwestern war die Häufigkeit der Fehlgeburten
29,7%, im Vergleich zu einer Kontrollgruppe mit 8,6%. Bei den Anaesthesistinnen war die
Abortrate 37,8%, im Vergleich zu einer Kontrollgruppe mit 10,3%. Die Untersuchungen
wurden in den Jahren 1965–1970 durchgeführt. Aus dieser Studie, in der eine ganze Reihe
von Anaesthesistinnen sich jenseits des 40. Lebensjahres befanden, geht nicht hervor, ob die
angegebene Gesamtabortrate sich ausschließlich auf die Zeit während der Tätigkeit in
der Anaesthesie bezieht oder ob insbesondere bei den älteren Kolleginnen sich die Aborte
in früheren Jahren, als die Anaesthesie mit offener Tropfnarkose durchgeführt wurde, ereignet haben.

Abgesehen von vielen Unklarheiten, die in dieser Studie enthalten sind, finden sich
auch Widersprüche, die nicht besprochen wurden. So haben z.B. Kinder von Ärzten, die
nie mit Anaesthetika zu tun hatten (Gruppe "General physicians") eine doppelt so hohe Miß-
bildungshäufigkeit wie Kinder von exponierten Anaesthesisten.

Knill-Jones u. Mitarb. (1970) haben 1241 weibliche Anaesthesisten befragt. Die Kontrollgruppe wurde aus dem medizinischen Register von 1970 der Länder England, Wales und
Schottland und Nordirland aufgestellt und jede 8. Ärztin dokumentiert. Insgesamt wurden
1678 Kontrollbogen verschickt. 82% der weiblichen Anaesthesisten und 80% der Kontrol-
len sandten die Bögen zurück. Das mittlere Alter dieser Gruppen war auch außerordentlich
hoch. Es betrug 39,3 Jahre und 41,8 Jahre. In der statistischen Auswertung ergab sich keine
signifikante Differenz zwischen den Kindern der beiden Gruppen in bezug auf das Geschlecht

der Neugeborenen, der Totgeburten, der perinatalen Todesfälle und der beobachteten angeborenen Anomalien. Die Abortrate betrug in der Gruppe der exponierten weiblichen Anaesthesisten 18,2%, im Vergleich mit der Kontrollgruppe 14,7% (p < 0,025). 14% der Anaesthesistinnen hatten eine Infertilität unbekannter Ursache. Dieser Wert war von der Kontrollgruppe statistisch nicht verschieden. Auch eine genaue Definition des Begriffes Infertilität ist in dieser Arbeit nicht angegeben.

In einer späteren Arbeit derselben Autoren (Knill-Jones, 1975) wurden die früheren Ergebnisse über Kindesmißbildung bestätigt. Auch hier konnte keine Zunahme von Mißbildungen bei Kindern, deren Mütter während der Schwangerschaft in Operationssälen tätig waren, in denen Narkosen durchgeführt wurden, festgestellt werden. In dieser Arbeit findet sich ferner die von der ersten Arbeit abweichende Schlußfolgerung, daß nämlich die Aborthäufigkeit bei Anaesthesistinnen und bei Kontrollgruppen nicht verschieden ist.

Die amerikanische „Nationalstudie"

Die umfangreichste epidemiologische Studie zum Thema „Schwangerschaft und Inhalationsanaesthetika" stellt die „Occupational disease among operating room personal. A national study" dar. Sie wurde im Jahre 1974 veröffentlicht und faßt eine Anzahl von nahezu 50 000 Ärztinnen, Ärzten und Schwestern, die im Bereich der Operationssäle (in denen mit flüchtigen Anaesthetika gearbeitet wurde) und in der Kinderheilkunde beschäftigt waren, zusammen. Dabei konnte bei den Ärztinnen (Anaesthesistinnen) eine Spontangeburtenrate von 17,1% (n = 468), bei Schwestern, die sich ausschließlich mit der Anaesthesie beschäftigten, eine von 17,0% (n = 1826), bei denjenigen Schwestern, die im Bereich des Operationssaales tätig waren, jedoch keine Anaesthesie durchführten bzw. bei einer Narkose assistieren mußten, eine von 19,5% (n = 2781) erfaßt werden. Bei Mitgliedern der amerikanischen Gesellschaft für Pädiatrie, die nie Kontakt mit Operationssälen hatten, betrug die spontane Fehlgeburtenhäufigkeit 8,9% (n = 308). Auch in dieser großen Studie war es nicht möglich, Vergleiche darüber anzustellen, inwieweit die Spontanfehlgeburtenhäufigkeit auf die Konzentration der Anaesthetika (ventilierte oder wenig ventilierte Operationsräume) bzw. andere Faktoren zurückzuführen war. Stellt man jedoch diejenigen Mitglieder der einzelnen Gruppen danach zusammen, ob sie während der Schwangerschaft im Operationssaal tätig waren oder nicht (exposed mother and unexposed mother), so zeigt sich kein Unterschied zwischen den Anaesthesistinnen (15,7% gegen 17,1%) und bei den Anaesthesieschwestern (14,4% gegen 17% p < 0,06). Lediglich bei den Operationsschwestern, die mit der Anaesthesie nicht unmittelbar zu tun hatten (Instrumentationsschwestern, technisches Personal) war der Unterschied statistisch signifikant (15,1% gegen 19,5% p < 0,001).

Die wichtigsten Aussagen dieser Arbeit, so wie sie in der Studie zusammengefaßt sind, lassen sich wie folgt wiedergeben:

1. Weibliches Personal, das regelmäßig im Operationssaal tätig ist, zeigt im Vergleich zum Personal, das nie im Bereich des Operationstraktes beschäftigt war (Kinderärztinnen) eine erhöhte Aborthäufigkeit und eine erhöhte Häufigkeit von angeborenen Mißbildungen bei Kindern. Darüber hinaus ist die Häufigkeit von Krebs sowie Leber- und Nierenerkrankungen *etwas* erhöht.

2. Frauen von Männern, die im Bereich des Operationssaales tätig sind, zeigen ebenso eine erhöhte Häufigkeit von Spontanaborten, jedoch keine Steigerung der Häufigkeit von bösartigen Erkrankungen.

Kritiker der „Nationalstudie"

Die Einzelergebnisse dieser Studie und die in ihr enthaltenen Aussagen wurden in den vergangenen Jahren, insbesondere in den USA, heftig diskutiert. Ferstanding (1978) wies in einer kritischen Veröffentlichung unter anderem auf folgende inkonsequente Aussagen dieser Studien hin:

1. Es fällt auf, daß nur Kinder von Frauen, die mit Anaesthesiologen (Ärzten) verheiratet sind, jedoch nicht Kinder von den mit Narkose ebenso intensiv beschäftigten Anaesthesiepflegern, eine erhöhte Rate von angeborenen Mißbildungen zeigen (Tabelle 8 u. 9 der Studie).

2. Die Studie zeigt ebenso überraschend, daß nicht diejenigen, die mit dem Anaesthetikum unmittelbar beschäftigt waren (Anaesthesistinnen bzw. Anaesthesieschwestern) die höchste Aborthäufigkeit zeigten, sondern Operationsschwestern (Instrumentationsschwestern), die nachgewiesenermaßen weit weniger mit flüchtigen Anaesthetika in Berührung kommen. Wie groß die Unterschiede in bezug auf die Exposition zwischen den beiden Gruppen sein können, zeigt eine 1980 erschienene Arbeit von Krapez et al. (1980). Während im Blut von Ärzten eine Konzentration von 14,9 μmol/Liter N_2O gemessen wurde, betrug die Blutkonzentration des Lachgases bei den Operationsschwestern lediglich 2,9 μmol/Liter. Die Angaben beziehen sich auf ein in demselben Operationssaal tätiges Team, Maskennarkose und keinerlei Absaug- bzw. Klimaeinrichtung im OP. Waren sie vorhanden, so betrugen die entsprechenden Konzentrationen im Blut von Ärzten 2,1 μmol/Liter und bei Schwestern lagen sie unter der möglichen Nachweisgrenze von 0,9 μmol/Liter.

3. Es besteht kein statistisch signifikanter Unterschied in bezug auf die Spontaborthäufigkeit zwischen den Anaesthesieärztinnen bzw. Anaesthesieschwestern, die im Operationssaal tätig sind und denjenigen, die keine Narkosen durchführten, d.h. keinerlei Narkosegasen ausgesetzt waren, weil sie außerhalb des Operationssaales arbeiteten (Tabelle 4 der Studie).

4. Angeborene Anomalien traten bei Kindern von Anaesthesieschwestern fast doppelt so häufig als bei Kindern von Anaesthesieärztinnen auf, obwohl beide Gruppen gleich stark auf Anaesthetika exponiert waren.

Bereits 1975 wiesen Walts et al. darauf hin, daß die Befragungsformulare der Nationalstudie so abgefaßt waren, daß sie bestimmte Antworten suggerierten (z.B. bei Aborten) oder von vornherein eine Fehlbeantwortung in hohem Maße erwarten ließen. Von Statistikern wird die für alle „positiven" und „negativen" Unterschiede benutzte 5%-Vertrauensgrenze als für derartige epidemiologische Studie unzulässig angesehen. Diese Meinung wird heute von allen Wissenschaftlern geteilt. Wenn chronische Expositionen von „Spuren" der Inhalationsanaesthetika in ursächlichen Zusammenhang mit der Häufigkeit von Aborten gebracht werden kann, dann kann auch angenommen werden, daß dies sich vor allem auf die Frühaborte weiblichen Operationspersonals sowie Abnahme des Verhältnisses der Geschlechter (männlich/weiblich) der geborenen Kinder auswirken muß. "It might be anticipated that the effect might also be evidenced in early abortion among operating room women and decrease in sex ratio (male/female) of live-born babies . . .". Die Nationalstudie zeigt hier keinerlei Differenzen zwischen den beiden Gruppen von Frauen (exposed/unexposed). Wenn die Exposition auf Anaesthetika eine Zunahme der Aborte verursacht, so müßte diejenige Gruppe der Frauen, die am meisten dieser Exposition ausgesetzt ist, die größte Abortrate zeigen. Zitat des Textes: "Levels of anesthetic exposure range from relatively high exposure

among physician anesthesiologists (ASA) and nurse anesthetists (AANA) to substantially
lower exposure among operating room nurses and technicians (AORN/T)".

Die Ergebnisse zeigen gerade umgekehrte Verhältnisse. Die Abortrate bei AORN/T
ist höher als bei AANA und ASA und diese Differenzen sind statistisch signifikant. Dieser
Vergleich zeigt deutlich, daß die Neigung zu Aborten in keinem Verhältnis zu der Exposition auf eine bestimmte Konzentration des Anaesthetikums steht. Auch wenn man Einwände
erhebt gegen den Vergleich der Berufsgruppe[1] AORN/T und den Ärzten der ASA, doch ist
der Vergleich zwischen AORN/T und AANA nicht minder zulässig als zwischen Ärzten der
ASA und Kinderärzten.

Wenn die Ursache der Aborte vorwiegend in der Exposition auf Anaesthetika zu sehen
sein sollte, so müßten diejenigen Schwestern und Ärztinnen, die über ein Jahr nicht mehr
im Operationssaal tätig waren, eine geringere Abortrate aufweisen als diejenigen, die im
Operationssaal tätig sind. Zwischen diesen beiden Gruppen von Frauen zeigt jedoch die
Studie ebenfalls keine statistisch signifikanten Unterschiede. Das bedeutet, daß die Abortrate durch die Abwesenheit vom Operationssaal nicht geringer geworden ist. Die einzige in
Deutschland zu diesem Thema durchgeführte Studie erschien 1975 (Garstka et al.). Die
Autoren führten eine Befragung bei den weiblichen Mitgliedern der Deutschen Gesellschaft
für Anaesthesie und Wiederbelebung durch. Sie teilten die eingegangenen 257 Antworten in
4 Gruppen ein. Gruppe A bildeten Schwangerschaften bei exponierten Anaesthesistinnen,
Gruppe B Schwangerschaften bei Frauen, deren Männer als Anaesthesisten im Operationssaal
tätig waren, Gruppe C Schwangerschaften bei exponierten Anaesthesistinnen, bei Frauen
von exponierten Anaesthesisten und bei exponierten Anaesthesieehepaaren, Gruppe D Schwangerschaften vor der Exposition bei den Individuen, die in der Gruppe C erfaßt wurden. Die
Unterschiede zwischen Gruppe A, B und C waren statistisch nicht signifikant (Irrtumswahr-
scheinlichkeit größer als 5%, $p < 0{,}05$). Wie die Autoren selbst ausführen, lassen die Ergebnisse dieser Studie nicht zu, eine eindeutige Aussage darüber zu machen, ob die Exposition
von Anaesthetika im Operationssaal die Aborthäufigkeit erhöht oder nicht. Man beachte,
daß die Aborthäufigkeit der Gruppe D bereits 10,6% betrug und daß das Durchschnitts-
alter dieser Gruppe mit 26,7 Jahren wesentlich günstiger als das der Gruppe A mit 33,6
Jahren lag. Im übrigen gingen alle Personen der Gruppe D schließlich in alle anderen Gruppen ein, woraus sich eine Verfälschung des Bildes ergibt. Der Anteil von 17,9% Aborten der
Gruppe A ist bereits mit einer unbekannten Anzahl von der Gruppe D übernommenen
Schwangerschaften belastet, die mit einer Abortrate von 10,6% ohne Exposition endeten.
Dieser Umstand wird in der Arbeit nicht diskutiert. Auch bei der Untersuchung von Frühgeburten finden die Autoren keine statistisch signifikanten Unterschiede zwischen der
Gruppe A und der Gruppe D. Dieses Ergebnis läßt die Frage offen, ob die erhöhte Früh-
geburtenhäufigkeit bei exponierten Anaesthesistinnen im ursächlichen Zusammenhang
mit der Tätigkeit im Operationssaal bzw. mit einer chronischen Inhalation von Narkosegasen steht. Wie die Autoren selbst ausführen, war die Zahl der befragten Frauen zu gering,
um wichtige Kovariable, wie physische und psychische Belastung in der Schwangerschaft,
Rauchgewohnheiten, Medikamentenabusus u.a. in die statistische Auswertung einzubezie-
hen. Sie folgern daraus, daß „es deshalb nicht zulässig ist, die beobachtete Häufung von
Frühgeburten bei exponierten Anaesthesistinnen ausschließlich den Besonderheiten ihrer Be-

---

1   ASA: American Society of Anesthesiologists; AANA: American Association of Nurses Anesthetists;
    AORN: Association of Operating Room Nurses; AORT: Association of Operating Room Technicians

rufsausübung im Operationssaal, insbesondere der chronischen Inhalation von Narkosegasen anzulasten".

Die DFG-Studie „Schwangerschaftsverlauf und Kindesentwicklung"

Die alles entscheidende Frage, ob Anaesthetika eine Zunahme der Spontanfehlgeburtenrate verursachen können, sollte schließlich anhand der in der Bundesrepublik Deutschland durchgeführten überregionalen prospektiven Studie über „Schwangerschaftsverlauf und Kindesentwicklung" (1977) analysiert werden. Nach dem vorliegenden Beobachtungsmaterial von 13 838 ausgewerteten Schwangerschaften betrug die Gesamtspontanaborthäufigkeit 9,7%. Die Autoren dieser Studie weisen jedoch darauf hin, daß die Berechnung der Aborthäufigkeit infolge einer Selektion nach Aufnahmewoche einen zu niedrigen Wert in dieser Studie ergibt. Diejenigen Frauen, die erst in der 12. Woche der Schwangerschaft in diese Studie aufgenommen wurden, hatten bereits einen großen Teil des Abortrisikos überstanden. Bei denselben Frauen war die Aborthäufigkeit in den vergangenen Schwangerschaften sehr hoch. In einem Kollektiv von 6546 Schwangerschaften bei Frauen, die nichts mit Anaesthetika zu tun hatten (Hausfrauen u.a.) wurde eine Aborthäufigkeit mit 25,2% festgestellt. Dabei wurde bei diesem Kollektiv auch die Frühabortrate erfaßt, die in der oben zitierten Studie aufgrund des späteren Aufnahmetermins der Schwangeren nicht mit erfaßt werden konnte. Die Autoren dieser Studie weisen weiter darauf hin, daß von den zahlreichen Begünstigungsfaktoren für das Auslösen eines Abortes genetische Faktoren im 1. Trimenon besondere Bedeutung zukommt. Allein bei Aborten vor der 14. Schwangerschaftswoche betrug die Häufigkeit von Chromosomenanomalien 47%, bei Aborten, die sich nach der 14. Schwangerschaftswoche ereignet haben, waren sie hingegen nur in 17% die auslösende Ursache. Als weitere Ursache kommen Infektionen mit Toxoplasma gondii, Virusinfektionen, Diabetes, Anämie, psychosomatische Störungen, vor allem verschiedene Medikamente in Frage. Diese wichtigen Faktoren sind in keiner der zitierten amerikanischen, deutschen und skandinavischen Studien berücksichtigt worden.

In der Studie der DFG „Schwangerschaftsverlauf und Kindesentwicklung" fanden wir insgesamt 474 Ärztinnen und Schwestern, von denen 50 im Operationssaal als Schwester, Anaesthesieschwester bzw. Anaesthesistin während der Schwangerschaft tätig waren. Die Fehlgeburtenhäufigkeit bei dem Gesamtkollektiv von 474 Frauen lag bei 8,43% (40 Aborte). Bei den verschiedenen 50 weiblichen Personen, die eine ständige Narkotikaexposition während der Schwangerschaft hatten, kam es in drei Fällen zu einem Abort (6%). 20 Frauen erhielten während der Schwangerschaft Narkose (Lokalanaesthesie, intravenöse Anaesthesie und Intubationsanaesthesie). In diesem Kollektiv kam es zu zwei Aborten (10%).

Die Ergebnisse der bisher zitierten amerikanischen Studien sowie deren Aussagen haben bereits kurz nach ihrem Erscheinen eine kritische Diskussion auch darüber entstehen lassen, ob die Ursache der Fehlgeburtenhäufigkeit nicht vorwiegend auf den im Operationssaal ständig vorhandenen Streß zurückzuführen ist und weniger eine Folge chronischer Exposition auf Inhalationsanaesthetika darstellt. In den neuesten Veröffentlichungen verdichtet sich diese Vermutung inzwischen immer mehr. So haben z.B. tierexperimentelle Untersuchungen zu diesem Thema, die von Pope et al. (1978) durchgeführt wurden, einen eindeutig negativen Einfluß des „Stresses" auf die Austragungsrate bei Tieren ergeben. Die Ergebnisse dieser Studie sind deshalb ganz besonders interessant, weil die untersuchten Tiere (Ratten) während der gesamten Schwangerschaft für 8 Stunden täglich Halothan (0,16—

0,32%!!) und/oder Lachgas 10–50% atmeten. Während die Exposition auf Anaesthetika bei den Tieren keine Veränderung der Abortenzahl, des Gewichtes, des Zustandes des Skelettes (auch bei neugeborenen Tieren) hervorgerufen hat, hatten Tiere, die zusätzlich einem Streß ausgesetzt waren 91,3 ± 8,8% Aborte (Resorptionen), sowie statistisch signifikante Abnahmen des Gewichtes.

Bei der Auswertung statistischer Arbeiten, wie die des ad hoc-Committee, durften auch solch wichtige Angaben, wie Alter, soziale Parameter, Begleiterkrankungen usw. nicht ausgeschlossen werden. In dieser vielzitierten Studie fehlen sie ebenso wie in vielen anderen Arbeiten (Hinweis: Mazze, 1980). In keiner der retrospektiven anaesthesiologischen Studien wurde der Medikamentenkonsum und seine Auswirkungen auf die Schwangerschaft berücksichtigt. Es ist erstaunlich, in welchem Maße auch Schwangere, die aufgrund der Anamnese nicht als krank eingestuft werden, Medikamente verbrauchen. Die Analyse der DFG-Studie zeigt dieses Phänomen besonders deutlich. In einer Gruppe von „gesunden" Schwangeren waren unter den 4642 Fällen nur 1021 Fälle = 22%, die in den ersten 12 Wochen der Gravidität kein Medikament eingenommen hatten. Weiter ist charakteristisch, daß der Medikamentenkonsum mit dem Alter steigt und dementsprechend auch positiv mit der Parität und der Zahl früherer Aborte assoziiert sowie mit anderen Variablen, bei denen das Alter eine indirekte Rolle spielt. Die Medikamenteneinnahme wirkt auf das Kind in der Weise, daß die Disposition zur Frühgeburt eine Reihe von Folgen nach sich zieht, wie höhere Anzahl unreif geborener (15% gegenüber 11,1%) oder perinatal verstorbener Kinder (4,3% gegenüber 2,3%). Als wichtigste Medikamente sollen an dieser Stelle die sehr häufig benutzten Laxantien (21%), Analgetika, Antihistaminika (17%), weibliche Sexualhormone (23%), Transquillizer (12,5%) genannt werden. Die Studie geht hier näher auf das Präparat Valium ein, dem wegen seiner besonderen Bedeutung im allgemeinen Arzneimittelkonsum eine besondere Stellung zukommt. Die Diazepam-Verabreichung zur Ruhigstellung der Schwangeren zum Zwecke der Erhaltung der Schwangerschaft bringt es — statistisch zwangsläufig — mit sich, daß das Medikament mit allen Besonderheiten der gefährdeten Schwangerschaften verbunden blieb und somit neben Frühgeburt und Unreife auch mit erhöhter Sterblichkeit. Vergleicht man in diesem Sinne die Schwangeren mit und ohne Diazepam-Einnahme in den einzelnen Gruppen der verkürzten Schwangerschaftsdauer, so fallen alle Unterschiede weg; bei gleicher Dauer ist die Sterblichkeit von der Diazepam-Einnahme unabhängig. Es ergibt sich also kein Anhaltspunkt für eine Gefährdung des Kindes durch die Einnahme von Diazepam-Präparaten während der Schwangerschaft. Ähnlich gut dokumentierte Überlegungen zum Problem der Anaesthetika und Schwangerschaft fehlen gänzlich. Dies wurde bereits mehrfach betont, so daß insbesondere in neuesten Veröffentlichungen viele Autoren sich entschieden gegen die Assoziation zwischen Anaesthetika und Abortrate aussprechen (Walts, 1975; Vessely, 1978; Pope 1980).

Sollen werdende Mütter in Operationssälen beschäftigt sein?

In den USA existiert bis heute keine Verordnung über ein Verbot der Beschäftigung von werdenden Müttern in Räumen, in denen Narkosen durchgeführt werden. An der Universität von Pennsylvania, inzwischen auch an anderen Universitäten, ist in einer "Notice" zu lesen: "A question frequently raised is whether women who are pregnant or who are contemplating pregnancy should work in the operating room. A definite answer cannot be given, and the data are not strong enough to remove categorically all women who are at risk of obstetric mishap from the operating room" (Lecky, 1980).

Weiblichem Personal, welches nicht wünscht, während der Schwangerschaft in Operationsräumen zu arbeiten, wird angeboten "to work only in rooms where regional or local anesthetics are given, in the recovery room, or elsewhere in the hospital".

Diese Lösung, insbesondere in bezug auf den Aufwachraum, ist inkonsequent. Gerade im Aufwachraum atmen die Patienten erhebliche Mengen an Anaesthetika ab. Man könnte vermuten, daß unter bestimmten Bedingungen gerade im Aufwachraum die Exposition auf Anaesthetika größer als im klimatisierten und mit Absaugvorrichtung ausgestatteten Operationssaal ist.

Alle zitierten Arbeiten einschließlich des Berichts „Schwangerschaftsverlauf und Kindesentwicklung" der DFG enthalten Ergebnisse von weiblichem Personal, das *vorwiegend* in Operationssälen *ohne Absaugvorrichtung* für Narkosegase tätig war. Seit etwa 5 Jahren werden in sehr vielen Krankenhäusern in der Bundesrepublik Deutschland spezielle Absaugsysteme angewandt, die es ermöglichen *„überschüssige"* Narkosegase abzusaugen und sie *„fast vollständig"* aus der Luft des Operationstraktes zu eliminieren. Eine zusätzliche „Entsorgung" der Luft des Operationssaales wird durch die Luftumwälzanlage bewirkt. Nach den DIN-Vorschriften muß die Luftwechselzahl in Operationssälen, in denen Narkosen durchgeführt werden, von 20/h bei Anlagen ohne Umluft oder von 60/h bei Anlagen mit Umluftanteil gewährleistet sein. Allerdings ist es gesetzlich geregelt, daß Räume, in denen Narkosen durchgeführt werden, nur für Anlagen ohne Umluft verfügen dürfen, da Narkosegase nicht sicher gefiltert werden können. In den USA werden die Operationssäle im Durchschnitt mit einer Luftzahl von 15/h klimatisiert. Diese Werte liegen niedriger als in der Bundesrepublik Deutschland. 1980 veröffentlichte Whitcher von der Standfort-University California Meßdaten über die Konzentration von Lachgas in derartig klimatisierten Operationssälen, jedoch ohne Absaugvorrichtung für Narkosegase an den Narkoseapparaten. Er stellte fest, daß bei der Anwendung der Technik einer Maskennarkose die Lachgaskonzentration am Arbeitsplatz des Anaesthesisten 180 ± 25 ppm (n = 26) betrug. Maske und anschließende endotracheale Intubation ergab 50 ± 7 ppm (n = 190) und bei sofortiger Intubation 16 ± 5 ppm (n = 72). Diese Messungen sind für uns deshalb interessant, weil sie zeigen, daß bereits ausschließlich mit der Luftwechseltechnik recht niedrige Werte für Lachgas erreicht werden können. Die Intubationsnarkose reduziert die Konzentration von Lachgas erheblich. Die Werte von 16 ± 5 ppm liegen niedriger als die von dem National Institute of Occupational Safety and Health (NIOSH) geforderten minimalen Standards von 25 ppm für N_2O.

Auch die von der Kommission zur Prüfung gesundheitsschädigender Arbeitsstoffe der DFG (Bekanntmachung BMA vom 1. 9. 1978) angegebene minimale Arbeitskonzentration von Halothan, die 5 ppm beträgt, kann mit der genannten Sicherheitsmethode mühelos erreicht werden. Die Antwort auf die eingangs gestellte Frage „Sind flüchtige Anaesthetika fruchtschädigend?" kann unter Zuhilfenahme der zahlreichen Studien und zitierten Arbeiten mit der hier gewünschten und auch notwendigen Sicherheit weder positiv noch negativ sein. Wir haben deshalb zur besseren Übersicht eine größere Anzahl von Veröffentlichungen zusammengestellt, in denen unter tierexperimentellen Bedingungen selbst bei einer Dauerexposition während der Schwangerschaft (Pope et al., Walten et al., 1978) keinerlei Veränderungen bei neugeborenen Tieren festgestellt wurden (Tab. 1). In früheren Arbeiten von Nunn (1969) und Smith et al. (1965) konnten weder Veränderungen bei Hühnerembryos noch Veränderungen von Mitosen (Zellvermehrung) bewiesen werden. Auch die Fortpflanzung von Mäusen (Bruce, 1973), die während 6 Wochen unter einer Dauerexposition auf 15 ppm Halothan standen, blieb unverändert. Unter dem Einfluß von 20% Lachgas, 35 Tage lang und 8 Std. pro Tag fanden Krippke et al. (1976) lediglich eine geringe Abnahme des Hodengewichtes von exponierten Ratten, die mit einem $p < 0,05$ statistisch schwach signifikant war. Exposition von Hühnerembryos auf eine hypoxische Konzentration von 90% N_2O für 24 Stunden führt erwartungsgemäß zu einer Zunahme der Letalität und Mißbildungen (Smith et al., 1965). Corbett (1973) findet eine Zunahme der Totgeburten bei Ratten, wenn diese Tiere 8 Std. täglich 5 Tage lang Lachgaskonzentrationen von 1000 ppm inhalierten. Die Ergebnisse lassen sich statistisch gerade noch sichern ($p < 0,05$). In derselben Arbeit gibt es jedoch auch Beispiele dafür, daß Tiere, die ähnliche Zeit, aber nur auf 100 ppm Lachgas exponiert waren, keinerlei Veränderungen zeigen. Auf der anderen Seite konnten Barlow et al. (1974) zeigen, daß bloßer Futterentzug am 14. und 15. Tag der Schwangerschaft ohne jegliche Exposition auf Anaesthetika in der Lage war, Lippen- und Kieferspaltenmißbildungen bei Mäusen zu verursachen.

Diese und viele andere Beispiele zeigen deutlich, daß für Anaesthetika allein, wenn überhaupt, nur in höheren Konzentrationen und längerdauernder Exposition, eine ungünstige Auswirkung auf das Wachstum des Foetus postuliert werden könnte. Einen eindeutigen Beweis für die Gültigkeit dieser Vermutung konnte bis dato weder im Tierexperiment noch in irgendeiner epidemiologischen Studie erbracht werden. *Deshalb verbietet sich — aus der Sicht einer streng wissenschaftlichen Interpretation — zu behaupten:* „Nach den heute vorliegenden medizinischen Erfahrungen und Kenntnissen haben halogenkohlenwasserstoffhaltige Narkosemittel, somit auch insbesondere Halothan, schädliche Wirkungen. Durch Halothan kann es zu Leberschäden und Früh- bzw. Fehlgeburten kommen". (Staatsanzeiger für Land Hessen 20/75) — ebenso wie auch die Behauptung, die in einem Schreiben des Bundesministers für Arbeit und Sozialordnung zu lesen ist: „Statistisch ist nachgewiesen worden, daß die Zahl der Aborte bei Anaesthesistinnen und Narkoseschwestern gegenüber dem Durchschnitt der Bevölkerung und auch gegenüber Ärztinnen und Schwestern, die beruflich nicht in Operationsräumen arbeiten, deutlich erhöht ist".

Beide Aussagen sind in der Art, wie sie formuliert worden sind, aufgrund unseres Wissensstandes heute (1981) nicht akzeptabel, weil sie Unbewiesenes antizipieren. Die Schwierigkeit, eine allgemein gültige Aussage zu diesem Thema zu machen, beruht auf der Tatsache, daß eine unübersehbare Anzahl von Begünstigungsfaktoren, die eigentliche Wirkung von Anaesthetika auf die Mutter (wenn es sich auch nur um deren Spuren handeln sollte) überdeckt. Kombinationen, wie Streß und Schwangerschaft, Alkohol und Schwangerschaft, Medikamentenabusus und Schwangerschaft u.v.a. können durch den zusätzlichen Faktor „flüchtige Anaesthetika" eine Begünstigung, die schließlich zur Fehlgeburt führt, erfahren. Dies ist aber auch nur ein rein theoretischer Gedanke, dessen Relevanz mit den Mitteln der heutigen Erkenntnis auf diesem speziellen Gebiet nicht enger erläutert werden kann. Dies würde zu Spekulationen führen und eine sachliche Untersuchung verhindern.

Nach unserer Auffassung ist die Gefährdung einer schwangeren Frau von seiten der flüchtigen Anaesthetika in Operationssälen, in denen entsprechende Klimaanlagen vorhanden sind und in denen die Narkosegase durch Absaugvorrichtungen eliminiert wurden, mit jeder anderen Gruppe von schwangeren Frauen, die im beliebigen Arbeitsprozeß stehen, vergleichbar. Das Verbot, schwangere Frauen in Operationssälen zu beschäftigen, ist eine Entscheidung, die sich mit politischen Argumenten wesentlich leichter erklären läßt, als mit den bis dato vorhandenen wissenschaftlichen Erkenntnissen.

Diese Entscheidung steht auch in einem gewissen Widerspruch zu der von BMA (1978) erfolgten Bekanntmachung der MAK für das Halothan von 5 ppm, zumal der Gesetzgeber informiert ist, daß alle in der Bundesrepublik Deutschland seither gebrauchten Ope-

rationssäle den DIN-Vorschriften entsprechen müssen und somit bereits ohne zusätzliche
Absaugvorrichtung sehr wirkungsvoll klimatisiert sind. Ein weiterer Widerspruch ist darin
zu sehen, daß als die gefährlichste Zeit für den Foeten die von der Empfängnis bis zu der
8. Schwangerschaftswoche gilt, ein Zeitraum, in dem viele Frauen noch nicht wissen, ob eine
Schwangerschaft vorliegt oder nicht. Gerade in dieser Zeit des Wachstums finden die Zell-
veränderungen statt, die später zu Mißbildungen führen, gleichgültig, welches Medikament
die auslösende Ursache hierfür gewesen ist.

Bereits aus diesen Gründen bietet das Gesetz für Mutter und Kind keinen ausreichenden
Schutz. Es wäre deshalb viel wichtiger, darauf zu achten und durch ein entsprechendes Gesetz legalisieren zu lassen, daß in allen Krankenhäusern an allen Narkoseapparaten eine entsprechende Absaugvorrichtung montiert wird, ohne die eine Durchführung der Narkose nicht
gestattet werden dürfte. Diese Maßnahme ist wirkungsvoller als das Verbot, Schwangere
im Operationssaal zu beschäftigen und vor allem sehr viel billiger. Die Deutsche Gesellschaft
für Anaesthesiologie und Intensivmedizin (DGAI) setzt sich aus etwa 30% weiblichen und
70% männlichen Mitgliedern zusammen. In den Anaesthesie-Abteilungen der Bundesrepublik
Deutschland werden jedoch mit dem weiblichen Pflegepersonal viel mehr Frauen als Männer beschäftigt. Jede Schwangerschaft bedeutet einen Ausfall einer Arbeitskraft für die
Dauer der Schwangerschaft und der anschließenden Erholungszeit bzw. Mutterschaftsur-
laubs. Eine Ersatzbeschäftigung für dieses Personal kann während der Schwangerschaft aufgrund der strengen Auslegung der ministeriellen Erlasse nicht angeboten werden. Dies bedeutet, daß die Anaesthesie-Abteilungen ihre Mitarbeiterinnen weder auf der Intensivtherapiesta-
tion (wo ebenfalls Patienten, die nach Operationen Narkosegase abatmen, liegen), noch in
den Aufwachräumen beschäftigen können. Der Ausfall einer Arbeitskraft ist in vielen Fällen mit einem Zusammenbruch der anaesthesiologischen Versorgung verbunden oder es führt
zu einer Einschränkung der Gesamtleistung der Abteilung. Sollten sich bei der Interpretation
des MuSchG auch in Zukunft keine neuen Gesichtspunkte ergeben, so ist unsererseits zu
fordern, daß die Bemessungszahl für Anaesthesiepersonal von N + 15% zugunsten einer höheren Zahl, d.h. mehr Personal, geändert wird.

Auf keinem anderen Gebiet der Medizin übt das Verbot der Beschäftigung von schwangeren Frauen eine so einschneidende Auswirkung auf den Ablauf und die Organisation der
Patientenversorgung aus, wie in der Anaesthesie. Die DGAI ist schon deshalb berechtigt, auf
den augenblicklichen Zustand aufmerksam zu machen, weil er durch Übernahme von nicht
gesichertem Wissen und sehr oft durch falsche Interpretation von wissenschaftlichen Veröffentlichungen verursacht wurde. Man sollte dabei nicht vergessen, daß die durch flankierende
Maßnahmen (DIN-Vorschriften) gesetzlich erreichte Minderung der Anaesthetikakonzentration
in den Operationssälen einen mit anderen Ländern, einschließlich den USA, unvergleichbar
günstigen Effekt bewirkte. Deshalb ist auch die Feststellung im Schreiben des Bundesministers für Arbeit und Sozialordnung (Az. IIIb 3-3785.521/76): „*Überschüssige* Narkosegase
und -dämpfe, wie z.B. halogenkohlenwasserstoffhaltige Narkosemittel und Stickoxydul, die
vom Patienten nicht aufgenommen werden, gelangen regelmäßig in die Raumluft der Operationssäle" *nicht korrekt. Vielmehr ist richtig*, daß lediglich Spuren von Anaesthetikagasen in
die Operationssäle gelangen und nur diese können (wenn überhaupt) nachgewiesen werden.
Die sehr wirkungsvolle Maßnahme der Absaugung von Narkosegasen ist bereits mit erheblicher finanzieller Belastung verbunden. Das Verbot einer Beschäftigung von werdenden
Müttern in solchen Operationssälen müßte nicht nur Anaesthesiepersonal, sondern auch
Operationsschwestern betreffen. Dies würde eine weitere Verteuerung des Gesundheitswe-
sens und zugleich eine Minderung der Effizienz einer operativen Abteilung bedeuten.

Ferner ist die merkwürdige Einstellung einiger ministerieller Erlasse sowie Gewerbeaufsichtsämter, wonach nur dann einer Beschäftigung werdender Mütter im Operationssaal zugestimmt werden kann, wenn *keine* Narkosegaskonzentrationen durch entsprechende Messung nachgewiesen werden können, in sich unlogisch und zugleich in bezug auf das MuSchG widersprüchlich. Es bedarf keiner besonderen Erklärung dafür, daß in einem Krankenhaus, in dem Narkosen durchgeführt werden, zumindest im Bereich der Operationssäle und Aufwachräume, auch unter Einhaltung sämtlicher Vorsichtsmaßnahmen, einige Moleküle der gasförmigen Anaesthetika in die Luft gelangen. In der Bundesrepublik Deutschland gibt es keine amtliche Prüfstelle, bei der Nachweisgrenzen für Halothan und Lachgas mit den z.Z. vorhandenen modernen Gaschromatographen unter den Werten von 0,3 mg/m^3 (Halothan) bzw. 110 mg/m^3 Stickoxydul (es handelt sich um relative Nachweisgrenzen, wobei der MAK-Wert Halothan = 40 mg/m^3 = 5 ppm ist) liegen. Es ist deshalb auch nicht zu erwarten, daß bei niedrigeren Konzentrationen der Anaesthetika in der Luft als die der Nachweisgrenze, Meßdaten angegeben werden können. Dies bedeutet jedoch nicht, daß in der Luft unter solchen Umständen „keine Anaesthetikagase vorhanden sind". Limitiert durch die Nachweisgrenze wurden von einigen Gewerbeaufsichtsstellen (nach persönlichen Informationen) Bescheinigungen an Krankenhäuser über die Unbedenklichkeit der Beschäftigung von schwangeren Frauen ausgestellt, weil eben infolge der dort vorhandenen wirkungsvollen Absaugevorrichtung für Narkosegase „keine Konzentrationen von Anaesthetika" gemessen wurden. Solche Unbedenklichkeitsbescheinigungen werden aber auch ohne vorherige Messung, nur aufgrund einer Begehung, von den zuständigen Stellen ausgestellt. Dieses uneinheitliche Verhalten stiftet unter den Betroffenen Verwirrung und bedarf in Zukunft einer generellen Klärung.

Sind flüchtige Anaesthetika krebserzeugend?

Die Frage nach der möglichen karzinogenen Wirkung von Anaesthetika wurde zum ersten Mal schon vor 40 Jahren gestellt und gewann durch die Veröffentlichung von Cohen (1976) erneut Aktualität. Cohen äußerte in dieser Veröffentlichung (Editorial) die Vermutung, daß es „nicht unwahrscheinlich ist, daß sich flüchtige Anaesthetika als karzinogene Substanzen erweisen werden". Für die Begründung seiner Aussage zieht Cohen einige Veröffentlichungen heran, mit denen dieser Verdacht erhärtet werden soll. Als erstes wird von ihm eine Arbeit von Kunz et al. zitiert, in der die Autoren darüber berichten, daß Anaesthetika in der Lage sind, das histologische Bild von einem chemisch induzierten Krebs (also nicht durch Anaesthetika induzierten) zu beeinflussen. Cohen vermeidet aber, darüber zu berichten, daß Kunz et al. *keine* Zunahme der Tumorfrequenz bei Tieren, welche die Anaesthetika bekommen hatten, fand. In dieser Studie wurden weiter bei Tieren, die keinen Tumor hatten, doch als Kontrolltiere auf Anaesthetika exponiert werden mußten, keinerlei karzinomatöse Veränderungen festgestellt. Es folgen Zitate der Arbeiten von Saffioti (1975) und Eschenbrenner (1975), in denen der Einfluß der wiederholten hohen oralen Gaben von Chloroform und Trichloräthylen auf die Entstehung von Krebstumoren untersucht wird. Beide Anaesthetika sind nicht mehr im Gebrauch und keines von beiden wurde in derart hoher Dosierung und auf dem oralen Wege verabreicht. Welch eine Ungerechtigkeit, daraus Vergleiche zu minimalen Konzentrationen der Anaesthetika zu ziehen und daraus auf Karzinogenität der anderen Anaesthetika zu schließen. Als weiteres wird die umstrittene Veröffentlichung von Corbett et al. (1973) und die Studie des at hoc-Committees zitiert, auf deren widersprüchliche Aussagen bereits schon hingewiesen wurde (s. Kritik von Walts et al., 1975 und Fink et al., 1976). In ihrer Arbeit über das Einwirken von Halothan und Lachgas auf das Verhalten von Fibroblasten des chinesischen Hamsters konnten Sturrock et al. eine Veränderung nur bei Konzentrationen von 75% N_2O und 2,35% bzw. 4% Halothan feststellen. Die Autoren selbst schließen aus diesen Untersuchungen weder auf eine mögliche Verbindung zu Mißbildungen noch auf Zunahme von Aborten. Cohen zitiert weiter eine Arbeit von Jackson (1973), in der unter der Wirkung von 2% Halothan in den „Hepatomazellen" die DNS-Synthese gehemmt wird. 1979 erschien zu diesem Thema eine weitere Arbeit von Konklin. In dieser Arbeit finden die Autoren keine Hemmung der DNS- bzw. RNS-Synthese, wenn das Untersuchungsobjekt Tetrahymena pyriformis einen ganzen „Generationszyklus" (es sind etwa 180 Minuten) auf 0,6% Halothan exponiert war.

Eine weitere Verschärfung des Problems erfolgte durch Veröffentlichung von Thomlin (1979). In einer epidemiologischen Studie, die das Verhalten von Anaesthesisten in bezug auf deren Gesundheitszustand in einem Raum von 20 Jahren erfaßte, findet Thomlin bei 76 Anaesthesistinnen zwei Mammatumoren. Er schließt aus der Tatsache, daß die Häufigkeit des Brustkrebses in England und Wales unter den Frauen gleich welchen Alters, in einer „normalen Population" 65,9 auf 100 000 beträgt, darauf zurück, daß die Inzidenz von zwei Tumoren auf die Anzahl von 76 Anaesthesistinnen eine 50mal höhere Häufigkeit bedeutet. Bei primären Tumoren im Kindesalter findet in seiner Befragung Thomlin nur einen Fall unter den 138 Kindern. Daraus errechnet er eine im Vergleich zur „normalen Population" 60fache Zunahme der Tumoranfälligkeit bei Kindern von Anaesthesisten. Basierend auf dieser statistischen Berechnung, die für sachliche Diskussionen zu diesem ernsten und wichtigen Thema als unannehmbar bezeichnet werden muß, entwickelt Thomlin in seiner Veröffentlichung düstere Vorstellungen über die Gefährdung des Anaesthesisten und seiner Familienangehörigen. Seine Diskussion ist einseitig und berücksichtigt nicht alle inzwischen eingetretenen positiven Veränderungen der Arbeitsbedingungen, insbesondere in bezug auf Ventilation der Operationssäle und das Absaugen von Narkosegasen. Er läßt sogar die durch Messungen der Konzentration von Anaesthetika im Operationssaal bewiesene Verbesserung in klimatisierten Sälen unerwähnt.

Abgesehen davon, daß solche Veröffentlichungen keine wissenschaftliche Hilfe sowie Erkenntnisse mit sich bringen, schaden sie dem Fach der Anaesthesiologie, weil sie die beschäftigten Ärztinnen und das Pflegepersonal verunsichern. Wir finden außer dieser zitierten Veröffentlichung von Thomlin in keiner anderen Arbeit seit mehr als 7 Jahren eine Bestätigung der Befunde von Bruce aus dem Jahre 1974 bzw. 1978. Bruce selbst konnte schon in der Veröffentlichung aus dem Jahre 1974 seine Vermutung über die Zunahme der malignen Erkrankungen bei Anaesthesisten, die er 1968 äußerte, nicht bestätigen. Wir sind deshalb nicht berechtigt, aufgrund aller zitierten Veröffentlichungen, einschließlich der von Thomlin, zu behaupten, daß Anaesthetika eine karzinogene Wirkung ausüben könnten. Dafür fehlen heute jegliche ernstzunehmende Beweise.

Können flüchtige Anaesthetika Erbgutveränderungen bewirken?

Zu diesem wichtigen Thema der Erbgutveränderungen existieren nur einige wenige Arbeiten, alle aus der Gruppe von J. Baden, die in den Jahren 1976—1980 veröffentlicht wurden. Da die Struktur des wichtigsten Bestandteils des Erbgutes, der DNS, in allen Organismen die gleiche ist, wählten Baden et al. für ihre Untersuchungen Salmonella typhi murium und exponierten die Bakterien auf 0,1% bis 30% Halothan (1976). Sie untersuchten in dieser

Tabelle 1. Zusammenstellung von Arbeiten, deren Ergebnisse keine Veränderungen der untersuchten Parameter unter dem Einfluß von flüchtigen Anaesthetika zeigten

Anästhetikum	Konzentration	Dauer d. Exposition	untersuchte Parameter	Autoren
Halothan	2%	6 h	RNA-Synthese	Bruce (1975)
Halothan	Stadium I Stufe 1	1 h	Leberenzyme	Hallen et al.
Halothan	"Light plane"	3 h/Tag 5 Tage/Woche 2 Wochen	Gewicht u. Histopathologie beim Hund	Wallin et al.
Halothan	1%	6 h	Entwicklung von Hühnerembryos	Smith et al. (1965)
Halothan	1%	1 h/Tag 30 Tage	Histopathologie, Enzyme, Elektrophorese b. Ratten	Hartung et al. (1969)
Halothan	0,7%	1 h/Tag 6 Tage/Woche 29 Wochen	Gewicht von Ratten	Kunz et al. (1969)
Halothan	0,5%	4 h	Mitose	Nunn (1969)
Halothan	0,5%	57 h	indizierte Lymphozyten-Transformation	
Halothan	1–10 ppm	104 Wochen	keine Veränderungen	Coate (1979)
Lachgas	50–500 ppm	104 Wochen	keine Veränderungen	Coate (1979)
Halothan	15 ppm	7 h/Tag 5 Tage/Woche 6 Wochen	Fortpflanzung von Mäusen	Bruce (1973)
Halothan	0,01%–30%	40 h	Mutagenität von Salmonella typhi murium	Baden et al. (1969)
Enfluran	0,01%–30%	40 h	Mutagenität von Salmonelle typhi murium	Baden et al. (1977)
Halothan	0,8%	12 h	Abortrate	Basford et al. (1968)
Halothan	0,6%–3,7%	180 min	RNA-Synthese	Conklin et al. (1973)
N_2O	80%	2 Tage	Leukozyten-Multiplikationen	
N_2O	80%	6 h	Hühnerembryoentwicklung	Smith et al. (1965)
N_2O	80%	6 h	Hühnerembryoentwicklung	Snegireff (1967)
Halothan	0,32%	8 h/Tag 8–12 Tage der Schwangerschaft	Fötustoxizität	Lansdown et al. (1976)
Halothan	0,16%–0,32%	die ganze Schwangerschaft	Fötustoxizität	Pope et al. (1978)
Halothan	0,025–0,1 MAC = 192 ppm–	5–7 Tage/Woche	Fertilität, Fortpflanzung	Wharton et al. (1978)
	769 ppm pro Tag	9 Wochen	postnatales Verhalten	

Arbeit auch einen Metaboliten des Halothan, die Trifluoressigsäure. Sie fanden weder bei Halothan noch bei seinem Metaboliten einen Hinweis auf Genmutationen. In einer weiteren Arbeit aus dem Jahre 1977 wurden unter denselben experimentellen Bedingungen Enfluran, Methoxyfluran, Isofluran und Fluroxen (0,01–30%) untersucht. Enfluran, Methoxyfluran und Isofluran sowie Urin der mit diesen Anaesthetika behandelten Tiere (evtl. Metabolite) waren ohne Wirkung auf die DNS-Synthese und die Genmutationen von Salmonella typhi murium. Fluroxen erwies sich dagegen als sehr stark DNS-verändernd.

In einer 1979 veröffentlichten Arbeit beschäftigten sich dieselben Autoren mit dem Einfluß von zwei Metaboliten des Halothan (2-Chlor-1,1,1,-Trifluoroäthan und 2-Chlor-1,-, -Difluoroäthylen) sowie dem mutmaßlichen Metabolit des Halothan, dem 2-Bromo-2-Chloro-1,1-Difluoroäthylen, auf Genmutationen von Salmonella typhi murium. Sie fanden bei den gesicherten Metaboliten des Halothan keinen Einfluß auf Genmutationen, bei dem letztgenannten eine „sehr schwache" Wirkung auf die Genmutation.

Aufgrund des sehr spärlichen Literaturmaterials zu diesem Thema ist eine endgültige Beurteilung des gesamten Fragenkomplexes in bezug auf Erbgutveränderungen nicht möglich. Geht man jedoch davon aus, daß die Bakterien bei einer die klinische Anwendung der Anaesthetika um das 15fache übersteigenden Konzentration keine Veränderungen im Bereich der chromosomalen Strukturen und deren Teilung gezeigt haben, so ist es berechtigt, von keiner das Erbgut verändernden Wirkung der untersuchten Anaesthetika zu sprechen. Das gleiche gilt für die bekannten Metabolite des Halothan und anderer Anaesthetika, womit auch die Frage 5 beantwortet ist.

Literatur

1. Baden JM, Kelley M, Wharton RS, Hitt BA, Simmon VF, Mazze RI (1977) Mutagenicity of halogenated Ether Anesthetics. Anesthesiology 46:346
2. Baden JM, Brinkenhoff M, Wharton RS, Hitt BA, Simmon VF, Mazze RI (1976) Mutagenicity of Volatile Anesthetics. Anesthesiology 45:311
3. Barlow S, McElhatton P et al. (1974) Effects of stress during pregnancy on plasma corticosterone levels and fetal development in the mouse. J Physiol (Lond) 55:239
4. Basford AB, Fink BR (1968) The teratogenicity of halothane in the rat. Anesthesiology 29:1167
5. Bruce DL, Koepke JA (1966) Changes in granulopoiesis in the rat associated with prolonged halothane anesthesia. Anesthesiology 27:811
6. Bruce DL, Eide KA, Linde HW et al. (1968) Causes of death among anesthesiologists: A 20-year survery. Anesthesiology 29:565
7. Bruce DL (1972) Normal thymidine entry into halothane-treated lymphocytes. Anesthesiology 37:588
8. Bruce DL (1972) Halothane inhibition of phytohemagglutinin-induced transformation of lymphocytes. Anesthesiology 36:201
9. Bruce DL (1973) Murine fertility unaffected by traces of Halothane. Anesthesiology 38:473
10. Bruce DL (1974) Halothane effect on nuclear volume of PHA treated human lymphocytes. J Reticuloendothel Soc 15:497
11. Bruce DL (1975) Halothane inhibition of RNA and protein synthesis of PHA-treated human lymphocytes. Anesthesiology 41:11
12. Bruce DL, Eide KA, Smith NJ et al. (1974) A prospective study of anesthesiologists mortality 1967–1971. Anesthesiology 41:71
13. Burm AGL, Spierdijk J, Rejger RV Concentrations of anesthetic agents in the air in operating rooms. Anesthesia and Pharmacology. University Press, Leiden 1976
14. Bussard DA, Stoelting RK, Peterson CH, Ishaq M (1974) Fetal changes in hamsters anesthetized with nitrous oxide and halothane. Anesthesiology 41:275
15. Chang LW, Lee YK, Dudley AW jr et al. (1975) Ultrastructural evidence of the hepatotoxic effect of halothane in rats following in-utero exposure. Can Anaesth Soc J 22:330
16. Coate WB, Ulland BM, Lewis TR (1979) Chronic exposure to low concentrations of halothane – nitrous oxide: lack of carcinogenic effect in the rat. Anesthesiology 50:306
17. Coate WB, Kapp RW, Lewis TR (1979) Chronic exposure to low concentrations of Halothane-Nitrous oxide. Reproductive and cytogenetic effects in the rat. Anesthesiology 50:310

18. Cohen EN (1976) Anesthetics and Cancer (editorial). Anesthesiology 44:459
19. Cohen EN, Trudel JR, Edmunds HN, Watson E (1975) Urinary metabolites of Halothane in Man. Anesthesiology 43:392
20. Cohen EN, Bellville JW, Brown BW (1971) Anesthesia, pregnancy and miscarriage: A study of operating room nurses and anesthetists. Anesthesiology 35:343
21. Cohen EN, Brown BW, Bruce DL et al. (1974) Occupational disease among operating room personnel: A national study. Report on an Ad Hoc-Committee on the Effects of Trace Anesthetics on the health of Operating Room Personnel. Anesthesiology 41:321
22. Conklin KA, Shu-Sha Lau (1979) Halothane does not inhibit synthesis of nucleic acids in Terahymena pyriformis. Anesthesiology 51:508
23. Corbett TH (1972) Anesthetics as a cause of abortion. Fertil Steril 23:866
24. Corbett TH, Cornell RG, Endres JL, Millard RI (1973) Effects of low concentrations of nitrous oxide on rat pregnancy. Anesthesiology 39:299
25. Corbett TH, Cornell RG, Lieding K, Endres J (1973) Incidence of Cancer among Michigan Nurse-anesthtists. Anesthesiology 38:261
26. Corbett TH, Cornell RG, Endres JL, Lieding BSK (1974) Birth defects among children of nurse-anesthetists. Anesthesiology 41:341
27. Cullen BF, Sample WF, Chretien PB (1972) The effect of Halothane on phytohemagglutimin induced transformation of human lymphocytes in vitro. Anesthesiology 36:206
28. Duvaldestin PH, Mazze RI, Hazebrougk J, Nivoche Y, Cohen SE, Desmonts JM (1979) Halothane Biotransformation in Anesthetists. Anesthesiology 51:41
29. Dyke van RA (1978) Halothane — a new perspective. Anesthesiology 48:165
30. Edmunds HN, Baden JM, Simmon VF (1979) Mutagenicity studies with volatile metabolites of halothane. Anesthesiology 51:424
31. Eger EI (1979) Dragons and other scientific Hazards. Anesthesiology 50:1
32. Eschenbrenner AB (1945) Induction of hematomas in mice by repeated administration of chloroforme with observation on sex differences. J Natl Canc Inst 5:251
33. Ferstanding LL (1978) Trace concentrations of anesthetics gases: A critical review of their disease potential. Anesth Analg 57:328
34. Fink BR, Cullen BF (1976) Anesthetic pollution: what is happening to us. Anesthesiology 45:79
35. Fink BR, Shepard Th, Blandau RJ (1967) Teratogenic activity of nitrous oxide. Nature 214:146
36. Garstka G, Wagner KL, Hamacher M (1975) Schwangerschaftskomplikationen bei Anästhesistinnen. Geburtsh u Frauenheilk 35:826
37. Green CD, Eastwood DN (1963) Effects of nitrous oxide inhalation on hemopoiesis in rats. Anesthesiology 24:341
38. Hallén B, Johansson G (1975) Inhalation anesthetics and cytochrom P-450 dependent reactions in rat liver microsomes. Anesthesiology 43:34
39. Hartung H, Oehmig H, Streicher HJ (1969) Histologische und biochemische Ergebnisse tierexperimenteller Untersuchungen zur Halothanlangzeitwirkung. Anaesthesist 18:255
40. Heintz R Erkrankungen durch Arzneimittel. 2. Aufl Georg Thieme Verlag, Stuttgart 1977
41. Jackson SH (1975) Anesthetics and cell multiplication. Clin Anesth 11:75
42. Jackson SH (1973) The metabolic effects of halothane on mammalian hepatoma cells in vitro. II. Inhibition of DNA synthesis. Anesthesiology 39:405
43. Kennedy GL, Smith SH, Keplinger ML et al. (1967) Reproductive and teratologic studies with halothane. Toxicol Appl Pharmacol 35:467
44. Knill-Jones RP, Newman BJ, Spence AA (1975) Anesthetic practice and pregnancy. Lancet II 807
45. Knill-Jones RP, Moir DB, Rodrigues LV et al. (1972) Anaesthetic practice and pregnancy: A controlled survey of women anesthetists in the United Kingdom. Lancet II, 1326
46. Kramers PGN, Burm AGL (1979) Mutagenicity studies with halothane in Drosophila melanogaster. Anesthesiology 50:510
47. Krapez JR, Saloojee Y, Hinds CJ, Hackett GH, Cole PV (1980) Blood concentrations of nitrous oxide in theatre personnel. Brit J Anaesth 52:1143
48. Kripke BJ, Kelman AD, Shah NK et al. (1976) Testicular reaction to prolonged exposure to nitrous oxide. Anesthesiology 44:104
49. Kunz W, Schaude G, Thomas C (1969) The effect of phenobarbital and halogenated hydrocarbons on nitrosamine carcinogenesis. Z Krebsforsch 72:291

50. Lansdown ABG, Pope WDB, Halsey MJ et al. (1976) Analysis of fetal development in rat following maternal exposure to subanesthetic concentrations of halothane. Teratology 13:299
51. Lecky JH (1980) Anesthetic pollution in the operating room. A notice to operating room personnel. Anesthesiology 52:157
52. Linde HW, Bruce DL (1969) Occupational exposure of anesthetics to halothane, nitrous oxide and radiation. Anesthesiology 30:363
53. Nunn JF, Allison AC Effects of anesthetics on microtubular system. Cellular Biology and Toxicology of Anesthetics. Edited by BR Finke, Baltimore, Williams & Wilkins, 1972, 138–148
54. Nunn JF, Dixon KL, Lovis JD (1969) The effects of halothane on mitosis. Anesthesiology 30:348
55. Parbrook, GE (1967) Leucopenic effects of prolonged nitrous oxide treatment. Brit J Anaesth 39:119
56. Pope WDB, Halsey MJ, Lansdown ABG et al. (1975) Lack of teratogenic dangers with halothane. Acta Anesthesiol Belg 26:169
57. Pope WDB, Halsey MJ, Lansdown ABG, Simmonds A, Bateman PE (1978) Fetotoxicity in rats following chronic exposure to halothane, nitrous oxide or methoxyflurane. Anesthesiology 48:11
58. Saffioti U Memorandum alert. J Natl Cancer Inst March 21, 1975
59. Sharp JH, Trudell JR, Cohen EN (1979) Volatile metabolites and decomposition products of halothane in man. Anesthesiology 50:2
60. Shepard TH, Fink BR Teratogenic activity of nitrous oxide in rats, toxicity of Anesthetics. Edited by BR Fink, Baltimore, Williams & Wilkins, 1968, p 308
61. Shnider SM, Webster AM (1968) Maternal and fetal hazards of surgery during pregnancy. Am J Obstet Gynecol 92:891
62. Smith BE, Gaub ML, Moya F (1965) Investigations into the teratogenic effects of anesthetic agents. The fluorinated agents. Anesthesiology 26:260
63. Smith BE, Gaub ML, Moya F (1965) Teratogenic effects of anesthetic agents. Nitrous oxide. Anesth Analg 44:726
64. Snegireff, SF, Andersen NB (1967) The growth inhibiting effect of nitrous oxide on developing chick embryos. Anesthesiology 28:268
65. Sturrock JE, Nunn JF (1976) Synergism between halothane of nuclear abnormalities in the dividing fibroblast. Anesthesiology 44:461
66. Tesler A, Hinkley RE (1977) Cultured neuroblastoma cells and halothane: effects on all growth and macro-molecular synthesis. Anesthesiology 46:102
67. Tomlin PJ (1979) Health problems of anaesthetics and their families in the West Midlands. Brit med J 1:779
68. Vaisman AI (1967) Working conditions in surgery and their effect on the health of anesthesiologists. Eksp Khir Anestheziol 3:44
69. Vessey MP (1978) Epidemiological studies of the occupational hazards of anaesthesia. A review Anaesthesia 33:430
70. Wallin RF, Napoli MD, Regan BM: Laboratory investigation of a new series of inhalational anesthetic agents: the halomethyl polyfluoroisopropyl ethers. In: Cellular Biology and Toxicity of Anesthetics p 286–295
71. Walts LF, Forsythe AB, Moore JG (1975) Critique: Occupational disease among operating room personal. Anesthesiology 42:608
72. Waskell L (1979) Lack of Mutagenicity of two possible metabolites of halothane. Anesthesiology 50:9
73. Wharton RS, Wilson AI, Maze RI, Baden JM, Rice SA (1979) Fetal morphology in mice exposed to halothane. Anesthesiology 51:532
74. Wharton RS, Mazze RI, Baden JM, Hitt BA, Dooley JR (1978) Fertility, reproduction and postnatal survival in mice chronically exposed to halothane. Anesthesiology 48:167
75. Whitcher CE, Cohen EN, Trudell JR (1971) Chronic exposure to anesthetic gases in the operating room. Anesthesiology 35:348
76. White AE, Takehisa S, Eger EI II, Wolff S, Stevens WC (1979) Sister chromatid Exchanges induced by inhaled anesthetics. Anesthesiology 50:426
77. Widger LA, Gandolfi AJ, Dyke RA van (1979) Hypoxia and Halothane Metabolism in vivo. Release of inorganic Fluoride and Halothane Metabolite binding to cellular constituents. Anesthesiology 44:197

78. Wittmann R, Doenicke A, Heinrich H et al. (1974) Die abortive Wirkung von Halothane. Anaesthesist 23:30

Eine Vorabveröffentlichung erfolgte in der Zeitschrift Anaesthesiologie und Intensivmedizin 22, 81 (1981). Wir danken dem Perimed-Verlag für die Nachdruckgenehmigung.

Die Überwachung der Mutter vor und während der Geburt

G.F. Marx

Die Überwachung der Mutter vor und während der Geburt fällt mehr und mehr in den Bereich der Anaesthesisten, denn sie sind die Ärzte, die die Behandlung internistischer Komplikationen der gebärenden Frau übernehmen. Die regelmäßige Überwachung mütterlicher zirkulatorischer, respiratorischer und metabolischer Parameter ermöglicht frühe Erkennung und prompte Behandlung abnormaler Entwicklungen. Bei *jeder* gebärenden Frau muß Körpertemperatur, Herzfrequenz und brachialer arterieller Druck gemessen und Atmungs-Suffizienz geschätzt werden — in Abständen von 15 bis 30 Minuten. In *besonderen* Fällen sind zusätzlich Bestimmungen des zentral-venösen Druckes, des femoralen arteriellen Druckes, der arteriellen Blutgase, des Blutzuckers oder der Gerinnungsfaktoren indiziert.

Die *Körpertemperatur* muß in regelmäßigen Intervallen gemessen werden, um eine Differential-Diagnose zu ermöglichen zwischen Erhöhungen durch Infektion und Anstiege durch den Stoffwechsel-Verbrauch der kontrahierenden Muskeln — des Uterus während aller Wehen und des Thorax und Abdomen während der Preßwehen. Muskuläre Aktivität ist mit Wärme-Produktion verbunden. Der Grad der resultierenden Körpertemperatur-Erhöhung hängt von der Intensität der Muskelarbeit ab: je häufiger und je stärker die Kontraktionen und körperlichen Anstrengungen, desto größer ist der Temperatur-Anstieg. So hat die Registrierung der tympanischen Temperatur während der Eröffnungs- und Austreibungsperioden eine temporäre Zunahme mit jeder Wehe und eine progressive Erhöhung bis nach der Geburt gefunden. Diese Temperatur-Anstiege waren größer bei Erst- als bei Mehrgebärenden (1.46 ± 0.55 °C versus 0.51 ± 0.17 °C), aber unbeeinflußt von der Methode der Schmerzlinderung (peridurale Analgesie oder Narkotika-Tranquiliser-Kombination) [12]. Infektionen, die Fieber verursachen, können eine lokalisierte (Chorioamnionitis) oder eine allgemeine (z.B. Grippe) Ätiologie haben. Und maligne Hyperthermie ist eine weitere, obwohl äußerst seltene, Ursache einer plötzlichen Temperatur-Erhöhung während der Geburts-Periode.

Die *Herzfrequenz* steigt während der Schwangerschaft an; in den letzten Wochen ist sie um 12 bis 20 Schläge höher als normal. Während der Wehen kann die Frequenz sich erhöhen oder erniedrigen, aber unmittelbar nach der Ablösung der Nachgeburt verlangsamt sich der Herzschlag als Folge der Obliteration des transplazentaren arterio-venösen Shunts. Jede Erhöhung zu dieser Zeit ist unphysiologisch und verlangt eine sofortige Forschung nach der Ursache. Hypoxämie und okkulte Blutung müssen als Ätiologie eliminiert werden, bevor die Patientin für „ungenügende" Anaesthesie behandelt werden soll.

Abnormale Herzschlag-Zahlen vor und während der Geburt schließen Tachykardie, Bradykardie, und Arrhythmie ein. Ihre häufigsten Ursachen sind folgend summiert:

Tachykardie:
Medikamente (z.B. Adrenalin, Hydralazin)
Hypoxämie — Hypocarbie
Hypovolämie (z.B. Blutverlust)
Schmerz
Infektion („Fieber")
Internistische Erkrankung (z.B. Hyperthyroidismus)

Bradykardie:
Medikamente (z.B. Propranolol, Methyldopa)
Reflexe (z.B. überdistensierte Harnblase)
Inhalations-Anaesthetika (z.B. Halothan, Cyclopropan)
Hohe Regional-Blockade

Arrhythmie:
Medikamente (z.B. Adrenalin)
Hypoxämie — Hypercarbie
Azidämie
Internistische Erkrankung (z.B. Kardiopathie)

Während der zweiten Hälfte der Schwangerschaft wird der *arterielle Blutdruck* bedeutend von der Position der Frau beeinflußt [7, 12]. Wenn sie auf dem Rücken liegt, hat der vergrößerte, schwere Uterus die Tendenz die Vena cava inferior sowie die Aorta und ihre Zweiggefäße zu komprimieren. Obstruktion der Vene resultiert in einem verringerten venösen Rückfluß zum Herzen und, folglich, einer Reduktion der Herzschlagvolumens. Wenn Kompensation durch Erhöhung des peripheren Gefäßwiderstandes nicht stattfindet, wird sich eine allgemeine Hypotonie entwickeln, die durch Verminderung des Blutdrucks am Arm und am Bein erkennbar wird [6]. Kompression der Aorta vermindert den Blutfluß zu den Extremitäten, den Nieren, und dem Uterus und ist vorhanden, wenn der Abfall des femoralen Blutdrucks in der Rückenlage größer ist als der des brachialen Drucks [6]. Wegen dieser Effekte der „aortocavalen Kompression" dürfen Routine-Bestimmungen des mütterlichen arteriellen Blutdrucks (am Arm) nur in der Seitenlage oder nach ausreichender Verlegung des Uterus durch Hüftelevation unternommen werden. In der klinischen Situation sind femorale Blutdruck-Messungen hauptsächlich bei abnormalen fetalen Lagen (Beckenendlage, Querlage etc.) und bei Mehrlingsschwangerschaften indiziert, um das Hinreichen der Uterus-Verlagerung zu kontrollieren [10].

Der arterielle Blutdruck ist bei normaler Gravidität niemals erhöht, und die Ursache von Hypertonie als auch Hypotonie muß für eine korrekte Therapie gefunden werden. Die üblichen Gründe für hohen oder niedrigen Blutdruck sind folgend zusammengefaßt:

Hypertonie:
schwangerschaftsbedingt (Präeklampsie)
internistisch (vaskulär — renal — endokrin)
iatrogen (Ergot-Präparate — Hypervolämie [Wasserintoxikation])
anaesthetisch (Hypercarbie)

Hypotonie:
schwangerschaftsbedingt (Aortocavale Kompression — Hämorrhagie)
iatrogen (Oxytocin-Präparate)
anaesthetisch (hohe regionale Blockade — tiefe Allgemeinnarkose)

Auch der *zentral-venöse Druck* sinkt, wenn die schwangere Frau auf dem Rücken
liegt [4]. Wenn aber der Uterus von den großen abdominalen Gefäßen verlegt ist, dann bleibt
der zentral-venöse Druck in dem normalen Bereich von 6 bis 8 cm H_2O und reagiert auf
eine akute intravenöse Infusion von einem Liter einer Elektrolyt-Lösung mit derselben Erhöhung (Mittelwert 2 cm H_2O) als nicht-gravide Personen [14]. Wie folgend dargestellt, können abnormal hohe sowie niedrige zentral-venöse Drücke bei Gebärenden vorkommen:

Hoher z.v. Druck:
Hypervolämie (intravenöse Flüßigkeits-Überladung)
Erhöhter intrathorakaler Druck (Valsalva Maneuver)
Erhöhter pulmonal-vaskulärer Widerstand (Aspiration-Embolie)
Myokardiale Insuffizienz

Niedriger z.v. Druck:
Hypovolämie (Präeklampsie — Hämorrhagie)
Aortocavale Kompression

Zentral-venöse Druck-Bestimmungen sind indiziert bei der EPH-Gestose und bei plötz-
lichem Kollaps während der Geburt. Eine inverse Korrelation zwischen diastolischem arteriellen und zentral-venösen Druck hat sich bei präeklamptischen Frauen erwiesen [9]: je
höher der diastolische Druck, desto niedriger ist der zentral-venöse Druck; Werte von —4 cm
H_2O sind berichtet worden [2]. Überwachung des zentral-venösen Drucks soll bei präeklamptischen Frauen Routine werden, um die intravenöse Zufuhr von Kristalloid- und Kolloid-
Lösungen rational unternehmen zu können. Sobald der zentral-venöse Druck 4 cm H_2O
überschreitet, kann eine peridurale Analgesie ohne Gefahr angelegt werden, sogar für die
sectio caesarea [8]. Bei unerwartetem Kollaps einer Gebärenden wird die zentral-venöse
Druckmessung die Differential-Diagnose zwischen Blutverlust und Embolie (Fruchtwasser,
Blutgerinnsel) erleichtern.
Die Suffizienz der *Atmung* hängt von der Atemfrequenz, der Atemtiefe, und der Dif-
fusionskapazität ab. Genaue Bestimmungen sind nur durch Blutgas-Analysen erhaltbar. In
den meisten Fällen genügt eine Schätzung auf Grund der Haut- und Schleimhautfarben und
der Bewußtseinslage der Patientin.
Bestimmung der *arteriellen Blutgase* ist indiziert, wenn ein Verdacht auf Hypoxämie,
schwere Hypocarbie, oder metabolische Azidose besteht. Als Folge der schwangerschafts-
bedingten Hyperventilation ist die Sauerstoffspannung der graviden Frau auf ungefähr
100 mmHg erhöht. Eine Hypoxämie kann sich entwickeln durch Hypoventilation (Narkoti-
ka-Allgemeinnarkose), Inhalation einer reduzierten Sauerstoff-Fraktion, oder einem veränderten Ventilations-Perfusions(V/Q)-Verhältnis.
Die arterielle Kohlensäurespannung beträgt während der Schwangerschaft normaler-
weise 30—34 mmHg. Eine Hypercarbie begleitet die Hypoventilation (supra vide), während
die Hypocarbie die Folge einer bedeutenden Hyperventilation ist. Eine solche Überatmung
kann verschiedene Ursachen haben: die Lehren des Lamaze-Programms, eine Schmerz-Reak-
tion, und die Lachgas-Eigenanwendung [5].

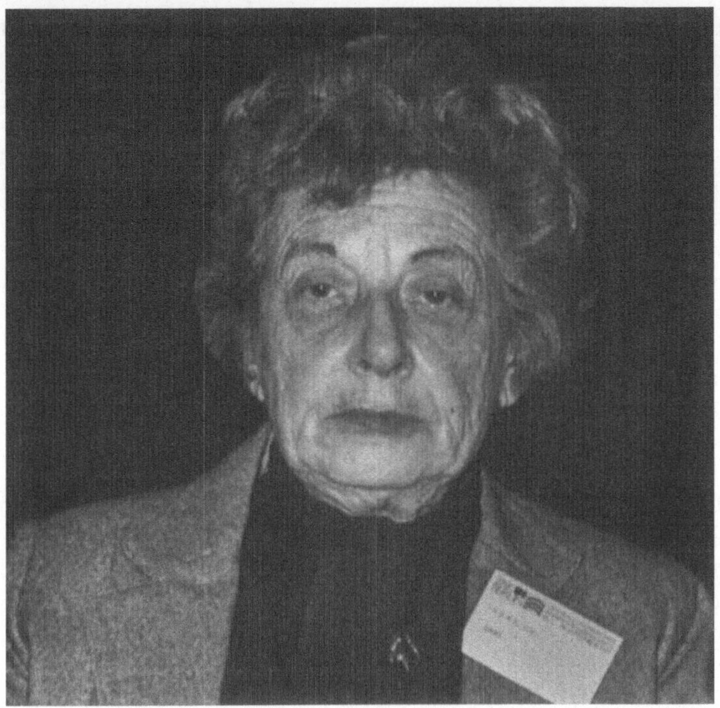

G.F. Marx und E. Saling, die Moderatoren des Panels „Der Anaesthesist in der Geburtshilfe" auf dem
ZAK 81 Berlin am 19. 9. 1981

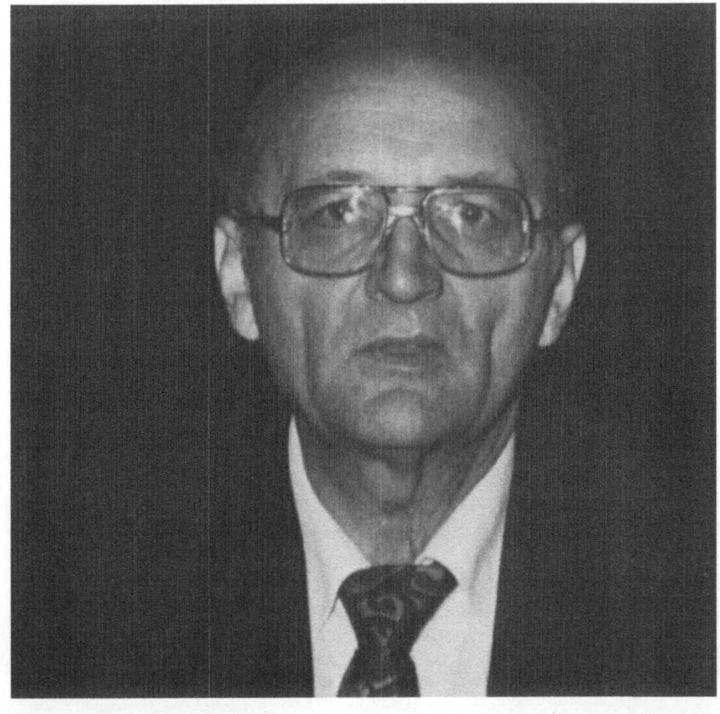

Der arterielle pH-Wert liegt zwischen 7,44 und 7,46. Eine entstehende Alkalose ist meist respiratorisch, eine Azidose metabolisch.

Das Basen-Defizit nimmt während der Wehen progressiv zu. Deshalb sind nur Werte über −6 mEq/l als klinisch bedeutsame Azidose anzusehen [3]. Metabolische Azidämie vor und während der Geburt kann Laktazidose oder Ketoazidose (Hunger-Ketose) repräsentieren [11]. Die Laktazidose soll zum Teil Gewebshypoxie als Folge der Muskelaktivität und zum Teil Kompensation der Hyperventilation darstellen. Die Hunger-Ketose resultiert von ungenügender Kalorien-Zufuhr bei der gebärenden Frau, deren Stoffwechsel-Verbrauch auf Grund der Uterus-Kontraktionen und der Bauchpresse mit schwerer körperlicher Arbeit verglichen werden kann. Die Differential-Diagnose zwischen den zwei Azidose-Typen ist wichtig, weil die Therapie differiert und ist binnen einer Minute mit *Blutzucker*-Messung via „Dextrostix" am kapillaren Blut der Fingerspitze ausführbar. Blutzucker-Bestimmungen sind auch vor selektiven Kaiserschnitten empfehlenswert und, in regelmäßigen Abständen, bei diabetischen Gebärenden. Der optimale prä-prandiale Blutzuckerwert liegt bei diabetischen als auch bei nicht-diabetischen Schwangeren zwischen 90 und 120 mg/dl [1].

Der primäre Defekt der *Koagulopathien* schwangerer oder gebärender Patientinnen kann die Thrombozyten oder den Fibrinogen-Gehalt betreffen. Eine Thrombozytopenie ist die Hauptursache der Blutungs-Tendenz bei Präeklampsie, bei Hepatitis, und bei Purpura, eine Hypofibrinogenämie bei vorzeitiger Plazenta-Ablösung, bei Fruchtwasser-Embolie und bei dem „dead fetus" Syndrom. Sobald ein Gerinnungs-Problem vermutet wird, muß Blut für ein komplettes Gerinnungs-Profil an das Labor geschickt werden. Aber in der Zwischenzeit kann ein „Bedside-Gerinnungstest" nützliche Information übermitteln: ein Reagenzglas mit 5 ml venösem Blut wird jede 30 Sekunden leicht gekippt und genau beobachtet. Wenn sich binnen 6 bis 12 Minuten ein festes Koagulat bildet, enthält das Blut genügend Fibrinogen; wenn aber das Gerinnsel fragil ist oder sich kein Gerinnsel entwickelt, dann ist der Fibrinogen-Gehalt zu gering.

Zusammenfassend muß betont werden, daß die gute Überwachung der Mutter während den Eröffnungs- und Austreibungs-Perioden das Resultat der Schwangerschaft für sie — und damit auch für das Baby — bedeutend verbessern kann.

Literatur

1. Adashi EY, Pinto H, Tyson JE (1979) Impact of maternal euglycemia on fetal outcome in diabetic pregnancy. Am J Obstet Gynecol 133:268
2. Cloeren SE, Lippert TH, Hinselmann M (1973) Hypovolemia in toxemia of pregnancy: plasma expander therapy with surveillance of central venous pressure. Arch Gynäk 215:123
3. Cohen AV, Schulman H, Romney SL et al. (1970) Maternal acid-base metabolism in normal human parturition. Am J Obstet Gynecol 107:933
4. Colditz RB, Josey WE (1970) Central venous pressure in supine position during normal pregnancy. Obstet Gynecol 36:769
5. Cole PV, Nainby-Luxmoore RC (1962) Respiratory volumes in labour. Br Med J 1:1118
6. Eckstein KL, Marx GF (1974) Aortocaval compression and uterine displacement. Anesthesiology 40:93
7. Hansen R (1942) Ohnmacht und Schwangerschaft. Klin Wschr 21:241
8. Hodgkinson R, Husain FJ, Hayashi RH (1980) Systemic and pulmonary blood pressure during Caesarean section in parturients with gestational hypertension. Can Anaesth Soc J 27:389
9. Joyce TH, Debnath KS, Baker EA (1979) Preeclampsia — relationship of CVP and epidural analgesia. Anesthesiology 51:297

10. Kim YI, Chandra P, Marx GF (1975) Successful management of severe aortocaval compression in twin pregnancy. Obstet Gynecol 46:362
11. Marx GF, Desai PK, Habib NS (1980) Detection and differentiation of metabolic acidosis in parturients. Anesth Analg 59:929
12. Marx GF, Husain FJ, Shiau HF (1980) Brachial and femoral blood pressures during the prenatal period. Am J Obstet Gynecol 136:11
13. Marx GF, Low Day (1975) Tympanic temperature during labour and parturition. Br J Aanesth 47:600
14. Wollman SB, Marx GF (1968) Acute hydration for prevention of hypotension of spinal anesthesia in parturients. Anesthesiology 29:374

Panel
Der Anaesthesist in der Geburtshilfe

Moderatoren: G.F. Marx, E. Saling und J.B. Brückner

Anaesthesie bei der Risikoschwangerschaft

G. F. Marx

Der Unterschied in der Anaesthesie zwischen vaginaler und abdominaler Entbindung ist nie bedeutender als bei der Risikoschwangerschaft.

Schmerzlinderung für die Eröffnungsperiode benötigt nur 4 Rückenmarks-Segmente: T10, 11, 12 und L1; für die Austreibungsperiode braucht es zusätzlich S2—4. Die präzise Feststellung dieser Segmente ermöglicht die Anwendung von 2 spezifischen Blockaden, wodurch die Dosis des Lokalanaesthetikums sowie die Ausdehnung des motorischen und des sympathetischen Blockes reduziert werden. Deshalb ist die kontinuierliche peridurale Analgesie die optimale Methode geworden. Der Katheter wird proximal vorgeschoben, um die thorakal-lumbale Blockade zu erreichen. Für die letzte Dosis wird dann die Gebärende aufgesetzt, um eine distale (perineale) Wirkung zu erzielen.

Daß diese analgetische Methode die beste Schmerzlinderung produziert, wurde kürzlich bei einem Vergleich zwischen periduralem Block und konventioneller Analgesie, nämlich Meperidin (Dolantin), Tranquilizern und Lachgas bei Selbst-Administration, bestätigt: bei jeder Befragung der Mutter, direkt nach der Entbindung, einige Stunden später, am nächsten Tage, bei der Entlassung aus dem Spital, und drei bis vier Monate später, gab die peridurale Analgesie ohne Ausnahme die besseren Resultate [14]. Es ist daher kein Wunder, daß der peridurale Block die mütterlichen Reaktionen auf die Wehen mehr reduziert, als intravenöse oder intramuskuläre Medikamente. So hat Bonica [3] demonstriert, daß die Hyperventilation während der Wehen viel besser mit periduraler Analgesie als mit intravenösem Meperidin verringert wird. Die Cortisol-Konzentration im mütterlichen Blut ist bedeutend geringer mit periduralem Block als mit Meperidin und Lachgas [13]. Und die Laktat-Produktion, die mit periduraler Analgesie einen Wert von 2 mmol/l bei der Geburt erreichte, war 3 mmol/l, also 50% höher, mit konventioneller Schmerzlinderung [10]. Daraus kann man schließen, daß die peridurale Analgesie bei den meisten Risikoschwangerschaften das sine qua non für die vaginale Entbindung ist. Dazu kommt noch, daß eine Ausbreitung der Blockade benutzt werden kann, um den Blutdruck unter Kontrolle zu halten, und daß eine frühe Anwendung der Perineal-Dosis die Effekte der Preßwehen aufhebt.

Im Gegensatz dazu braucht man für die Sectio caesaria eine Blockade von S5 bis wenigstens T6. Das bedeutet totale oder fast totale Sympathycolyse mit der konsequenten Gefahr eines schweren Blutdruckabfalls. Nun, Experimente in schwangeren Schafen [6] haben gezeigt, daß ein Abfall des mütterlichen Blutdrucks nach Spinalblock sofort die Uterusdurchblutung verringert, aber daß beide Werte sich mit intravenöser Hydrierung schnell normalisieren. Solche Flüssigkeitszufuhr kann auch prophylaktisch benutzt werden [15], und zwei kürzliche Untersuchungen haben die Vorteile dieser Vorbehandlung bestätigt. Die erste [5] war ein Vergleich des mütterlichen Blutdrucks und der fetalen Herzfrequenz in zwei Gruppen von gesunden Patientinnen, die peridurale Analgesie für einen Kaiserschnitt bekamen. In der Kontrollgruppe — ohne Prähydrierung — waren 18 Fälle von Hypotonie, in der Gruppe mit Volumen-Expansion nur sechs; ähnlich was das Auftreten der fetalen Bradykardie, 15 Fälle in der Kontrollgruppe versus ein Fall in der hydrierten Gruppe. In einer anderen Untersuchung, in Finnland, wurde die Uterusdurchblutung mit Xenon[133] gemessen [8]. Drei Gruppen von Schwangeren, die auf einen Kaiserschnitt warteten, nahmen teil. Zwei Gruppen erhielten peridurale Analgesie, eine mit prophylaktischer Hydrierung, die andere ohne; die dritte Gruppe wurde nach Beendigung der Messungen allgemein narkotisiert. Blutdruck und Uterusdurchblutung waren sehr ähnlich in der hydrierten und der noch nicht narkotisierten Gruppe, aber beide Werte waren bedeutend abgesunken bei den nicht prähydrierten Frauen.

Die Notwendigkeit der Volumen-Expansion vor hoher regionaler Analgesie und die begleitende hohe motorische Lähmung zeigen die Kontraindikationen für diese Methode an. Hohe Blockade ist gefährlich: (1) wenn ein erhöhtes Blutvolumen oder ein erhöhtes Herzschlagvolumen nicht vertragen werden kann wie z.B. bei Herzklappenerkrankung; (2) wenn der Erfolg der Volumen-Expansion verringert ist wie bei starker Blutung oder vorbestehender Hypovolämie; (3) wenn die Situation keine Zeit läßt für Volumen-Expansion wie z.B. bei Nabelschnurvorfall; und (4) wenn Schwäche der Atmungsmuskulatur vorliegt wie z.B. bei Myasthenia gravis oder früher bei Poliomyelitis. Zusätzlich ist jede Regionalanalgesie kontraindiziert, wenn die Patientin dazu nicht einwilligt, sowie bei den folgenden medizinischen Komplikationen: Koagulopathie, Sepsis, Herpes simplex genitalis, bei lokaler Hautinfektion und bei einigen, aber nicht allen, neurologischen Krankheiten.

Nun, wie beeinflußen diese Erkenntnisse die Wahl der Narkose bei Risikoschwangerschaften? Von den medizinischen Komplikationen der Gravidität, ist die Präeklampsie die häufigste und wichtigste. Ödembildung ist eines der Charakteristika dieser Krankheit, und die erhöhte interstitielle Flüssigkeit bringt eine Verringerung des intravasalen Volumens mit sich. Dies zeigt sich in einer Erniedrigung des zentral-venösen Drucks [4]. Je schwerer die Präeklampsie, desto niedriger ist der zentralvenöse Druck, und desto mehr intravenöse Elektrolytlösung oder Plasma-Expander sind nötig, um den zentral-venösen Druck zu normalisieren, das heißt auf 6 bis 8 cm H_2O zu bringen [9]. Vor kurzem hat Hodgkinson [7] in Texas seine Erfahrungen mit zwei Anaesthesie-Methoden für den Kaiserschnitt bei 20 Frauen mit schwerer Praeklampsie berichtet. Alle waren hydriert zu einem normalen zentral-venösen Druck und waren mit einem Swan-Ganz-Katheter versehen. In 10 dieser Patientinnen, in denen eine Peridural-Analgesie angelegt wurde, waren nur unbedeutende Verringerungen des arteriellen und der zwei pulmonalen (arterieller und wedge) Drucke erkennbar. Im Gegensatz zu den 10 Frauen unter Allgemein-Narkose, entwickelten sich gefährliche Erhöhungen dieser Drucke während der Intubation und während der Extubation. So ist die peridurale Analgesie nicht nur die optimale Anaesthesie-Methode für die vaginale Entbindung, sondern auch für die sectio caesarea — vorausgesetzt, daß der zentral-venöse Druck im normalen Bereich ist und die Thrombozyten mindestens 100 000 betragen, denn die Thrombozytopenie ist ein wichtiges Begleitsymptom der schweren Gestose. Außerdem ist die Regional-Analgesie eine Behandlung dieser Krankheit: die Diurese kommt wieder in Gang, die eklamptischen Anfälle nehmen ab, und das Koma wird verkürzt [2, 12].

Bei Diabetes mellitus ist der Regional-Block auch zu empfehlen: der Energie-Verbrauch der Mutter ist reduziert, es kommt weniger häufig zum Erbrechen, und die perorale Ernährung kann früher angefangen werden; außerdem wird das Kind nicht durch Anaesthetika deprimiert. Aber wichtiger als die Wahl der Narkose ist die Kontrolle des Blutzuckers: 90–110 mg/dl fastend – weniger als 150 mg/dl post-grandial [1].

Bei Asthma und Bronchitis vermeidet die Regional-Analgesie die Intubation und eine Interferenz mit der Atmungs-Funktion. Bei Herzerkrankung ist der kontinuierliche Peridural-Block die beste Methode für die vaginale Entbindung; für den Kaiserschnitt, im Gegensatz, ist die Allgemein-Narkose indiziert, denn bei Klappenerkrankung führt eine Blutvolumen-Expansion schnell zu Herzinsuffizienz, während bei einem Septum-Defekt schon der geringste Abfall des Blutdrucks eine Shunt-Umkehr hervorrufen kann.

Was die geburtshilflichen Komplikationen betrifft, ist die Haemorrhagie das häufigste Problem der Mutter. Bei starkem Blutverlust ist eine regionale Analgesie nicht empfehlenswert. Für die vaginale Entbindung gibt man eine Inhalations-Analgesie oder „low-dose Ketamin", für die abdominale Entbindung eine Allgemein-Narkose, immer mit hoher Sauerstoff-Zufuhr.

Bei einem plötzlichen fetalen Distress ist keine Zeit für Anlegung einer periduralen Analgesie. Ein schon bestehender periduraler Block kann natürlich proximal ausgedehnt werden; sonst benutzt man die Allgemein-Narkose oder eine Spinal-Analgesie.

Der Vorteil einer regionalen Analgesie bei Frühgeburten liegt in der Abwesenheit deprimierender Anaesthetika. Für vaginale Entbindungen ist der kontinuierliche peridurale Block optimal, für den Kaiserschnitt der Spinal-Block, weil er bedeutend kleinere Lokal-Anaesthetika-Dosen erfordert.

Für eine Beckenend-Lage oder eine Mehrlingsgeburt ist der peridurale Block auch die beste Methode zur Linderung der Wehen-Schmerzen. Wenn für die Geburt des nachkommenden Kopfes oder für eine interne Wendung es nötig ist, die Kontraktionen des Uterus auszuschalten, dann kann man ungefährdet eine Halothan-Inhalation benutzen. Eine 2%ige Halothananaesthesie eliminiert die Uterus-Aktivität binnen zwei Minuten, und die Kontraktionen kommen ebenso schnell zurück, wenn das Halothan abgestellt und ausgewaschen wird [11]. In vielen Fällen ist solch eine kurze Halothan-Narkose gefahrloser als eine intravenöse Tokolyse.

Zum Schluß muß man noch betonen, daß es bei Risikoschwangerschaften vielleicht noch wichtiger ist, als bei den normalen Fällen, Mutter und Vater die Geburt ihres Kindes vereint erleben zu lassen und das ist natürlich nur möglich, wenn die Mutter wach und schmerzfrei ist.

Literatur

1. Adashi EY, Pinto H, Tyson JE (1979) Impact of maternal euglycemia on fetal outcome in diabetic pregnancy. Am J Obstet Gynecol 133:268
2. Bigler R, Stamm O (1964) Die Periduralanaesthesie zur Verhinderung des eklamptischen Anfalls und als Therapie des eklamptisches Comas. Gynaekol 158:228
3. Bonica JJ (1973) Maternal Respiratory Changes During Pregnancy and Parturition. In: Parturition and Perinatology, Marx GF, editor. Philadelphia, Davis (1973)
4. Cloeren, SE, Lippert TH, Hinselmann M (1973) Hypovolemia in toxemia of pregnancy: Plasma expander therapy with surveillance of central venous pressure. Arch. Gynaekol 215:123
5. Collins KM, Bevan DR, Beard RW (1978) Fluid loading to reduce abnormalities of fetal heart rate and maternal hypotension during epidural analgesia in labour. Br Med J 2:1460
6. Greiss FC, Crandell DL (1965) Therapy for hypotension induced by spinal anesthesia during pregnancy. Observations on gravid ewes. JAMA 191:793

7. Hodgkinson R, Husain FJ, Hayashi RH (1980) Systemic and pulmonary blood pressure during caesarean section in parturients with gestational hypertension. Can Anaesth Soc J 27:389
8. Huovinen K, Lehtovirta P, Forss M et al. (1979) Changes in placental intervillous blood flow measured by the ^{133}Xenon method during lumbar epidural block for elective caesarean section. Acta Anaesth Scand 23:529
9. Joyce TH III, Debnath KS, Baker EA (1979) Preeclampsia — relationship of CVP and epidural analgesia. Anesthesiology 51:S297
10. Marx GF, Greene NM (1964) Maternal lactate, pyruvate, and excess lactate production during labor and delivery. Am J Obstet Gynecol 90:786
11. Marx GF, Kim YI, Lin CC et al. (1978) Postpartum uterine pressures under halothane or enflurane anesthesia. Obstet Gynecol 51:98
12. Moir DD, Victor-Rodrigues L, Willocks J (1972) Epidural analgesia during labour in patients with pre-eclampsia. J Obstet Gynaecol Br Comm 79:465
13. Namba Y, Smith JB, Fox GS et al. (1980) Plasma cortisol concentrations during caesarean section. Can Anaesth Soc J 52:1027
14. Robinson JO, Rosen M, Evans JM et al. (1980) Maternal opinion about analgesia for labour. A controlled trial between epidural block and intramuscular pethidine combined with inhalation. Anaesthesia 35:1173
15. Wollman SB, Marx GF (1968) Prevention of hypotension induced by spinal anesthesia in parturients by acute hydration. Anesthesiology 29:374

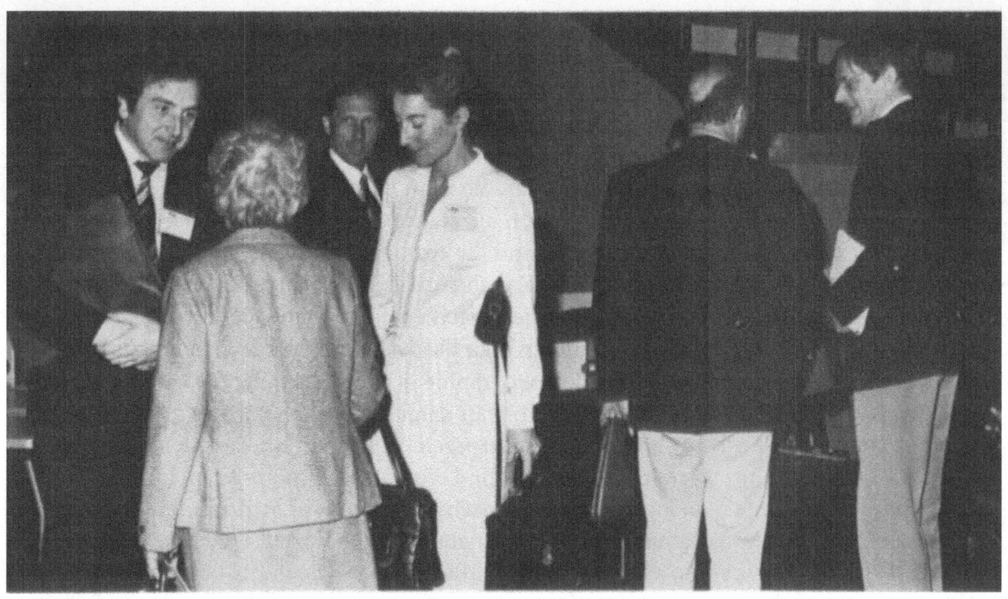

Zentraleuropäischer Anaesthesiekongreß 1981 im ICC Berlin: Moderatoren und Referenten des Panels „Der Anaesthesist in der Geburtshilfe"

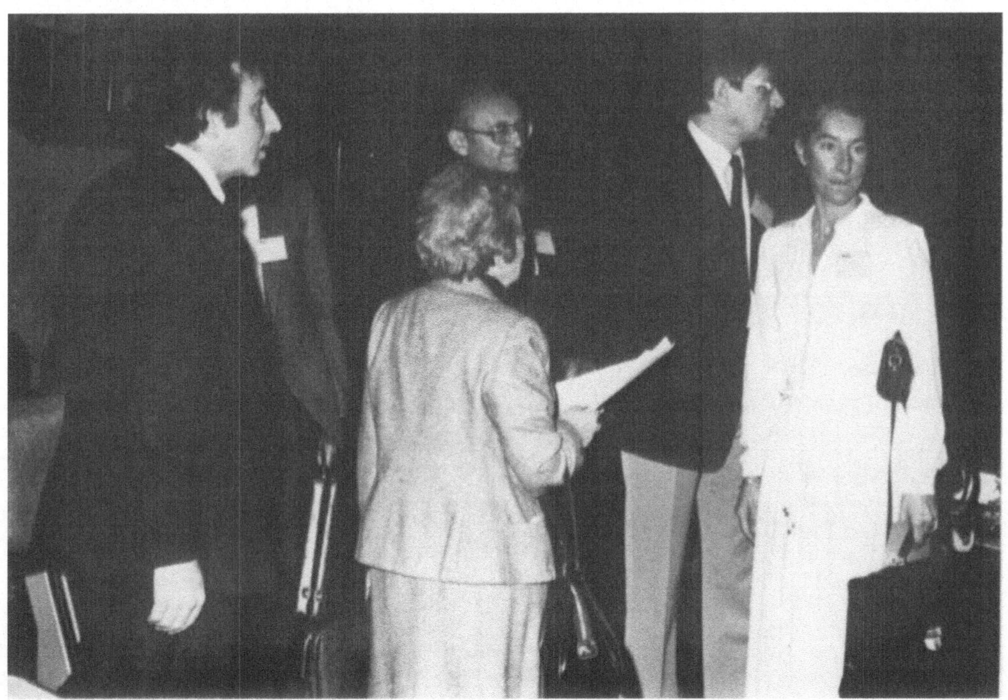

Diskussion

Saling: Ich freue mich, daß Sie die Vorteile der Periduralanaesthesie in der Geburtsmedizin so deutlich hervorgehoben haben. Ich darf vielleicht ganz kurz noch einige Punkte ergänzen: Es existieren neben den Untersuchungen von Bonica, die sich auf die Mutter beziehen, inzwischen auch Untersuchungen am Föten, daß die PDA eine Reihe von positiven Wirkungen hat, besonders bei Patientinnen, die durch die starke Schmerzempfindung hyperventilieren. Man sieht dann, wie sich die pH-Werte und die restlichen Blutgase am Kind bessern. Bei der Sectio caesarea haben Sie unter anderem auch gezeigt, daß da negative Effekte durch Blutdruckabfälle auftreten können, es empfiehlt sich auch auf dem Operationstisch die Überwachung des Föten fortzusetzen, indem man das, was man vorher stundenlang im Kreißbett getan hat — nämlich die Kardiotokographie — auch unbedingt auf dem OP-Tisch fortsetzt, man kann eine ganze Menge lernen, man kann die richtigen Konsequenzen ziehen. Vielleicht kommen wir irgendwann noch ins Gespräch über die Frage, ob man nach einer Allgemeinnarkose solange warten soll, bis das Kind entwickelt wird, oder nicht. Dies empfiehlt sich sehr, da würde man auch negative Auswirkungen eines Blutdruckabfalles der Mutter sofort im Kardiotokogramm sehen. Noch ein weiterer Vorteil der PDA bei der Sektio sehe ich als Kliniker darin, daß wir den Katheter liegenlassen können und postpartum im Wochenbett eine hervorragende Analgesie durch die Morphin-Periduralanalgesie fortsetzen können. Damit machen wir beste Erfahrungen, während sich dies als Methode der Geburtserleichterung wohl nicht bewährt hat, zumindestens wir haben da nichts Gutes gesehen. Ich halte dies hervorragend geeignet, da, wo sowieso eine PDA durchgeführt wurde, sie einfach dann noch einige Tage im Wochenbett fortzusetzen. Sie haben zum Schluß noch einmal gezeigt, daß man, wenn eine innere Wendung notwendig wird, Halothan anwenden soll, das ist geschichtlich zu verstehen, in USA hatte man viele Jahre Schwierigkeiten Tokolytika, also Medikamente, die Wehenhemmung herbeiführen, einzuführen, deshalb mußte man auf das Halothan zurückgreifen. Ich glaube, hier im deutschsprachigen Raum sind wir sehr viel besser dran, wir können Medikamente wie z.B. das Fenoterol und andere β-Mimetika intravenös applizieren und so innerhalb von 2 min, ohne das Bewußtsein der Patientin auszuschalten, eine bessere oder zumindest gleich gute Relaxierung des Uterus erreichen und dabei dann die entsprechenden Manipulationen die erforderlich sind, durchführen.

Die Allgemeinanaesthesie in der Geburtshilfe.
Vor- und Nachteile der verschiedenen Methoden

H.M. Schaer

Die vorliegenden Darstellungen illustrieren Schnittentbindungen zur Zeit des Mittelalters, als solche Eingriffe nur in verzweifelten Situationen und ohne effiziente Anaesthesie vorgenommen werden mußten. Sehr blaß, wenn nicht entseelt, liegen die Mütter vor uns, währenddessen die beiden Neugeborenen zu leben scheinen (Abb. 1 und 2).

Nicht weniger erschreckend wirkt die afrikanische Kaiserschnittprozedur aus jüngerer Zeit (Abb. 3), obwohl hier möglicherweise durch eine Art versuchter Akupressur im Bereiche der beiden Füße eine verminderte Schmerzempfindung induziert werden soll?

Neue Erkenntnisse im Bereich der perinatalen und geburtshilflichen Medizin führten während des letzten Jahrzehnts zur Entwicklung einer modernen geburtshilflichen Anaesthesie. Damit kam es auch zur Bewußtwerdung, daß die schwangere Frau auf Grund ihrer besonderen Physiologie, ihres von der nicht-schwangeren Frau verschiedenen Medikamentenmetabolismus, ihrer veränderten emotionalen Reaktion nebst anderen Besonderheiten dem „*third sex*" nach Crawford zugerechnet werden kann und *einer besonderen Narkoseführung bedarf*!

Die Anforderungen an die Allgemeinanaesthesie bestehen in mütterlichem und kindlichem Wohlergehen zu jedem Zeitpunkt der Narkose:

Tabelle 1. Anforderungen an die Allgemeinanaesthesie in der Geburtshilfe

Mütterliches und kindliches Wohlergehen	
Mutter	*Kind*
Analgesie	waches und
Schlaf, Amnesie	suffizient atmendes
Reflexerregbarkeit ↓	Neugeborenes
Muskelrelaxation	
evtl. Uterusrelaxation	

Die Mutter soll keine Schmerzen erleiden, schlafen, eine gedämpfte Reflexerregbarkeit aufweisen, sie soll muskelrelaxiert sein und unter Umständen wird zusätzlich eine Uterusrelaxation gewünscht. Trotz diesen strengen Erfordernissen und unter oft dramatischen Notfallbedingungen mütterlicher- und kindlicherseits wird erwartet, daß das Neugeborene unmittelbar nach der Geburt wach ist und suffizient atmet!

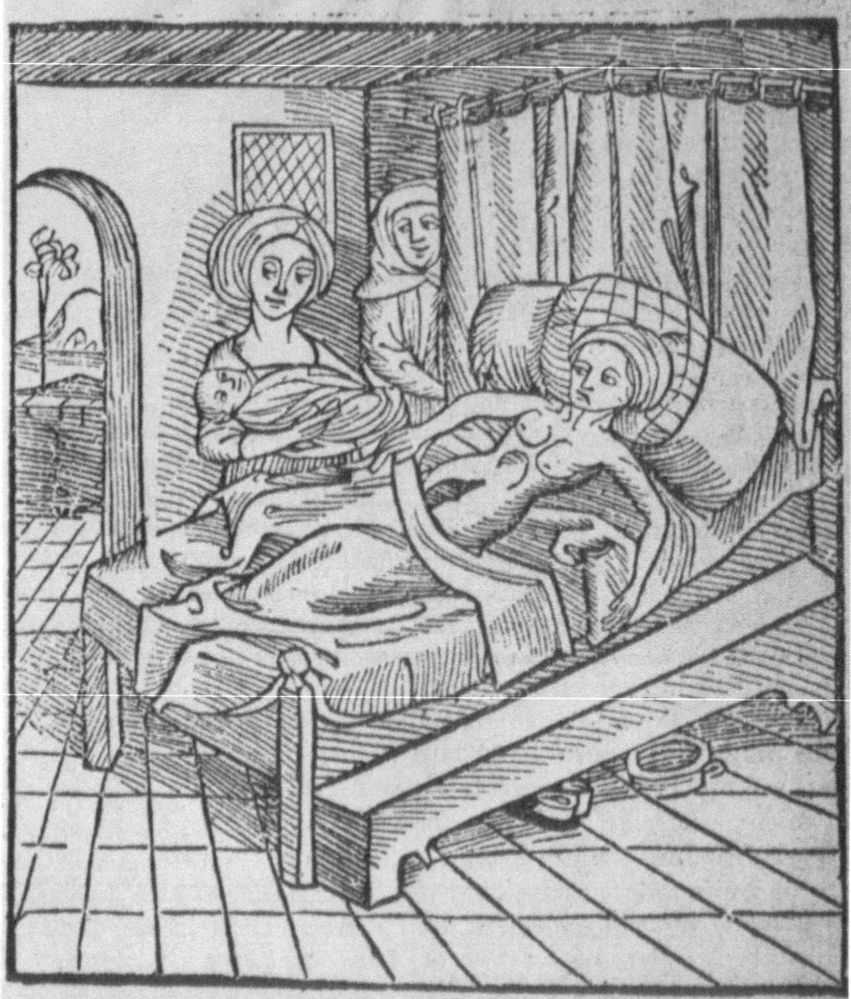

Abb. 1. Darstellung eines Kaiserschnitts. Holzschnitt von 1516

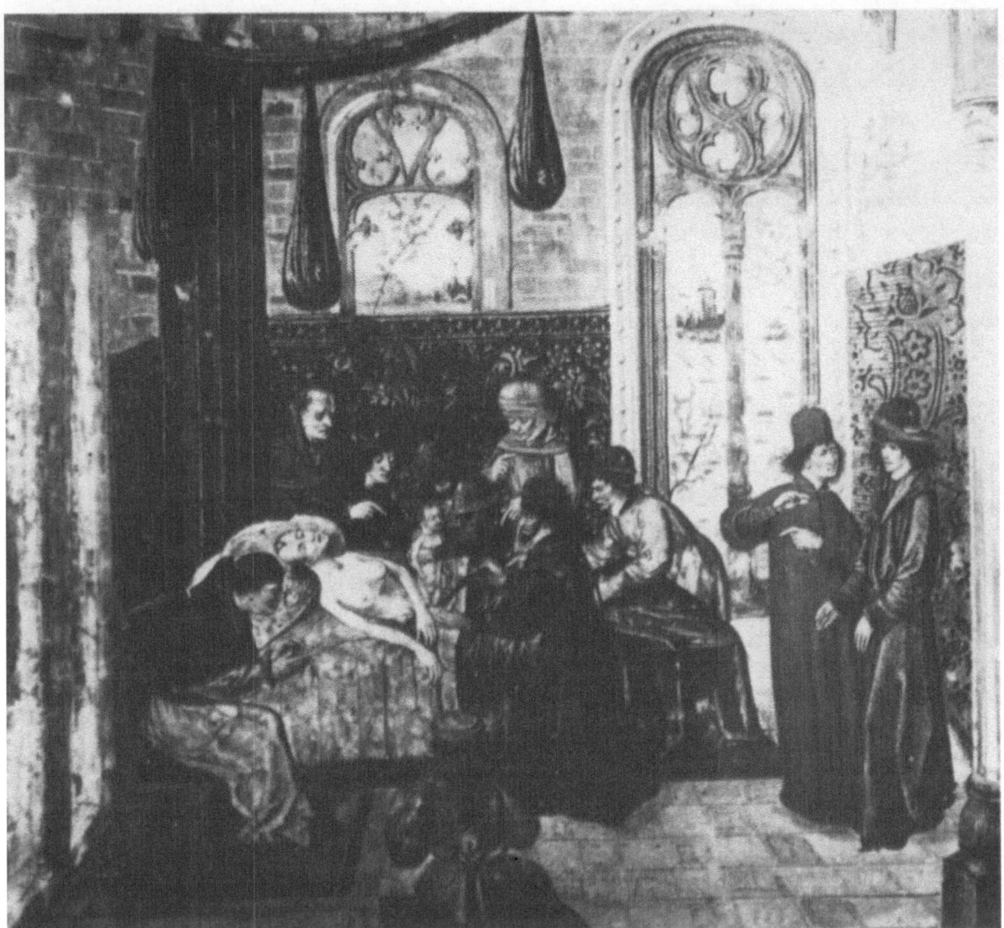

Abb. 2. Darstellung eines Kaiserschnitts aus dem 15. Jahrhundert

Die Hauptanwendungsgebiete der Allgemeinanaesthesie in der Geburtshilfe umfassen die folgenden Situationen:
Kaiserschnitt — geplant — notfallmäßig
Komplizierte vaginale Geburt
Zervixcerclage
Chirurgische Intervention bei bestehender Schwangerschaft
Chirurgische Intervention unmittelbar nach Geburt: z.B. Plazentaretention.

Wenn wir nun auf die zahlenmäßig häufigste Anwendung einer Allgemeinanaesthesie in der Geburtshilfe zu sprechen kommen, nämlich auf die Kaiserschnitt-Narkose (die Sectiofrequenz bewegt sich je nach Klinik zwischen 5 und 20% aller Geburten), so stecken wir auch schon inmitten zahlreicher Kontroversen. Es ist wohl bekannt, daß die Anzahl der verschiedenen Kaiserschnitt-Narkose-Methoden annähernd proportional der Anzahl geburtshilflicher Anaesthesisten war — und vielleicht heute noch ist! Trotzdem hat sich im Verlaufe der letzten Jahre ein fundiertes Management, basierend auf den Arbeiten führender geburts-

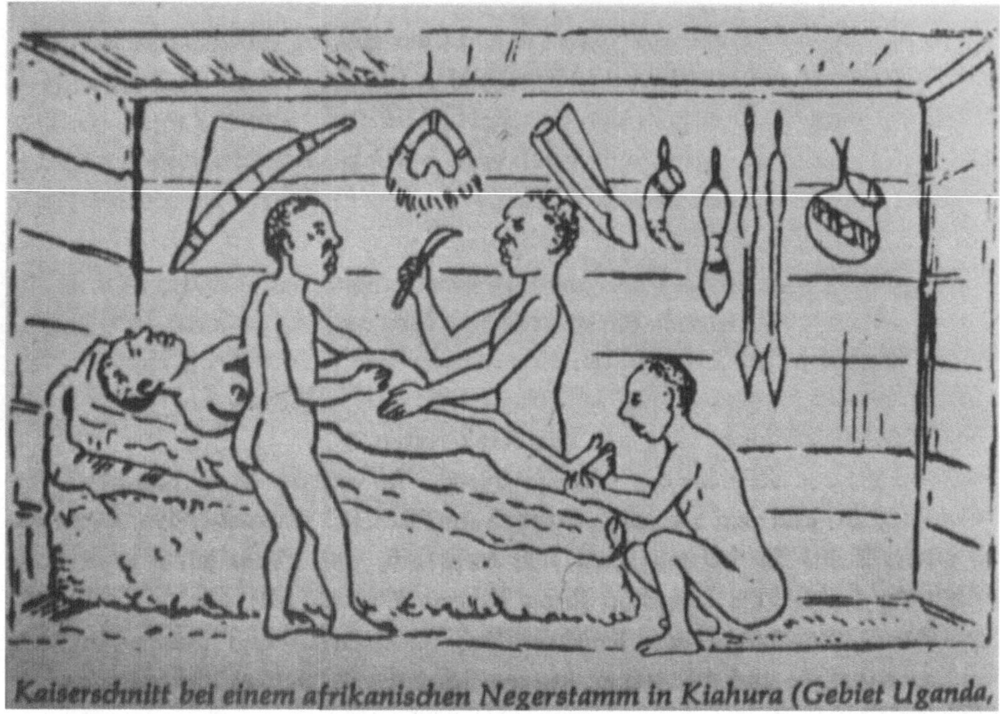

Abb. 3. Darstellung eines Kaiserschnitts in Afrika aus neuerer Zeit

hilflicher Anaesthesisten, entwickelt. Ich darf vorausschicken, daß die heute geltenden *grundlegenden* Erfordernisse bei der Kaiserschnitt-Narkose befolgt werden:

Tabelle 2. Grundsätzliche Erfordernisse

Anamnese bekannt	Analgesie
Spontane Hyperoxygenation	Vermeidung von Wach-
Aspirationsvermeidung	werden in Narkose
Halbseitenlage	Normotension
Normoventilation pCO_2 ~32!	Induktion/Entbindungs-
	zeit < 20 min
$F_{IO_2} \geqslant 0,5$	Ut. Inzis./Entbindungs-
	zeit: max. 90 s

Die Auswahl des Hypnotikums ist dann für den erfahrenen Anaesthesisten von zweitrangiger Bedeutung, und er steht jetzt nur noch vor der Dosierungsfrage des systemisch und eventuell zusätzlich per inhalationem verabreichten Anaesthetikums seiner Wahl. Wenn ich Ihnen nur eine Liste der von uns im Verlaufe des letzten Jahrzehnts erprobten Hypnotika in chronologischer Reihenfolge zur Einleitung der Kaiserschnitt-Narkose vor Augen halte, sind die aufgeführten Vor- und Nachteile so gewertet, wie sie sich in einer Klinik mit ca.

300 Sectio-Narkosen pro Jahr unter den Anforderungen des Anaesthesisten und den strengen Augen des Neonatologen ausgewirkt haben.

Tabelle 3. Vor- und Nachteile

	Dosierung	Mutter			Kind		
	MG/KG	S	R	P	A	+	N
Thiopental	−6	+	+	+	+	+	(−)
Halothan		+	−	+	+	+	+
Thiopental	3−4	+	+	+	+	+	+
Ketamin	3	+	+	(−)	+	+	(−)
Methohexital	1	+	(−)	+	+	+	+
Etomidate	0,3	+	(−)	+	+	+	+
Ketamin	50 pro Pat.	+	+	+	+	+	+
Thiopental	100 pro Pat.						

Die Bewertung bei der Mutter erfolgt nach den Kriterien: Schlaf (S) − Narkoserisiko (N) − postoperatives Befinden (P); beim Kind nach Apgarwerten (A) und neurologischem (N) Verhalten.

Sie stellen fest, daß sich die Pluspunkte für Mutter und Kind um die Einleitung mit Thiopental in niedriger Dosierung und um die Kombination von Ketamin und Thiopental in sehr niedriger Dosierung sammeln.

Minimale Schlafdosen erfordern Maßnahmen zur *Vermeidung des Wachwerdens* in Narkose wie Beigabe von Halothan bis 0,5 oder Enfluran bis 1,0 Vol.% und eine initiale ca. 3 Minuten dauernde Lachgaserhöhung auf 66%, wie sie Tunstall vor 2 Jahren propagiert hat.

Eine Befragung von 220 Kaiserschnitt-Patientinnen mit Allgemeinanaesthesie während des letzten Jahres ergab bei uns folgende Resultate: 7 von 220, d.h. 3,18% gaben an, während des chirurgischen Eingriffs schlecht geträumt, Gespräche gehört oder nicht-schmerzhafte Sensationen verspürt zu haben. Immerhin 2 von 220, d.h. 0,90% verspürten Schmerzen. Beide hatten keinen volatilen Anaestheticazusatz erhalten. Da nun, jedenfalls bei uns, in 10% aller geburtshilflichen Anaesthesien die Problematik der verabreichten medikamentösen Tokolyse zu berücksichtigen ist, haben wir es bis dahin in diesen Fällen vermieden, die Anaesthesie mit halogenierten Kohlenwasserstoffen vom Typ des Halothan und Enfluran zu vertiefen, da bekannt ist, daß diese das Reizleitungssystem des Herzens gegenüber Katecholaminen sensibilisieren.

Tokolyse

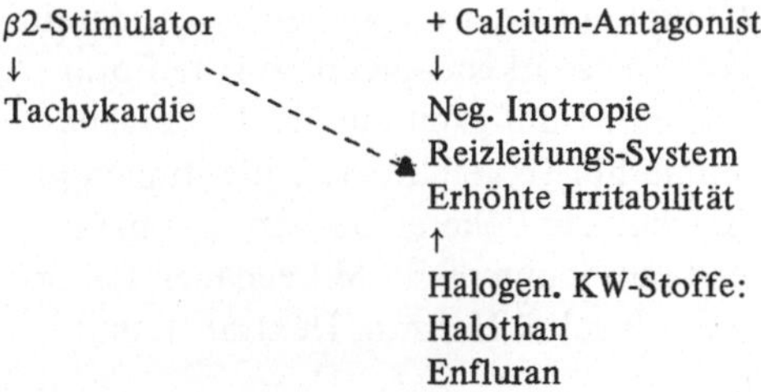

So wird verständlich, daß wir besonders bei dringender kindlicher Indikation und erhöhter O_2-Zufuhr gerne die Kombination Ketamin/Thiopental verwenden, wobei uns eine bestehende mütterliche Tachykardie nicht hindert. Bei der präeklamptischen Patientin hingegen wird die Ketamingabe vermieden, auch in dieser niedrigen Dosierung.

Im Zusammenhang mit der Tokolyse soll nicht unerwähnt bleiben, daß, obwohl die Verabreichung des Beta-2-Rezeptoren-Stimulators bei uns seit über 7 Jahren erfolgt, wir erst in den letzten Monaten 2 Fälle von Lungenödem unter Tokolyse bei anamnestisch herzgesunden Patientinnen beobachteten. Wir sind geneigt, die Entstehung dieser Atemnotsyndrome nicht nur der tokolytischen Therapie, verbunden mit der Corticosteroidgabe zuzuschreiben, sondern einem multifaktoriellen Zusammenwirken von nachgewiesenem Lungeninfekt, schneller intravenöser Flüßigkeitsgabe, erhöhtem Streß und vielleicht sogar unerkannter Aspiration.

35 Jahre sind vergangen, seit Mendelsons Publikation über die Aspiration von Mageninhalt während geburtshilflicher Anaesthesien in New York — und heute noch sind jährlich um 12 Todesfälle aufgrund von Aspiration in Verbindung mit Narkose an schwangeren Frauen in einem europäischen Land zu beklagen; dies aus einem Editorial in „Anaesthesia" des laufenden Jahres.

Die Aspirationsprophylaxe beginnt in den meisten Kliniken mit der regelmäßigen Verabreichung von Antacida per os, leider oftmals praktisch bis zum Operationstisch. Ein Vorgehen, das zu den katastrophalen Vorfällen beigetragen hat, wo das Lungensystem durch die Aspiration mit Antacida-Gel gefüllt wurde. Nicht unproblematisch erscheint uns auch die wiederholte Verabreichung von Cimetidin, einem Histamin-H_2-Rezeptorenhemmer. Diese Substanz wird zu 80% unverändert renal ausgeschieden, und die transplazentäre Passage zeigt bei dem sehr niedrigen Molekulargewicht von 252 bei gesunden Schwangeren einen feto-mat. Quotienten von 0,84 bei der Entbindung.

Die Vorkehrungen zur Aspirationsprophylaxe bei der Einleitung der Kaiserschnitt-Narkose verlangen folgende Maßnahmen:
Keine Be-Atmung vor Intubation
Vorspritzen von nicht-depolarisierendem Relaxans
Anti-Trendelenburglage
Krikoiddruck

Die Nachteile dieses Vorgehens zeigen sich vor allem bei unerfahrenen Anaesthesisten. Kaum einer kann besonnen eine genügende Muskelrelaxation abwarten, viele beatmen die gut oxygenierte schwangere Frau doch mit der Maske — und das Vorspritzen des nicht-depolarisierenden Relaxans scheint ihnen beachtliche Schwierigkeiten bei der Intubation zu bereiten.

Bei der Problematik der Wahl des geeigneten Muskelrelaxans bis zur Abnabelung scheint sich doch allgemein die *fraktionierte* Verabreichung von *depolarisierenden* Relaxantien durchgesetzt zu haben. Die Nachteile eines Succinylcholin-Dauertropfes liegen sowohl in der Tatsache begründet, daß die Cholinesterase am Geburtstermin in eindrücklichem Maße vermindert sein kann, als auch darin, daß das Vorkommen der atypischen Pseudocholinesterase nicht ganz so selten ist. Die sich weniger schwer auswirkende heterozygote Form der atypischen Cholinesterase erreicht immerhin noch eine Häufigkeit um 4%. Das ergäbe bei der Anzahl unserer geburtshilflichen Narkosen immerhin 16 gefährdete Patientinnen pro Jahr! Daß sogar Succinylcholin als stark ionisierte Substanz in höherer Dosierung — man nimmt an über 300 mg — durch die Plazenta geht, erstaunt kaum mehr. Mit genauen Labormethoden kann zur Zeit praktisch jede Substanz, außer Insulin, Heparin, Dextranen und THAM, auf der fötalen Seite nachgewiesen werden.

Obwohl geringe Unterschiede in der Schnelligkeit des Plazentarübertritts von nicht-
depolarisierenden Muskelrelaxantien bestehen, ist doch bei niedriger Dosierung derselben
kein klinischer Nachteil beim Neugeborenen festzustellen. Nach den vorliegenden Arbeiten
scheinen Gallamin und Alkuronium etwas schneller die Plazentarschranke zu passieren, als
Tubocurarin und Pancuronium.

Die Anwesenheit des Vaters im Operationssaal schon vor Narkosebeginn kann die Um-
sicht und die Besonnenheit des jüngeren Anaesthesisten während der risikoreichen Einleitung
beeinträchtigen:

Tabelle 4. Anwesenheit des Vaters im Operationssaal

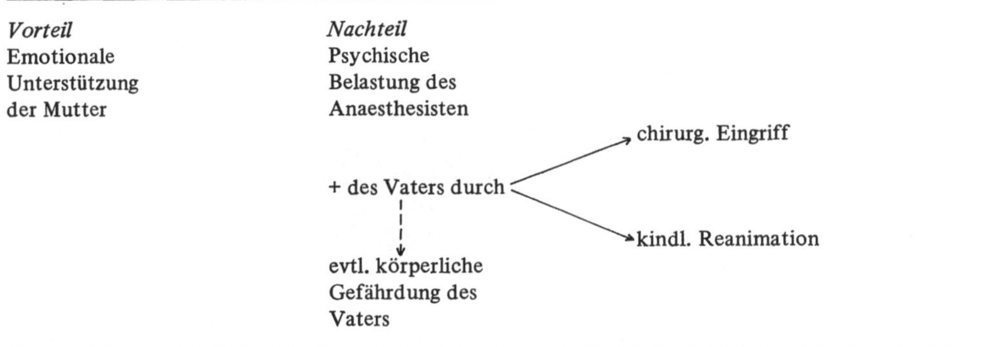

Die psychische Belastbarkeit des Vaters durch die chirurgische Intervention selbst, sogar
einmal durch eine kindliche Reanimation, kann kaum vorausgesehen werden, und es ist kein
so seltenes Ereignis, daß der kollabierte Vater kurz beatmet werden muß. Aus diesen Erkenntnissen stellen wir es dem verantwortlichen Anaesthesisten frei, zu welchem Zeitpunkt
er den Vater in den Operationssaal holen läßt — und wie meine Lehrmeisterin Frau Prof.
Marx einmal humorvoll und prägnant erklärte: "better you put the husband on seat-belts!"
(Abb. 4).

Eine besondere Herausforderung an den geburtshilflichen Anaesthesisten stellt die Narkoseführung bei der komplizierten vaginalen Geburt. In praxi dominieren hier sehr oft Notfallbedingungen die kindliche und mütterliche Situation: die erschöpfte Mutter liegt in
Steinschnittlage, die Hebamme drückt in speziellen Fällen auf den Uterus, und die abfal-
lenden fetalen Herztöne drängen nach sofortiger Beendigung der Geburt. Der Geburtshelfer wünscht mütterliche Analgesie und Hypnose, Relaxation der Beckenmuskulatur und
adäquate Oxygenation. Der Vorteil der niedrig dosierten Thiopental- oder Ketamin-Gabe,
Muskelrelaxation und Intubation mit Krikoid-Druck bei Absaugbereitschaft liegt in der
Schnelligkeit und Sicherheit des Vorgehens. Eine Maskennarkose in dieser Situation beinhaltet unter Umständen die Nachteile von Hypoxämie und stiller bis manifester Aspiration.

Eine ähnliche Situation stellt sich bei der Plazentaretention. Hier herrschen nur Notfallbedingungen bei sehr starker Blutung. Der Anaesthesist kann in Ruhe intubieren, und er
soll nur, wenn zur Plazentalösung notwendig, dosiert Halothan im Inhalationsgemisch bei-
geben. Die hypovolämische Patientin reagiert auf die direkte intravenöse Gabe von Oxytocin zur Uterustonisation mit peripherer Vasodilatation und Blutdruckabfall. Eine Rausch-

                                        H.M. Schaer

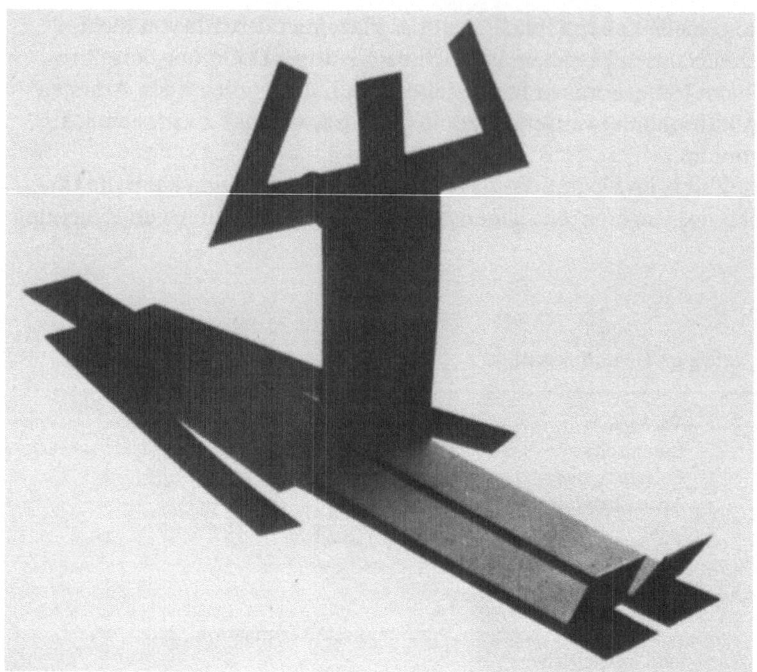

Abb. 4

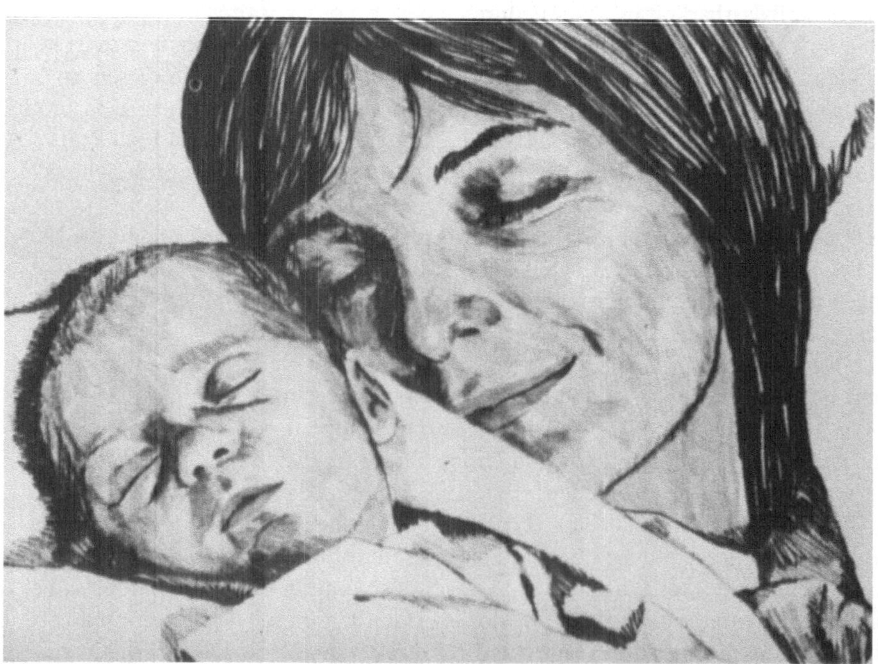

Abb. 5

narkose in dieser Situation ist sehr viel risikoreicher als die überlegte Intubation von An-
beginn.

Ich hoffe, daß es mir gelungen ist, Ihnen in dieser kurzen Zeit die Problematik der
geburtshilflichen Allgemeinnarkose aufzuzeichnen. Die Lösung der verschiedenen Probleme besteht zu einem kleinen Teil im Aufzeigen der Vor- und Nachteile der verschiedenen
Methoden. Wie Sie selbst wissen, liegt die Wahrheit und Erkenntnis tiefer, nämlich dort,
wo Sie selbst sich mit den pathophysiologischen und pharmakologischen Erfordernissen
auseinandersetzen, welche die Grundlage zu einem erfolgreichen Wirken in der geburtshilflichen Anaesthesie bilden, zum Wohle einer gesunden und glücklichen Familie (Abb. 5).

Diskussion

Marx: Ich möchte dazu zwei weitere Punkte anführen: das erste ist, daß man eine Succi-
nylcholinüberdosierung vermeiden kann, wenn man einen peripheralen Nervenstimulator
an den N. ulnaris anlegt. Wir machen das jetzt bei allen Allgemeinnarkosen, sehr oft braucht
man kein weiteres Succinyl mehr zu geben, bis das Baby entbunden ist. Man gibt genug für
die Intubation, dann braucht man weiter keins mehr bis zur Geburt. Das Zweite ist: Frau
Dr. Schaer hat nicht von der Schwierigkeit der Intubation gesprochen. In New York waren
die letzten 9 mütterlichen Todesfälle, die anaesthesiebedingt waren, alles, was ich „rush-rush-
Kaiserschnitte" nenne, fetale Distreß-Situationen, wo die Mutter schnell in den OP gebracht wird und in allen 9 Fällen ist der Tubus nicht in die Trachea gegangen, manchmal
in den Oesophagus, manchmal waren mehrere Versuche nötig, um zu intubieren und die
Frauen sind gestorben, entweder an einem hypoxämischen Herzstillstand oder an sekundärer
Aspiration. In England übrigens hat man die gleichen Beobachtungen gemacht.

Im übrigen haben wir in unserem Kreißsaal-OP jetzt einen speziellen Stuhl für den Vater
angeschafft, der hat „seat belts", da kann der Vater nicht herausfallen, wir haben zu viele
Väter gehabt, die bei vaginaler Entbindung ohnmächtig wurden. Als wir anfingen, sie zu
den Kaiserschnitten reinzulassen, haben wir diesen Stuhl machen lassen, so können sie wenigstens nicht auf den Boden fallen.

Brückner: Wichtig erscheint mir, noch einmal darauf hinzuweisen, daß eine Maskennarkose während und nach der Geburt wegen der erhöhten Aspirationsgefahr eigentlich heute
eine Kontraindikation darstellt. Bei jeder Gebärenden ist von einem gefüllten Magen auszugehen und die anaesthesiologische Behandlung hat sich darauf einzustellen, d.h. eine Blitz-
intubation auch für die Kurznarkose oder den sogenannten „Rausch".

Vor- und Nachteile der Periduralanaesthesie (PDA) zur Geburtshilfe

B. Grote

Schmerz, Angst und Verspannung sind wesentliche Ursachen für einen gestörten Geburtsablauf. In einer endogenen Katecholaminausschüttung liegen potenzielle Gefahren für das Neugeborene; diesen Schluß legen jedenfalls verschiedene Tierversuche nahe: Erhöhung des Noradrenalin-Spiegels im Blut führt zu einer Vasokonstriktion der uterinen Gefäße mit der Gefahr fetaler Hypoxie (Shnider et al. 1979, Myers 1975).

Das Design dieser Versuche (z.B. Stromstöße über 1 min) machen die Übertragbarkeit dieser Befunde auf den Menschen problematisch. Messungen verschiedener Streßparameter haben andererseits gezeigt, daß die endokrine Streßreaktion bei normaler Geburt und Sectio durch Regionalanaesthesie nur teilweise geblockt wird (Wright et al. 1978, Knoche et al. 1981).

Entscheidender für eine kritische Bewertung der *PDA* ist, daß sie die einzige Methode darstellt, mit der individuell steuerbar Eröffnungs- und Austreibungsperiode weitgehend schmerzfrei sind. Trotzdem muß betont werden, daß die PDA zur Geburt kein Standardverfahren darstellt aus Gründen der Mutter, des Geburtsverlaufes und der Methode.

1. Aus Gründen der Mutter

Die Geburt wird von vielen Frauen trotz der damit verbundenen Schmerzen als physiologischer Vorgang erlebt. PDA oder andere pharmakologische Verfahren werden als Einschränkung dieses natürlichen Ablaufs betrachtet.

Bei einer Reihe von Frauen — besonders bei Mehrgebärenden — verläuft die Geburt so schnell und komplikationslos, daß dieses relativ aufwendige Verfahren nicht nötig oder angebracht erscheint.

Intensität des Geburtsschmerzes und Erwartung an Schmerzlinderung oder -befreiung sind individuell geprägt. Bei der Befragung finnischer oder englischer Mütter wurden von ca. 20% heftige Schmerzen für Eröffnungs- und Austreibungsperiode angegeben (Doughty 1969, Hollmen 1979). Schließlich ist bei einem kleinen Prozentsatz wegen mangelnder Sprachkenntnisse oder erheblichen Vorbehalt gegen die Methode trotz eingehender Aufklärung kein befriedigendes Ergebnis zu erwarten.

Aus all diesen Gründen kann die PDA nur ein *Angebot* an die Patientin sein. Routinemäßige Anwendung wird den Bedürfnissen nicht gerecht und erhöht die Komplikationsrate.

2. Aus Gründen des Geburtsverlaufs

Die Schmerzempfindung für die Eröffnungsphase wird von den Segmenten ThX–S1, für die Austreibungsphase von S2–S4 erfaßt. Jedes Verfahren mit fixierten Dosen (Standardmethode, Kaudalanaesthesie, Kontinuierliche Infusion (Kenepp und Gutsche 1979, Ewans und Carrie 1979) mag durch seine Einfachheit bestechen, wird aber den Erfordernissen des Geburtsablaufs nicht gerecht.

3. Aus Gründen der Methode

Erfolgreiches Management der PDA ist nur möglich durch enge Zusammenarbeit zwischen Geburtshelfer, Hebamme und Anaesthesist. Auf diese Weise kann der optimale Zeitpunkt und das Procedere individuell festgelegt werden. In den wenigsten Kliniken ist es organisatorisch möglich, die PDA über den gesamten Geburtsverlauf durch den Anaesthesisten zu überwachen. In den meisten großen Zentren wird die weitere Betreuung (auch Nachinjektion) einer einmal erfolgreich angelegten oder entsprechend korrigierten PDA durch gut ausgebildete Hebammen übernommen.

Die PDA ist in der Regel nicht weniger, aber auch nicht mehr als eine segensreiche Hilfsmaßnahme. Der Kreissaal ist nicht der Platz, wo die korrekte technische Durchführung erlernt werden sollte. Dies führt nur zur Komprimitierung einer guten Methode bei Patientin und Geburtshelfer durch die zwangsläufig erhöhte Komplikationsrate (Romine et al. 1970).

Auswirkungen der PDA auf den Geburtsverlauf

Atmung

Der Wehenschmerz führt zur Hyperventilation und kompensatorischer Hypoventilation in der Wehenpause. Als Folge stellt sich eine metabolische Azidose ein. Durch die PDA wird dieser Mechanismus durchbrochen (Strasser 1980). Entsprechend sind die maternalen und fetalen Säure-Basenwerte unter PDA besser gegenüber Kontroll-Gruppen (Pearson und Davis 1974, Zador und Nilsson 1974).

Uterusaktivität

Der optimale Zeitpunkt zum Anlegen einer PDA ist erreicht, wenn der Muttermund 3—5 cm weit und die Wehen gleichmäßig stark sind. Der Erfolg soll mit einer möglichst niedrigen Gesamtdosis (10—12 ml) gesucht werden. In der Praxis ist es nicht selten notwendig, wegen heftiger Schmerzen der Patientin davon abzuweichen, besonders bei protrahierten Eröffnungsperiode und Oxytocin-Tropf. Es besteht kein Zweifel, daß die PDA die Uterusaktivität vorübergehend herabsetzt (Wildeck-Lund et al. 1979). Diese Phase hält etwa 30—40 min an und kann zum völligen Erliegen der Wehentätigkeit führen. In der Regel wird die *Intensität* herabgesetzt. Da diese sich sehr variabel ausprägt, nimmt häufig auch de facto die Frequenz der Wehen ab.

Die Herabsetzung der Uterusaktivität wird verstärkt durch Vena-Cava-Kompression (Rückenlage), begleitende Hypotension, Adrenalin-Zusatz oder hohe Dosis des Lokalanästhetikums. Die vorübergehende Senkung der Wehentätigkeit ist klinisch nicht relevant bei normalem Geburtsverlauf. Bei Dystokie und primärer Wehenschwäche wird dagegen häufig nach Anlegen der PDA eine Beschleunigung der Eröffnungsperiode beobachtet. Darin liegt der wesentliche Grund dafür, daß der Einfluß der PDA auf die Wehentätigkeit immer noch kontrovers beurteilt wird.

Dorsoposteriore Lagen

Die Häufigkeit dorsoposteriorer Lagen (ohne PDA) wird mit 1,6–2,5% angegeben (Hernuss und Matt 1973). In der Frauenklinik der Universität Düsseldorf nahm diese Fehleinstellung im PDA-Kollektiv um ca. 2% zu. Um die Rotation und das Tiefertreten des Kopfes nicht zu behindern, ist es wichtig, daß in dieser Phase der Geburt nicht zu hoch dosiert wird. In einer Untersuchung von Hoult et al. (1977) stieg die Häufigkeit dorsoposteriorer Lagen nach PDA auf 21%.

Austreibungsphase

Der Druck der vorangehenden Teile des Kindes wird oft als sehr unangenehm erlebt, führt aber zu unwillkürlichem Mitpressen der Mutter. Um diesen Reflex nicht auszuschalten und das aktive Mitpressen nicht zu sehr zu behindern, sollte das Druckgefühl im Perineal-Bereich erhalten bleiben und die motorische Blockade nicht zu ausgeprägt sein. Da dies nicht immer befriedigend gelingt, wird die Austreibungsphase im Durchschnitt um 15–40 min verlängert. Für die Austreibungsperiode wird von einigen Autoren bewußt auf Nachinjektion verzichtet, um die Forcepsrate nicht zu erhöhen. Als Resultat ergibt sich eine verlängerte Gesamtgeburtszeit nach PDA. Trotzdem ist unter PDA die fetale Azidose in der Regel geringer.

Vaginal-operative Entbindungsfrequenz

Die Häufigkeit der vaginal-operativen Entbindungsfrequenz (mit Vakuum oder Zange) hängt teilweise von der Geburtsführung der jeweiligen Klinik ab. Auch wenn in den PDA-Kollektiven Patientinnen mit schwierigem Geburtsverlauf sicher überrepräsentiert sind, trägt die PDA doch zu einer Zunahme von Zangengeburten oder Vakuumextraktionen bei. Dabei spielt das Procedere eine entscheidende Rolle.

Hollmen et al. (1977) führen eine segmentale PDA mit 4–6 ml Bupivacain 0,5% im Bereich ThX–S1 durch und verzichten auf eine Schlußdosis. Bei diesem Vorgehen entspricht die vaginal-operative Entbindungsfrequenz der Kontrollgruppe. Die Methode von Crawford (sog. Standardblock von ThX–S5) dagegen führt zu einem starken Anstieg operativer Geburten bei Erst- und Mehrgebärenden (Crawford 1972). An der Düsseldorfer Universitätsklinik wird in den letzten Jahren die Schlußdosis möglichst klein gehalten (4–6 ml). Dadurch wurde eine Abnahme der Zangengeburten um 10% erreicht. Auf die von vielen Autoren empfohlene Konzentrationserhöhung in der Schlußphase oder das Umsteigen auf Chloroprocain verzichten wir ganz wegen der ausgeprägteren motorischen Blockade. Bis zur Klärung möglicher neurotoxischer Reaktionen wird die Substanz trotz ihrer kurzen Anschlagzeit z.Z. nicht benutzt.

Fetale Herzfrequenz

Nach Anlegen der PDA kommt es zu einer geringen Zunahme an pathologischen Veränderungen der fetalen Herzfrequenz. Diese treten wesentlich häufiger auf (30–40%) in Kombination mit Hypotension, Rückenlagerung und Oxytocin, besonders bei Überdosierung. Darum sollten Gebärende unter PDA grundsätzlich seitlich gelagert werden.

Uterusdurchblutung

Im Gegensatz zu Tierversuchen mit hohen Dosierungen von Lokalanaesthetika nimmt die Uterusdurchblutung im klinischen Dosisbereich eher zu (Jouppila et al. 1978). Die PDA-bedingte Hypotension wird durch Seitenlagerung und Preload mit 500—1000 ml kristalloiden Lösungen zu einem relativ seltenen Ereignis. Die Verwendung von Adrenalin wirkt sich ungünstig aus.

Kontraindikationen

Als absolute Kontraindikationen gelten in Anlehnung an Crawford (1978) und Bonica (1980) vitale Blutung, Gerinnungsstörungen, Infektionen an der Punktionsstelle und Ablehnung der Patientin. Dagegen wurde mit zunehmender Erfahrung die Indikation auf Risikoschwangerschaften ausgedehnt.

Anwendung

In einer Umfrage an 312 Krankenhäuser in der Bundesrepublik Deutschland für das Jahr 1978 wurde die PDA — kontinuierlich oder als Einzelinjektion — an fast 50% der Kliniken durchgeführt. Die Anwendung betrug 1—100%, im Durchschnitt 22—28%, das waren 13% aller in der Umfrage erfaßten Spontangeburten für das Jahr 1978 (Lanz u. Zimmer 1981). An der Frauenklinik der Wiener Universität wird die PDA bei 10—15% angewandt, in großen Zentren in den USA 1975 bei 24%, in Düsseldorf (1980) bei 56% aller Geburten.

Technik

Die PDA zur Geburtshilfe ist auf verschiedenen Wegen möglich. Die Kaudalanaesthesie wird nach der Umfrage von Lanz und Zimmer (1981) in 17 Kliniken, dort aber bei 36% der Patientinnen durchgeführt. Für die Eröffnungsphase ist sie weniger ideal (höhere Gesamtdosis, Standardblock, längere Ansprechzeit).

Die Doppelkathetermethode ist theoretisch allen anderen Verfahren überlegen. Erstmal 1952 von Cleland beschrieben, wurde sie im wesentlichen von einigen Amerikanern und Finnen propagiert. Hollmen et al. beschrieben 1977 eine 96%ige Erfolgsrate bei 1500 Patientinnen. Aber auch diese Autoren sind von dem Verfahren wegen des höheren Aufwands abgerückt und behalten es nur Sonderfällen vor. Der obere Katheter wird bei ThXI oder L1/2 gesetzt, der untere kaudal. Dadurch ist eine gezielte Blockade mit kleinen Volumina in der jeweiligen Geburtsphase möglich.

Die PDA in der Geburtshilfe wird mehrheitlich lumbal mit Katheter durchgeführt. Einzelinjektion oder *Standardblock* (Crawford) erlauben keine individuelle Steuerung der Analgesie. Die Technik der PDA mit Katheter wird unterschiedlich gehandhabt. Einige Autoren (Neumark 1980, Bonica 1980, Sprotte 1977) injizieren die 1. Dosis über die liegende Nadel und legen den Katheter dann nach oben oder unten. Wir bevorzugen die Injektion über den liegenden Katheter: Damit ist eine unmittelbare Kontrolle der korrekten Katheterlage möglich. Das Verfahren wird als segmentale PDA bezeichnet und durch intermittierende Nachinjektion dem Geburtsverlauf angepaßt.

Dosierung

Von den meisten Autoren wird Bupivacain anderen Substanzen vorgezogen: die Proteinbildung ist hoch, die Wirkung hält lange an, der materno-fetale Quotient ist günstig, die motorische Blockade relativ gering. Dies trifft für Chloroprocain nur teilweise zu. Die Konzentration für die Eröffnungsperiode variiert von 0,125 bis 0,5%.

Die niedrige Konzentration wurde mehrfach als ungenügend kritisiert (Steinthorp et al. 1978, Littlewood et al. 1979). Offensichtlich gelingt es aber bereits mit dieser Konzentration befriedigende Ergebnisse zu erzielen (bei 83% sensorische Blockade nach 10 ml Initialdosis, 92% ausreichende Analgesie durch Nachinjektion, 66% kein Motorblock) (Bleyaert et al. 1979). Für eine gute Analgesie in der Eröffnungsperiode reichen bei korrekter Durchführung 8–10 ml aus (Crawford 1972). In seltenen Fällen wird der Erfolg auch nach Korrektur der Kathederlage und höherem Volumen erst durch Konzentrationserhöhung (0,375% Bupivacain) sichergestellt.
Andere bevorzugen für die Austreibungsperiode das Umsteigen auf höhere Konzentrationen. Nach unseren Erfahrungen reichen auch kleinere Mengen 0,25% Bupivacain aus, besonders bei mehrmaliger Nachinjektion, um eine ausreichende perineale Analgesie für Durchtritt und Episiotomie zu erhalten.

Erfolgsrate

Die primäre Erfolgsrate wird mit 71–90% angegeben. Nach Korrektur erhöht sich die Schmerzfreiheit beträchtlich: Dies kann erreicht werden durch Änderung der Katheterlage, höheres Volumen oder Konzentration. Die Versagerquote liegt bei 3–4%. Die bisher beste Analyse eigener Erfahrungen mit PDA in der Geburtshilfe wurde von Doughty (1979) vorgestellt. Mit zunehmender Erfahrung wird die primäre Erfolgsrate höher, die notwendigen Korrekturen geringer, die Mißerfolgsrate liegt unter 1%. Entscheidenden Anteil hat das richtige Management: Unter den Versagern wurde in 76% nicht rechtzeitig nachinjiziert, in 21% stand kein Anästhesist zur Verfügung, um eine notwendige Korrektur vorzunehmen, in 7% trat die Geburt vor der vollen Wirksamkeit der PDA ein.

Literatur

Bleyaert A, Soetens M, Vaes L, Van Steenberge AL, Van der Donck A (1979) Bupivacaine, 0.125 percent, in obstetric epidural analgesia: experience in three thousend cases. Anesthesiology 51:435
Bonica JJ (1980) Obstetric analgesia and anesthesia. WFSA Amsterdam
Crawford JS (1972) Lumbar epidural block in labour: a clinical analysis. Br J Anaesth 44:66
Crawford JS (1978) Principles and practice of obstetric anaesthesia. Blackwell Scientific Publications Oxford
Doughty A (1969) Selective epidural analgesia and the forceps rate. Br J Anaesth 41:1058
Doughty A (1979) The teaching of obstetric extradural analgesia. A personal view. Br J Anaesth 51:53
Evans KRL, Carry LES (1979) Continuous epidural infusion of bupivacaine in labour: a simple method. Anaesthesia 34:310
Hernuss P, Matt K (1973) Die Deflexionshaltung im Geburtenmaterial der I. Universitäts-Frauenklinik Wien. Zentralbl Gynaekol 95:128
Hollmen A, Jouppila R, Pihlajaniemi R, Karvonen P, Sjöstedt E (1977) Selective lumbar epidural block in labour. A clinical analysis. Acta anaesth scand 21:174
Hollmen A (1979) Regional techniques of analgesia in labour. Br J Anaesth 51:17

Hoult IJ, MacLennan AH, Carre LES (1977) Lumbar epidural analgesia in labour: relation to fetal malposition and instrumental delivery. Br Med J I:14

Jouppila R, Jouppila P, Hollmen A, Kuikka J (1978) Effect of segmental extradural analgesia on placental blood flow during normal labour. Br J Anaesth 50:563

Kenepp NB, Gutsche BB (1979) Continuous infusion epidural block for analgesia in labour. Anesthesiology 51:303

Knoche E, Traub E, Strecker J, Fehm H, Dick W (1981) Untersuchungen zum Verhalten wichtiger metabolischer Parameter in der Peripartalperiode unter dem Einfluß der Periduralanaesthesie. Infusionstherapie 4:190

Lanz E, Zimmer HD (1981) Geburtshilfliche Anaesthesie — eine Befragung von 312 Krankenhäusern. Anaesth Intensivmed 22:161

Littlewood DG, Buckley P, Covino BG, Scott DB, Wilson J (1979) Comperative study of various local anaesthetic solutions in extradural block in labour. Br J Anaesth 51:47

Myers RE (1975) Maternal psychological stress and fetal asphyxia: A study in the monkey. Am J Obstet Gynecol 122:47

Neumark J (1980) Die kontinuierliche lumbale Epiduralanaesthesie. Springer Berlin Heidelberg

Pearson JF, Davies P (1974) The effect of continuous lumbar epidural analgesia upon fetal acid-base status during the second stage of labour. J Obstet Gynaecol Br Commonw 81:975

Romine JC, Clark RB, Brown WE (1970) Lumbar epidural anaesthesia in labour and delivery: one year's experience. J Obstet Gynaecol Br Commonw 77:722

Shnider SM, Wright RG, Levinson G, Roizen MF, Wallis KL, Solbin SH, Craft JB (1979) Uterine blood flow and plasma norepinephrine changes during maternal stress in the pregnant ewe. Anaesthesiology 50:524

Sprotte G (1977) Erfahrungen mit der differenzierenden epiduralen Blockade in der Geburtshilfe. Anästh Inform 18:180

Stainthorp SF, Bradshaw EG, Challen PD, Tobias MA (1978) 0,125% bupivacaine for obstetric analgesia? Anaesthesia 33:3

Strasser K (1980) Lumbale Periduralanaesthesie in der Geburtshilfe. Urban und Schwarzenberg München

Wildeck-Lund G, Lindmark G, Nilsson BA (1979) Effect of segmental epidural analgesia upon the uterine activity with special reference to the use of different local anaesthetic agents. Acta anaesth scand 23:519

Wright RG, Shnider SM, Levinson G, Rolbin SH, Roizen M, Johnson J, Jones M (1980) Maternal and fetal plasma norepinephrine levels during epidural anaesthesia for elective cesarean section. ASA annual Meeting, San Francisco

Zador G, Nilsson BA (1974) Low dose intermittent epidural anaesthesia with Lidocaine. II. Influence on labour and foetal acid-base status. Acta Obstet Gynecol Scand (Suppl) 34:17

Diskussion

Marx: Wir sagen, es ist der Cadillac, Sie sprechen vom Mercedes oder BMW der geburtshilflichen Anaesthesie. Jedenfalls: keine Frau sollte auf dem Rücken liegen, ob sie unter der Geburt ist, oder nur schwanger. Ich denke, daß wir die Frauen und auch die Familien lehren müssen, daß von der 24. Woche an eine Aorto-cavale-Kompression vorkommen kann und daß die schwangeren Frauen lernen sollen, in der Seitenlage zu schlafen. Es sollte in einem Kreißsaal eigentlich nicht mehr vorkommen, daß eine Schwangere auf dem Rücken liegt.

Zweitens, wenn eine Frau motiviert ist, kann sie eine spontane vaginale Geburt haben, sogar mit einem Standardblock. Es kommt darauf an, ob sie intelligent ist, wie sie drücken soll. Ich habe früher viele Frauen gesehen, die mit einem Standardspinalblock eine spontane Entbindung hatten.

Das Letzte, was ich sagen möchte: Dr. van Steenberg aus Brüssel benutzt 0,125%iges Bupivacain mit einer ganz kleinen Dosis von Adrenalin und er behauptet, daß er sehr gute

Analgesie bekommt. Wir haben es gebraucht, bei uns war es nicht zufriedenstellend. Aber jedenfalls: es fängt nicht mit 0,25 an, man kann schon 0,125%iges Bupivacain versuchen.
Saling: Herr Grote, Sie haben erwähnt, daß die Streßfaktoren durch die Epiduralanaesthesie nicht ganz ausgeschaltet werden, man könnte das fälschlicherweise so verstehen, daß wir Geburtshelfer bemüht sind, überhaupt keinen Streß mehr zu haben. Sie kennen ja die ganze psychosomatische Welle von der „sanften Geburt" usw. und ich bin der Ansicht, daß da auch gewisse Gefahrenmomente drin sind. Wir müssen ja zwischen Eustress und Distress unterscheiden, das gilt auch für die Schwangere und die Kreißende. Den Eustress brauchen wir auch für das Neugeborene, deshalb bin ich kein absoluter Anhänger der übersanften Geburt, denn das Neugeborene braucht wahrscheinlich gewisse Reize, wenn wir sie völlig minimieren, kann das auch falsch sein. Bei der Kreißenden brauchen wir sie; wir wissen, daß Cortisolerhöhungen da sind, daß adrenerge Substanzen ausgeschieden werden, die auch auf das Kind übergehen und z.B. bei einer primären Sektio, wo überhaupt kein Geburtsstreß vorliegt, durchaus Probleme mit dem Neugeborenen auftreten können. Da gibt es z.B. Flüssigkeitsansammlungen in den Lungen, auch bei reifen Neugeborenen können hyaline Membranen etwas häufiger entstehen. Es gibt also eine spezifische Komplikationsrate. Deshalb bin ich der Ansicht, daß wir einen Eustress nicht zu vermeiden brauchen.

Die beste Methode der Geburtserleichterung ist selbstverständlich die psychosomatische Vorbereitung mit gymnastischen Übungen. Nur da, wo dies versagt und die Frau dringend eine Hilfe braucht, da ist die Periduralanaesthesie der Rolls Royce, der Mercedes oder der Cadillac. Für die operative Geburtsbeendigung, da gibt es einen falschen assoziativen Block: überall in den Statistiken können Sie sehen, daß der Kommentar kommt, das ist schlecht, wenn so viele operative Geburtsbeendigungen erfolgen. Auch das ist völlig falsch, denn eine operative Geburtsbeendigung ist nur dann schlecht, wenn sie eine schwierige operative Geburtsbeendigung ist. Wenn sie also z.B. bei der Periduralanaesthesie 20—30% haben, und dann sind aber dreiviertel aus Beckenboden oder Beckenausgang, so können Sie es vergessen, daß dies unbedingt so schlecht ist. Das kann besser sein als wenn einer aus statistisch-kosmetischen Gründen unbedingt eine hohe Zahl an Spontangeburten haben will und dann mit Krampf versucht, jeder Patientin unbedingt eine Spontangeburt zukommen zu lassen, die dann in der Preßperiode vielleicht eine halbe Stunde länger dauert. Das ist sicher schlechter als eine etwas höhere Operationsrate harmloser Operationen.
Marx: Ich stimme da 100% zu!

Grenzen der Psychoanalgesie, Akupunktur und TNS in der Geburtshilfe

J. Neumark

In den letzten Jahren wurde uns deutlich vor Augen geführt, daß die Bemühungen der naturwissenschaftlichen Medizin dem Patienten zu helfen ihre Grenzen haben. Das Positive an dieser Erkenntnis ist die Einsicht, daß nicht alles machbar ist. Leider verkraften es viele Zeitgenossen darunter auch Mediziner nicht, diese Einsicht akzeptieren zu müssen. Deshalb werden alternative Behandlungsmethoden willig angenommen. Dagegen ist nichts einzuwenden, solange nicht vergessen wird, daß auch diese Methoden ihre Grenzen haben. Bei der Fülle von Publikationen, die von skeptischer Ablehnung bis zu begeisterter Zustimmung reichen, ist es schwer diese Grenzen zu definieren. Viele wissenschaftlich orientierte Mediziner, die eingesehen haben, daß wir es uns nicht leisten können, diese Methoden zu ignorieren, haben den „Fehler" gemacht, ihre Anwendbarkeit objektiv zu messen und ihre Wirksamkeit naturwissenschaftlich zu begründen. Zum Beispiel ist uns aus rezenten Veröffentlichungen bekannt, daß manche dieser Techniken über Ausschüttung endogener Opiate wirken sollen, da man zeigen konnte, daß Naloxon ihre Wirksamkeit antagonisiert. An unserer Klinik haben sich auf diesem Gebiet Pauser und Mitarbeiter erfolgreich tierexperimentell betätigt [27].

Auch ich bekenne mich zu solch einer „Missetat": Wir versuchten die analgetische Wirkung der TNS am Modell des Wehenschmerzes zu objektivieren. Anhand von Schmerzbeurteilungstabellen und der Kenntnis, daß der Wehenschmerz mit dem Geburtsfortschritt linear zunimmt [13, 34], verglichen wir die an den dem Uterus entsprechenden Segmenten (Th_{10} bis L_1) angebrachte TNS mit einer falsch applizierten TNS (L_5) (zur Ausschließung der Suggestivwirkung) mit Pethidin und einer Kontrollgruppe. Das Ergebnis zeigte uns, daß nur die richtig applizierte TNS und das Pethidin den kontinuierlich zunehmenden Schmerz stoppen konnten. Alle anderen Techniken inklusive der falsch applizierten TNS konnten dies nicht. Details sind hier nicht wesentlich und können der seinerzeitigen Veröffentlichung entnommen werden [26].

Für das vorliegende Thema sind zwei Nebenbefunde unserer Studie von Interesse:
1. Das Ausmaß des Schmerzes korrelierte nicht mit einem physiologischen Parameter, nämlich der Wehenintensität, die von uns durch intrauterine Druckmessung ermittelt wurde. Es war erkennbar, daß auch bei gleichbleibender oder sogar abnehmender Wehenintensität das Schmerzempfinden mit dem Geburtsfortschritt zunimmt.
2. Bei Befragung der Patientinnen aller Vergleichsgruppen, ob die angewandte Technik ihnen Erleichterung bringe, unterschieden sich die Gruppen in der Befürwortung bzw. Ablehnung nicht voneinander.

Diese Nebenbefunde führen zu der enttäuschenden Feststellung, daß eine objektiv nachgewiesene Hebung der Schmerzschwelle bzw. physiologisch meßbare Parameter für das subjektive Empfinden der Patientinnen nur geringe Bedeutung hatten.

Diese Diskrepanz ist bereits lange bekannt und viele Geburtshelfer wissen, daß sie neben den organischen Faktoren auch Angst und Spannung zu beseitigen haben [7, 15].

Der Fehler obengenannter objektiver Meßmethoden liegt darin, daß subjektive Empfindungen mit objektiven Methoden gemessen für den Patienten wenig befriedigende Resultate erbringen. Das Geburtserlebnis ist zum Großteil als subjektives Phänomen zu betrachten. Bei Anwendung einer Therapie ist das subjektive Ergebnis für den einzelnen Patienten maßgeblich und dieses besteht bei den hier besprochenen Alternativmethoden aus vielen nicht meßbaren Faktoren. Dazu gehören: Vertrauen zur Methode und zum Arzt, Ablenkung, Relaxation, Konzentration, Motivation und Suggestion. Faktoren, die zum Teil durch psychologische Führung geschult werden können. Solche Methoden werden mit Erfolg zur Steigerung des Durchhaltevermögens im Leistungssport, beim Militär und bei organisch und psychisch belastenden Berufen (z.B. Astronauten) angewandt. Eine echte analgetische Wirkung hat vermutlich nur dann eine Bedeutung, wenn ihr Ausmaß so stark ist, daß sie einwandfrei vom Patienten erkennbar ist (z.B. bei der Periduralanaesthesie). Geringfügige Analgesie (durch milde Analgetika, TNS, Akupunktur, etc.) hat bei subjektiv beeinflußten Schmerzen wie beim Geburtsvorgang eine geringere Bedeutung als sich manche vorstellen.

Meine Meinung ist daher, daß falls wir die Anwendbarkeit solcher Methoden beurteilen wollen, wir jene Untersuchungen zu beachten haben, die uns Zahlen bringen in welchem Ausmaß befragte Patienten eine Methode befürworten oder ablehnen, auch wenn wir bisher solche Untersuchungen wegen mangelhafter Objektivität nicht ernst genommen haben. Voraussetzung ist, daß die Untersucher dieser Befragung und der späteren Beurteilung vorurteilsfrei gegenüberstehen. Dies ist zugegebenermaßen nicht immer aus Publikationen dieser Art zu erkennen.

Von diesem Gesichtspunkt ausgehend, habe ich versucht, aus verschiedenen Untersuchungen mir persönlich bekannter Arbeitsgruppen in Wien [14, 18, 19, 33] sowie aus der Literatur [1–7, 9–12, 16, 17, 20, 21, 28, 30–32] eine Wirksamkeitstabelle (Tabelle 1) diverser Techniken zur Linderung des Geburtsschmerzes zu erstellen. Zum Vergleich sind neben diesen Techniken Ergebnisse von Untersuchungen pharmakologischer Analgesiemethoden wie die Anwendung von Pethidin, Inhalationsanaesthetika und Periduralanaesthesie in die Tabelle aufgenommen worden [6, 22, 23, 25, 29]. Jene Patientinnen, die auch ohne Behandlung schmerzfrei sind bzw. geringfügige, nicht behandlungsbedürftige Schmerzen haben wurden ebenfalls zum Vergleich herangezogen [1, 6] (Tabelle 1).

Der Vergleich zeigt, daß, mit Ausnahme der Akupunktur, alle hier aufgezeigten Alternativmethoden die Zahl der Patientinnen, die ohnehin kein pharmakologisches Analgetikum benötigen — etwa 30%, auf 40–50% erhöhten. Das scheinbare Versagen der Akupunktur liegt vermutlich am Unbehagen, das die erzwungene Ruhigstellung bewirkt, die nötig ist um ein Dislokieren der Nadeln oder der zum Stimulationsgerät führenden Kabel zu vermeiden. Dies stört wahrscheinlich die oben erwähnten Faktoren wie Ablenkung, Relaxation und Konzentration.

Neben der Erkenntnis, daß obige Alternativmethoden einer begrenzten Zahl von Patientinnen (10–20%) zu einer Geburt ohne pharmakologische Unterstützung verhelfen, können wir dieser Tabelle auch entnehmen, daß 50% und mehr trotz Alternativmethoden zumindest zusätzlich pharmakologische Analgesie benötigen.

Tabelle 1. Analgetische Wirksamkeit in Prozenten

Methode	+++	++	+	0
Hypnose		10−35	bis 30	15−30
Psycho-analgesie	10−25	10−15	20−30	25−60
Akupunktur	10−30		10−25	40−80
TNS	25−50		25−30	10−25
Elektro-analgesie	bis 50		bis 25	25
Pethidin	25−75		bis 25	5
Inhalation	40−70		bis 10	5−20
Peridural-analgesie	85−97	bis 10	2−7	

0   = keine Wirkung
+   = geringe Wirkung, zusätzliche Analgetika notwendig
++   = Schmerz ohne zusätzliche Analgetika erträglich
+++ = schmerzfrei

Unvorbereitete Patientinnen:
Schmerzfrei   2−8%
Schmerz erträglich
(keine Analgetika)   15−20%
Analgesie erforderlich   70−85%

Daß pharmakologische Behandlungsmethoden bei einem gewissen Prozentsatz von Patienten versagen und durch zusätzliche oder andere Medikation ergänzt werden müssen, wird Patienten immer klar gemacht und als die Grenzen unserer Möglichkeiten akzeptiert. Daß aber, wie aus obigem ersichtlich, auch die Alternativmethoden einen beachtlichen Prozentsatz von Versagern aufweisen, wird leider zu wenig betont. In diesem Zusammenhang wird bei Versagen einer pharmakologischen Methode, die Schuld der Methode zugeschrieben; bei Alternativtechniken ist meist die Erwartung viel größer und besonders bei psychoanalgetischen Techniken kann die Patientin die Schuld für das Versagen bei sich selbst suchen.

An dieser Stelle muß der von Verfechtern von Alternativmethoden häufig verbreiteten Meinung, daß ihre Techniken, im Gegensatz zu pharmakologischen Methoden, zumindest keinen Schaden anrichten, heftigst entgegengetreten werden:
1. Psychologische Komplikationen sind bei labilen Patientinnen zu erwarten, die trotz Vertrauen und Durchhaltewillen eine zusätzliche Medikation benötigen. Hier kann es zum Stigma des Versagens kommen, zur Projektion der Agression gegen Kind oder Ehemann (je nachdem auf wen die Schuld am scheinbaren Versagen abgewälzt wird) mit Störung der Mutter-Kind- oder Mann-Frau-Beziehung. Schließlich kann dieses Versagen der auslösende Faktor für die Manifestation eines neurotischen oder psychotischen Syndroms werden [2].
2. Auch organische Schädigungen von Mutter und Kind sind nicht auszuschließen, wenn die Frauen von Puristen zum Durchhalten gedrillt werden. Durch den Schmerz, besonders bei Erschöpfungszuständen nach protrahierten Geburten, findet man bei unzureichender

Analgesie verstärkt Hyperventilation, Hypokapnie, Anstieg von Herzfrequenz und Herzminutenvolumen mit Belastung des Herzens sowie Laktatämie und metabolische Azidose. Vergleiche von gebärenden Patientinnen mit und ohne Periduralanaesthesie zeigen ein Ansteigen
des Laktats im Blut ohne und ein Fehlen des Anstieges mit dieser wirksamen Analgesiemethode. Ohne Analgesie kann auch die foeto-maternale PH-Differenz zu verstärkter Azidose
des Foetus führen [8, 24].

Zusammenfassend ist zu sagen, daß Alternativmethoden, wie die oben genannten, in
Händen dazu geeigneter Kollegen das Repertoire der zur Verfügung stehenden geburtshilflichen Analgetika ergänzen und bei ausgewählten Patientinnen die Zahl derer, die
ohne chemische oder invasive Analgesie auskommen, erhöhen bzw. bei anderen die Mengen chemischer Analgetika reduzieren können.

Diese Methoden dürfen aber nie zum Selbstzweck werden, sonst können sie mehr schaden als nützen.

Literatur

1. Abouleish E (1979) Pain control in obstetrics. JB Lippincott Company, Philadelphia Toronto
2. Albright GA (1978) Anesthesia in obstetrics. Addison-Wesley Publ Comp USA
3. Andersson SA, Block E, Holmgren E (1976) Lagfrekvent transkutan elektrisk stimuerling för smärt-
   lindring vid förlossning. Läkartidningen 73:2421
4. Augustinsson LE, Bohlin PH, Carlsson CA, Forssman L, Sjöberg P, Tyreman NO (1976) Smärtlind-
   ring under förlossning med transkutan elektrisk nervstimulering. Läkartidningen 73:4205
5. Beazley JM, Leaver EP, Morewood JHM, Bircumshaw J (1967) Relief of pain in labour. Lancet
   1:1003
6. Bonica JJ (1969) Principles and Practice of Obstetric Analgesia and Anesthesia. FA Davis Comp,
   Philadelphia
7. Bonstein I (1958) Psychoprophylactic Preparation for painless childbirth. Grune and Stratton
   New York
8. Bromage PR (1978) Epidural Analgesia. WB Saunders Comp Philadelphia London Toronto
9. Bundsen P, Carlsson CA, Forssman L, Tyreman NO (1978) Schmerzerleichterung während der
   Geburt mit transkutaner elektrischer Neurostimulation Prakt Anästh 13:20
10. Crawford JS (1978) Principles and Practice of obstetric Anaesthesia 4th edition, Blackwell Scienti-
    fic Publ Oxford London Edinburgh Melbourne
11. Davis CD, Morrone FA (1962) An objective evaluation of a prepared childbirth program. Amer J
    Obstet Gynec 84:1196
12. DeWatteville PH (1975) The use of obstetrical analgesia at the maternity hospital of Geneva. Amer
    J Obstet Gynec 73:473
13. Friedman EA (1955) Primigravid labor: a graphicostatistical analysis. Obstet Gynec 6:567
14. Gitsch E, Kubista E (1980) Der Einfluß von transzerebralen elektrischen Impulsströmen auf den
    Wehenschmerz und Geburtsverlauf. Geburtsh u Frauenheilk 40:406
15. Husslein H (1968) Emotionelle Einflüsse in Gynäkologie und Geburtshilfe. Wissenschaftl Dienst
    Roche
16. Kogerer H (1922) Die posthypnotische Geburtsanalgesie. Wien klin Wschr 35:513
17. Kroger WS, DeLee S (1943) The use of hypnoidal state as an amnesic, analgesic, and anesthetic
    agent in obstetrics Amer J Obstet Gynec 46:655
18. Kubista E, Kucera H (1978) Erfahrungen mit Akupunktur in der Geburtshilfe. In: Analgesie und
    Anaesthesie in der Perinatologie. Verlag Wilhelm Maudrich Wien München Bern, S 117
19. Kucera H, Kubista E (1978) Versuche mit Elektroanalgesie zur Beeinflussung des Wehenschmerzes.
    In: Analgesie und Anaesthesie in der Perinatologie (Hsg Auerswald, Baumgarten, Thalhammer). Ver-
    lag Wilhelm Maudrich Wien München Bern, S 99

20. Laird MD, Hogan M (1965) An elective program on preparation for childbirth at the Sloan Hospital for Women. Amer J Obstet Gynec 72:641
21. Lassner J (1964) Hypnosis in Anesthesiology. Springer Verlag Berlin Göttingen Heidelberg
22. Marx F, Bassel GM (1980) Obstetric Analgesia and Anesthesia. Excerpta Medica Amsterdam Oxford New York
23. Moir DD (1976) Obstetric Anaesthesia and Analgesia. Baillière Tindall, London
24. Morishima HO, Pederson H, Finster M (1980) Effects of pain on mother, labor and fetus. In: Obstetric Analgesia and Anaesthesia (Hrsg Marx und Bassel). Excerpta Medica Amsterdam Oxford New York
25. Neumark J (1980) Die kontinuierliche lumbale Epiduralanaesthesie. Springer Verlag Berlin Heidelberg New York
26. Neumark J, Pauser G, Scherzer W (1978) Der Wehenschmerz während der Geburt. Zur Analyse der analgetischen Wirkung der transkutanen Nervstimulation (TNS) im Vergleich mit Pethidin und Plazebos. Prakt Anaesth 13:13
27. Pauser G (1980) Neurophysiologische und neuropharmakologische Untersuchungen über (mögliche) Mechanismen der peripheren Stimulationsanalgesie. Wien Klin Wschr Suppl 113
28. Scott JR, Rose NB (1976) Effect of psychoprophylaxis (Lamaze preparation) on labor and delivery in primipara. New Engl J Med 294:1205
29. Shnider SM, Levinson G (1979) Anesthesia for Obstetrics. Williams and Wilkins Comp Baltimore London
30. Thoms H, Wyatt RH (1951) One thousand consecutive deliveries under a training for childbirth program. Amer J Obstet Gynec 61:205
31. Tom KS (1960) Hypnosis in obstetrics and gynecology. Obstet Gynec 16:222
32. Tupper C (1956) Conditioning for childbirth. Amer J Obstet Gynec 71:733
33. Wimmer-Puchinger B Psychologische Geburtsvorbereitung. In: Probleme der perinatalen Medizin (Hsg. Auerswald, Baumgarten, Thalhammer) Wilhelm Maudrich Verlag Wien München Bern (in Druck)
34. Wylie WD (1953) The practical management of pain in labour. Lloyd-Luke Ltd London

Diskussion

Janisch: Ich darf vielleicht kurz etwas zu der transkutanen Nervenstimulation sagen. Diese Methode wurde an der I. Universitätsfrauenklinik in Wien entwickelt und ursprünglich hat man über den Segmenten L1–S1 eine Platte angelegt, man schickt einen Gleichstrom hindurch von ganz geringer Menge und versucht so die postganglionären Synapsen zu hemmen und damit eine Schmerzübertragung zu verhindern. In der Zwischenzeit sind sehr interessante Untersuchungen durchgeführt worden, die gezeigt haben, daß hier auch sehr enge Zusammenhänge mit der endogenen Endorphinbildung im Bereich des Hinterstranges gegeben sind und möglicherweise kommt es durch diese Stimulierung zu einer Auswirkung auf die Enkephaline die dann verantwortlich gemacht werden kann für die Schmerzlinderung. Es gelingt nur leider nicht in jedem Fall.

Dick: Ich wollte zu den vorherigen Referaten einige Bemerkungen machen. Einmal zur Frage der ß-Mimetika in Kombination mit halogenierten Anaesthetika. Wir haben vor kurzem eine prospektive vergleichende Studie abgeschlossen, bei der eigentlich keinerlei Häufung von Arrhythmien oder ähnlichen kardiovaskulären Sensationen in Abhängigkeit davon zu verzeichnen war, ob nun ß-Mimetika gegeben worden sind oder nicht. Wir glauben allerdings, daß dies auch mit auf die stark reduzierte Dosierung der ß-Mimetika, die inzwischen erfolgt ist, zurückzuführen ist. Ein gleiches Problem wären die Lungenödemfälle, die wir vor einiger Zeit auch beobachtet haben, es waren 4 an der Zahl. Auch hier spielte sicherlich die Flüssigkeitssubstitution in Kombination mit der relativ hohen Dosierung von

Partusysten mit eine Rolle. Zu den Relaxantien: wir sind nach wie vor erklärte Anhänger der sofortigen Alloferin-Nachinjektion, sobald die Wirkung des Succinylbischolins abgeklungen ist, auch noch vor der Entwicklung des Kindes. Das mag zum Teil daran liegen, daß wir verhältnismäßig lange E-E-Zeiten haben.

Eltern im Operationssaal haben wir nicht so gerne, wir sind schon allein aus forensischen Gründen strikt dagegen und lassen allenfalls Kollegen zusehen.

PDA-Verantwortlichkeit: Herr Grote da bin ich der Auffassung, daß man eine Anaesthesieform, die man einmal angefangen hat, in ihrem weiteren Verlauf nicht unbedingt delegieren soll. Eine postoperative Opiatanalgesie über den Katheter halten wir auch für eine gute Methode, sind allerdings etwas zweifelnd geworden durch die neue Publikation von Crawford, der, wenn er alles zusammennimmt, Effektivität und Nebenwirkungen, mit Kochsalz bessere Erfahrungen gemacht hat, als mit Opiaten.

Behandlung der Eklampsie und verbundene Randerscheinungen

H. Janisch

Gestatten Sie mir als Geburtshelfer, zur Einleitung einige definierende Erläuterungen hinsichtlich der Begriffsstellung Präeklampsie – Eklampsie zu geben. Im Jahre 1968 konstituierte sich die EPH-Gestose-Gesellschaft, deren Zielstellung es war, eine Klärung des bis dahin sehr unterschiedlich gebrauchten Begriffes Toxikose herzustellen. Es wurden die Anfangsbuchstaben der Symptome Ödeme, Proteinurie und Hypertonie als EPH-Gestose-Begriff zusammengefaßt, zusätzlich die Präeklampsia imminens und die Eklampsie abgegrenzt. Eine weitere Unterscheidung erfolgte in die Richtung der Abgrenzung der Hypertonie, wobei essentielle Formen und auch sekundär auf vorbestehende chronische Nierenerkrankungen aufgepfropfte Hypertonien gesondert bezeichnet wurden. Diese Einteilung hat sich im europäischen Raum weitestgehend durchgesetzt. Im angelsächsischen Raum wird aufgrund einer Empfehlung des Committee on Terminology of the American College of Obstetricians and Gynecologists eine neuere Klassifikation der Präeklampsie – Eklampsie vorgeschlagen: 1. Milde und schwere Erkrankungsformen der Präeklampsie, die die Kardinalsymptome der EPH-Gestose berücksichtigen, 2. akut auftretende Erkrankungsformen der Eklampsie, entweder konvulsiv oder nichtkonvulsiv mit Koma, sowie die Hypertonie jeder Ursache, die nicht schwangerschaftsabhängig ist, mit aufgepfropfter Prä- oder Eklampsie. Als weiterer Punkt wird die chronische Hypertonie aus verschiedener Ursache genannt, sowie 4. die unklassifizierbaren hypertensiven Erkrankungen, wo die Information ungenügend ist, um eine exakte Klassifizierung des hypertensiven Status vorzunehmen. Die Eklampsie tritt bezogen auf die Gesamtzahl der Geburten in rund 0,36% auf, wobei noch immer mit einer mütterlichen Mortalität von 7–15 pro 100 000 Lebendgeburten und mehr zu rechnen ist. Die Gründe hierfür liegen einerseits im Krankheitsablauf selbst, andererseits sind sie auf iatrogene durchaus vermeidbare Faktoren zurückzuführen, wie z.B. auf die ungenügende Beachtung der Symptomatologie oder auf insuffiziente therapeutische Maßnahmen (Tabelle 1). Es soll aber auch nicht unerwähnt bleiben, daß die Uneinsichtigkeit der Patientinnen gegenüber dem pathologischen Schwangerschaftsverlauf ein nicht zu vernachlässigender Faktor ist.

Über die Ursachen, die zur Schwangerschaftsgestose bzw. ihren Endzustand, der Eklampsie, führen, ist trotz einiger Fortschritte in der Klärung des Funktionsablaufes bis auf wenige Ausnahmen, wie z.B. Pyelonephritis mit aufgepfropfter Gestose, noch weitgehend nichts bekannt. Genauere Informationen besitzen wir allerdings über den pathogenetischen Funktionsablauf. Im Vordergrund der Veränderungen stehen Mikrozirkulationsstörungen, die als das wesentliche pathogenetische Prinzip anzusehen sind. Diese Zirkulationsstörungen treffen sowohl die Plazenta als auch die Nieren am häufigsten, es kann aber auch jedes andere Organ, wie z.B. Leber, Zentralnervensystem, Lunge und andere, davon betroffen

Tabelle 1. Einteilung der Prae- und Eklampsie

Gruppe A: Schwangerschaftsabhängige Erkrankungen
1. Präeklampsie
a) leicht
b) schwer
2. Eklampsie
a) konvulsiv
b) nichtkonvulsiv mit Koma
Gruppe B: Nicht gruppierte Toxämie
Gruppe C: Erkrankungen, die nich schwangerschaftsabhängig sind
1. Essentielle Hypertension jeder Ursache
a) mild
b) schwer – mit oder ohne zerebrale, kardiale und Nierenkomplikationen
c) vorübergehende Hypertension
2. Nierenerkrankungen
a) primäre Nephrosklerose
b) Glomerulonephritis
   akut
   chronisch mit oder ohne nephrotischem Syndrom
c) Nierenanomalien (polyzystische Niere usw.)
d) Nephrose, akut od. chronisch

(Mod. nach American Committee on Maternal Wellfare)

sein. Als Folge der Durchblutungsstörungen finden wir Thrombozyten-Aggregationen und Fibrinablagerungen. Im Plazentabereich beispielsweise bewirkt die Fibrinablagerung die sogenannte fibrinoide Zottennekrose mit Störung des Zellmetabolismus, in der Niere sind gleichartige Ablagerungen in den Glomerula für die sekundäre Hypertonie und Oligurie verantwortlich zu machen. Die plasmatischen und zellulären Veränderungen tragen zu einer erhöhten Abgabe von biogenen Aminen bei, welche ihrerseits die allgemeine Vasokonstriktion und auf den erhöhten Thrombozytenzerfall rückwirken. Dadurch wird ein Circulus vitiosus ausgelöst, der in weiterer Folge zu einer erhöhten Gefäßpermeabilität und Thromboplastinfreisetzung sowie zu einer intravasalen Gerinnung führen kann. Fatale Auswirkungen hat dieses funktionelle Geschehen auf den Feten, der aufgrund der plazentaren Durchströmungsverminderung und des herabgesetzten pO_2 mit einer Sauerstoff-Sparschaltung und einer peripheren visceralen Vasokonstriktion – also zunächst mit ähnlichen und vorerst noch reversiblen Veränderungen wie die Mutter – reagiert. Dementsprechend ist auch die fetale Mortalität mit 17–20% hoch anzusetzen. Die generelle Vasokonstriktion kann auch in anderen parenchymatösen Organen zu schweren Zirkulationseinschränkungen führen.

In weiterer Folge führt die Hypoxie und Azidose durch eine Verschiebung der zirkulierenden Flüssigkeit entweder nach außen (Verlust) oder nach innen (Extra- und Intrazellulärraum) zu einem verminderten Herzzeitvolumen sowie zu einem verminderten Blutvolumen. Das Auftreten einer intravasalen Gerinnungsstörung verstärkt die Gewebshypoxie und metabolische Dysregulation.

Das morphologische Substrat dieser funktionellen Veränderungen sind die Fibrinablagerungen und Thrombozyten-Aggregationen, verbunden mit degenerativen Veränderungen am Gefäßendothel, einer Vermehrung der Mesangialzellen in der Niere, Degeneration am

Throphoblastüberzug der Plazentarzotten und in schwersten Fällen auch ausgedehnte Nekrosen in parenchymatösen Organen. Im allgemeinen ist die Präeklampsie — Eklampsie eine Erkrankung der Erstschwangeren, jedoch schließt dies nicht aus, daß auch Mehrgebärende, wenn auch selten, daran erkranken können, und zwar insbesondere dann, wenn es sich um eine Aufpropfgestose an einem vorher vorhanden gewesenen latenten Nierenschaden handelt.

Nierenfunktionsstudien einschließlich des Nierenplasmaflusses, der glomerulären Filtrationsrate und der Harnsäure-Clearance zeigen auf, daß diese bei Präeklampsie — Eklampsie stark eingeschränkt sind. Während der normalen Schwangerschaft ist die Nieren-Clearance meistens erhöht, daher muß die Beurteilung der Nierenfunktion immer den Normalzustand bzw. die Normalveränderungen während der Schwangerschaft berücksichtigen. Die Veränderungen, die zu einer Eklampsie führen, dürfen jedoch nicht darüber hinwegtäuschen, daß der ohne Zweifel im eklamptischen Anfallsgeschehen vorhandene latente Schockablauf in einen dekompensierten Schockzustand mit all seinen Folgeerscheinungen übergehen kann.

Die im eklamptischen Anfall auftretenden tonisch-klonischen Muskelkrämpfe führen zu gravierenden Stoffwechselstörungen, die nachfolgende Veränderungen auslösen: Der arterielle Sauerstoffpartialdruck, das Standardbikarbonat und die Wasserstoffionenkonzentration sind erniedrigt, der Kohlensäurepartialdruck (arteriell) und das Laktat sind erhöht.

Beim länger andauernden Krampfstadium kommt es zu einer dekompensierten metabolischen Azidose. Der erhöhte periphere Gefäßwiderstand führt zu einer vermehrten Herzleistung, einer Erhöhung des Herzzeitvolumens, zu einer zunehmenden Blutviskosität und Steigerung metabolischer Störungen, so daß es zu einer Herzinsuffizienz kommen kann. Darüber hinaus bewirkt der durch den Uterushochstand bedingte Zwerchfellhochstand eine Einschränkung der Lungenatmung, eine gesteigerte tracheobronchiale Sekretion, die in weiterer Folge zu typischen Lungenveränderungen führen, welche unter der Bezeichnung der verschiedenen Stadien I—III der Schocklunge zusammenzufassen sind. Die Folgen sind eine Einschränkung der residualen Kapazität, Auftreten von Mikro-Atelektasen, Ausbildung von Rechts-Links-Shunt und arterielle Hypoxie, so daß es schließlich auch zur Ausbildung einer respiratorischen Azidose kommt.

Sie entschuldigen, daß ich diese pathogenetischen Zusammenhänge hier kurz skizziert habe, da sie für das Verständnis der therapeutischen Maßnahmen aus unserer Sicht wichtig erscheinen.

Nach dem zeitlichen Auftreten der Eklampsie unterscheiden wir eine ante partum-, intra partum- und post partum-Eklampsie. Die häufigste Form ist die ante partum-Eklampsie, die auch mit der höchsten Mortalitätsrate belastet ist.

Bei der Therapie der Eklampsie sind aufgrund der spezifischen Symptomatik und der ihr zugrundeliegenden pathogenetischen Veränderungen mehrere Gesichtspunkte gleichzeitig zu berücksichtigen:
Die Koupierung der Krämpfe und die allgemeine Sedierung.
Die Beseitigung der allgemeinen Vasokonstriktion.
Die Blutdrucksenkung und die Vasodilatation.
Die Behandlung des Hirnödems.
Die Überwachung der Nierenfunktion.
Kontrolle des Säure-Basen-Haushaltes.
Die Volumensubstitution.
Die neurologische Überwachung und die Geburtsleitung sowie andere Maßnahmen.

Tabelle 2. Therapie der Eklampsie

1. Koupierung der Krämpfe und allgemeine Sedierung
2. Beseitigung der allgemeinen Vasokonstriktion
   (Normalisierung der Mikrozirkulation)
3. Blutdrucksenkung und Vasodilatation
4. Behandlung des Hirnödems
5. Überwachung der Nierenfunktion
6. Kontrolle des Säure-Basen-Haushaltes
7. Volumensubstitution
8. Neurologische Überwachung
9. Geburtsleitung und andere Maßnahmen

Ich habe bewußt die diagnostischen Maßnahmen einschließlich der Laboratoriumsuntersuchungen jetzt übersprungen und konzentriere mich gleich auf das therapeutische Prozedere.

Beim Auftreten von eklamptischen Anfällen besteht die Gefahr, daß diese Krampfzustände in einen Dauerzustand übergehen. Daher kommt der antikonvulsiven Therapie ein wichtiger Teil der Behandlung zu. Zur Sedierung hat sich in europäischen Breiten das Diazepam am besten durchgesetzt. Meistens wird mit Dosen bis zu 10 mg intravenös begonnen, wobei sich die weitere Medikation auf intravenösem Wege oder, falls keine Heparinisierung vorliegt, auf intramuskulärem Wege zu je 10 mg, bedarfsmäßig auch höher, anbietet. Valium hat jedoch in jenen Fällen, wo das Kind noch nicht geboren wurde, den Nachteil, daß es diaplazentar übertritt. Es ist daher Vorsicht geboten, insbesondere dann, wenn mit der Geburt des Kindes in den nächsten 2–3 Stunden zu rechnen ist. In diesen Fällen sollte man von Valiumgaben Abstand nehmen und auf Magnesiumsulfat bzw. auf Cocktail lytique ausweichen.

Es liegen eine Reihe von Berichten vor, daß bereits nach einmaliger intravenöser Gabe von Valium beim Feten eine kurzfristige respiratorische und länger dauernde metabolische Azidose auftritt, die sich gefährlich steigert, wenn eine vorgeburtliche Azidose vorliegt.

Demgegenüber wird im angelsächsischen Raum als antikonvulsive Basissubstanz Magnesiumsulfat gerne verabreicht. Magnesiumsulfat bewirkt eine Verminderung der intraneuralen und myoneuralen Impulsübergänge, jedoch ist der genaue Mechanismus dieser antikonvulsiven Substanz nicht bekannt. Die Initialbehandlung mit Magnesium wird mit

Tabelle 3. Therapie der Prä- und Eklampsie

Antikonvulsiva	
Magnesiumsulfat, -ascorbinat	
Clomethiazol	
Humanalbumin	
Diuretika	
Thiazide	Kalium-Kontrollen,
Chlortalidon	ggf. -Substitution
Furosemid	
Hexose (+ niedermolekulares Dextran)	

2 bis 6 g in 20%iger Lösung als Magnesiumsulfat begonnen, welche langsam intravenös zugeführt wird. Die weiteren Dosen mittels Infusionspumpe betragen zirka 1 g pro Stunde. Vermieden sollten auf jeden Fall Bolusinjektionen werden, da die Gefahr von Arrhythmien und Herzstillstand besteht.

Eine Alternativmethode ist die intramuskuläre Verabreichung von Magnesiumsulfat, und zwar 10 g als 50%ige Lösung in die Gesäßbacke. Um Schmerzfreiheit zu erreichen, empfiehlt es sich, ein Lokalanaesthetikum (1%iges Procain) zuzusetzen. Eine Überdosierung von Magnesiumsulfat zeigt sich bei der Mutter in einer herabgesetzten Atemtätigkeit und im Verschwinden der Kniesehnenreflexe. Als Antidot ist die intravenöse Gabe von Kalzium zu geben, das daher bei der Magnesiumtherapie immer griffbereit sein soll. Die anderen Maßnahmen brauchen hier nicht weiter erwähnt zu werden. Es ist selbstverständlich, daß bei eklamptischen Patientinnen die Luftwege freigehalten werden müssen und daß auch ein Zungenkeil eingelegt wird, um Verletzungen der Zunge zu vermeiden. Sauerstoffzufuhr empfiehlt sich ebenfalls und alle überflüssigen körperlichen Reize sollen von den Patientinnen ferngehalten werden. Die Wirkung des Magnesiumsulfats auf den Blutdruck ist nicht vorhersehbar. Es kann gelegentlich eine starke hypertensive Reaktion beobachtet werden, während in anderen Fällen keinerlei Veränderungen im Blutdruckverhalten auftreten. Gelegentlich beobachteten wir eklamptische Anfälle, wo die Patientinnen einen grenzwertigen Blutdruck zwischen 145 bis 160 mm systolisch und 80 bis 90 diastolisch aufweisen. Für gewöhnlich liegen jedoch die Blutdruckwerte über 200 mmHg systolisch und 110 mmHg diastolisch, so daß in diesen Fällen natürlich auch eine antihypertensive Therapie zum Tragen kommt. Damit sind wir beim 2. wesentlichen Punkt, der Beseitigung der allgemeinen Vasokonstriktion und damit auch der Mikrozirkulationsstörung angelangt. Das Ziel ist es, mit der Verabreichung hypotensiv wirkender Medikamente neben der Blutdrucksenkung auch eine Verbesserung der Durchblutung anzustreben, insbesondere eine Herabsetzung des peripheren Gefäßwiderstandes. Zur Blutdrucksenkung stehen uns folgende Substanzen zur Verfügung:
1. Die Hydralazin-Derivate, die eine direkte vasodilatatorische Wirkung aufweisen. Sie wirken hauptsächlich über eine periphere Senkung des Gefäßwiderstandes und nur schwach zentral blutdruckregulierend.
2. Sehr wirksam sind auch die Imidazolin-Derivate, die sowohl einen zentralnervösen Angriffspunkt besitzen, als auch eine Herabsetzung des peripheren Gefäßwiderstandes bedingen. Zusätzlich bewirken sie allerdings eine zentralinduzierte vagale Bradykardie.

Tabelle 4. Therapie der Prä- und Eklampsie

Antihypertensiva	
Reserpin	
Dihydralazin	Cave hypotonen Schock!
Diazoxide	
Nitroprussidnatrium	
Imidazolin	
β-Mimetika	
Fenoterol	+ Verapamil
Ritodrin	
Heparin	Cave schwere Hypertonie!
Progesteron	
Epiduralanaesthesie	

Bei den Hydralazin-Derivaten muß unbedingt ein hypotoner Schock vermieden werden. Anzustreben sind diastolische Blutdruckwerte um 100 mmHg. Bei stärkerer Blutdrucksenkung muß auch mit einer Erniedrigung der metabolischen Clearance-Rate für Dehydroisoandrosteron gerechnet werden. Hydralazine senken, wie auch Betamimetika, den peripheren Widerstand und steigern das Herzminutenvolumen sowie die Hirndurchblutung. Die Betasympathikomimetika haben überdies den Vorteil, die erhöhte Wandspannung des Uterus zu senken und die uteroplazentare Perfusion zu verbessern. Alle anderen blutdrucksenkenden Substanzen wie Rauwolfia Alkaloide, Alpha-Methyldopa oder Ganglienblocker haben sich wegen der Nebenwirkungen nicht sehr bewährt. Nicht unerwähnt lassen möchte ich die Epiduralanaesthesie, die sich aufgrund unserer bisherigen eigenen Erfahrungen bei Präeklampsien und Ante partum-Eklampsien gut bewährt hat. Hinsichtlich der Kreislaufsituation gelten die gleichen Überlegungen wie bei den Ganglienblockern, mit der Ausnahme, daß auch der periphere Gefäßwiderstand herabgesetzt wird. Zu beachten ist auch die Nierenfunktion bei Rückenlage.

Die Vorteile der Epiduralanaesthesie können wie folgt genannt werden:
1. Durch die Sympathikusblockade wird ein Teil des für die Gestose typischen Vasospasmus aufgehoben. Der Bedarf an blutdrucksenkenden Pharmaka wird ebenfalls reduziert.
2. Die Erhöhung der endogenen Katecholaminausschüttung wird durch die Blockade des vegetativen Nervensystems zu den Nebennieren nicht wirksam.
3. Die uteroplazentare Durchblutung wird signifikant verbessert.
4. Sauerstoffverbrauch und Laktatbildung werden deutlich gesenkt.
5. Lokalanästhetika in klinischen Dosen haben eine antikonvulsive Wirkung.
6. Die Senkung des Blutdruckes und die bessere periphere Durchblutung fördern die Ödemausschwemmung, dadurch wird auch der Gehirndruck gesenkt und ein auslösender Faktor für den eklamptischen Anfall beseitigt.

Und nicht zuletzt sei darauf hingewiesen, daß der hohe Bedarf an Alkaloiden oder potenten Sedativa zu schweren Depressionen der durch die Plazentainsuffizienz gefährdeten Feten führen kann. Die ausgelöste Atemdepression der Mutter und die damit verbundene CO_2-Erhöhung steigert den Hirndruck und die Krampfbereitschaft. Diese Pharmaka werden nach Epiduralanaesthesie überflüssig oder zumindestens so stark eingeschränkt, so daß es genügt, eine geringe Menge Magnesiumsulfat oder Diazepam beizubehalten.

Hinsichtlich der Nierenfunktionsüberwachung wäre darauf hinzuweisen, daß die Erholung der Nierenfunktion von der Verbesserung der Mikrozirkulation, der dosierten Blutdrucksenkung und Vasodilatation sowie von der kontrollierten Volumensubstitution abhängig sein wird. Aus dieser Aussage heraus ist auch bereits zu erkennen, daß die Gabe von Diuretika nur unter gewissen Voraussetzungen indiziert ist. Von der Vielzahl der Diuretika seien erwähnt, daß Furosemide bzw. Abkömmlinge der Chlorothiazide verabfolgt werden

Tabelle 5. Vorteile der Epiduralanaesthesie

Aufhebung des Vasospasmus
Blockade der endogenen Katecholaminausschüttung
Senkung des Sauerstoffverbrauches
Verbesserung der uteroplazentaren Durchblutung
Senkung des Blutdrucks
Einschränkung des Medikamentenverbrauches

---

können. Es ist jedoch zu beachten, daß bei einigen Saluretika eine zusätzliche Verengung der Nierengefäße zu erwarten ist, was zu einer weiteren Abnahme der glomerulären Filtrationsrate führt.

Es ist bekannt, daß bei Eklampsie eine mehr oder weniger deutliche metabolische Azidose vorhanden sein kann. Die Ursache ist darin zu suchen, daß die Tubuluszellen unfähig sind, sauren Harn zu bilden bzw. eine starke Einschränkung des Glomerulum-Filtrates besteht, was mit den pathophysiologischen Veränderungen an den Nieren im Einklang steht. Aus eigenen Untersuchungen wissen wir, daß Patientinnen mit und ohne zentral wirksamer Analgetika bei schweren EPH-Gestosen bzw. Eklampsien während der Wehentätigkeit in der Eröffnungsperiode eine Zunahme an sauren Valenzen vor allen Dingen an Laktat im Blut haben. Hinsichtlich der Volumensubstitution hat sich die Zufuhr von 20%igem Humanalbumin bewährt, daß eine Erhöhung des Plasmavolumens bewirkt und eine onkotische Wirkung auf die extravaskuläre Flüssigkeit hat und zum Teil der durch die Proteinurie bedingten Hypalbuminämie entgegenwirkt. Bei einer Zufuhr von Flüssigkeit ist an osmotisch und onkotisch wirksame Substanzen zu denken, damit die zugeführte Flüssigkeit nicht gleich unter Bildung von Ödemen in den Extrazellulärraum entweicht und bei bereits vorhandenen Ödemen die Flüssigkeit wieder intravaskulär zurückführt. Hierzu eignen sich die niedermolekularen Dextrane. Bevor ich auf die Randprobleme der Eklampsie zu sprechen komme, noch einige Bemerkungen hinsichtlich der Geburtsleitung. Es lassen sich nur prinzipielle Feststellungen treffen, daß die Geburtsleitung der individuellen und der eklamptischen Situation angepaßt werden muß und vom Grad der kindlichen Gefährdung abhängig sein wird. Hinsichtlich der Schnittentbindung muß man sich bewußt sein, daß sie die Gefahr einer zusätzlichen Schädigung der Mutter in sich birgt, so daß für schockgefährdete Patientinnen unter Voraussetzung der raschen Beherrschung des Anfallsgeschehens die konservative Geburtsleitung bessere Ergebnisse erwarten läßt. Im Status eclampticus wird eine Sectio caesarea erst nach medikamentöser Beherrschung der Anfälle durchgeführt. Bei schockgefährdeten Patientinnen kommt eine Sectio caesarea nur aus vitaler Indikation in Frage. Nach Möglichkeit soll die Lebensfähigkeit des Kindes erreicht sein, wenn nicht die Schwere der Erkrankung oder die drohende Plazentainsuffizienz eine vorzeitige Beendigung der Schwangerschaft erzwingt. In den letzten Jahren beobachteten wir das Zusammentreffen von Eklampsien mit einer Schocklunge relativ häufig. Wir haben insgesamt zwölfmal eine derartige Verlaufsform gesehen, so daß daraus folgt, daß bei ungefähr 1000 bis 1200 Geburten einmal mit dem Auftreten dieses Zustandsbildes zu rechnen ist. Die mütterliche Mortalität ist bei Auftreten dieser Komplikation sehr hoch. Sie muß mit etwa 70% angenommen werden, die perinatale Mortalität nahezu mit 100%. Der Grund für die relativ späte Beachtung pulmonaler Komplikationen im Rahmen des eklamptischen Geschehens ist der, daß früher die Frauen an den renalen oder kardialen Komplikationen früher verstorben waren. Proliferative Lungenveränderungen benötigen eine gewisse Zeit bis zu ihrer vollen klinischen Ausbildung. Daher werden ihre Symptome erst in einer relativ späten klinischen Phase erkennbar. Die pathophysiologischen Vorgänge, die sich bei der Eklampsie und bei der Schocklunge abspielen, sind weitgehend identisch, d.h. wir finden generalisierte Veränderungen mit Störung der Mikrozirkulation in den Lungen und diese können zum Vollbild der Schocklunge führen. In weiterer Folge kommt es zu Endothelläsionen, intestitiellen und alveolären Ödemen und letztlich zum Alveolarkollaps.

Die heute als allgemein anerkannten Möglichkeiten der Therapie bestehen in der Schockbehandlung, in der Therapie der Grunderkrankung, in der Atemtherapie, der Anwendung der intraaortalen Ballonpumpe sowie pharmakologisch in der Gabe von alpha- und betablockierenden Substanzen (Tandrate, Visken), onkotischer Therapie, Aldosteron-Hemmern, hochdosierter Aminophyllingabe sowie hochdosiertem Methylprednisolon. Neben dem Eiweißersatz, den blutdrucksenkenden Maßnahmen, der Aufrechterhaltung der Diurese, kommt auch der frühzeitigen Heparingabe eine große Bedeutung zu. Voraussetzung ist jedoch das möglichst frühzeitige Einsetzen der Therapie, am besten als intravenöse Dauertropfinfusion mittels Infusionspumpe. Dosierung 500 Einheiten Heparin stündlich.

Ich bin am Ende meines Referates angelangt. Es war in der mir zur Verfügung stehenden Zeit selbstverständlich nur möglich, auf einige wesentliche Punkte einzugehen. Es sind sicher eine Reihe von Fragen darin enthalten, die nur angeschnitten werden konnten, wofür aber die nachfolgende Diskussion vielleicht die Möglichkeit gibt, auf Einzelheiten einzugehen.

Diskussion

Saling: Ich möchte unterstreichen, daß Valiumgaben, wie Sie erwähnt haben, bei der Eklampsie, die in der Schwangerschaft und subpartu auftritt, aus kindlicher Sicht sehr ungünstig sind. Eine ähnlich gute Sedierung erreicht man mit dem Magnesium, das jedoch für das Kind wesentlich harmloser ist. Mit dem Valium deprimieren wir das Neugeborene, daß als Föt ja nicht selten größeren Belastungen, wie Hypoxien und Azidosen ausgesetzt ist. Wenn dann noch ein weiterer Faktor hinzukommt, sind diese Kinder post partum deprimiert und wir können unsere Sorgen haben. Deshalb ist es besser, bei der Eklampsie auf das Valium zu verzichten und mit dem Magnesium zu arbeiten. Bei der Wochenbetteklampsie spielt dies dann natürlich keine Rolle mehr.

Marx: Das Diazepam macht es für das Kind schwierig, seine Temperatur zu kontrollieren. Sogar mit 10 mg bei einer präeklamptischen Gebärenden kann das Kind sehr hypothermisch nach der Geburt werden. Der Prozentsatz der Präeklampsie hat sich in den USA nicht geändert, dagegen ist die Häufigkeit der Eklampsie bedeutend verringert. Wir glauben, daß die folgenden Gründe dies herbeigeführt haben: Die meisten Frauen werden früh stationär aufgenommen. Die meisten sind nicht verheiratet und haben kein gutes Familienleben. Wir zwingen die Patientinnen in Seitenlage zu liegen, das ist für die Nieren sehr viel besser. Ich komme immer wieder darauf zurück, daß die aortokavale Kompression, in diesem Falle die Kompression der Aorta, sehr schlecht ist. Eine gute Diät mit viel Protein, Seitenlage und Ruhe macht einen großen Unterschied. Die Frauen fühlen sich sehr viel besser, die Präeklampsie nicht mehr so schlimm und Eklampsieanfälle sehen wir nur noch sehr selten.

Saling: Ich kann das für den europäischen Raum weitgehend bestätigen. Die Eklampsie ist sehr viel seltener geworden, die Präeklampsie, oder wie wir sagen, die EPH-Gestose, ist hinsichtlich ihrer schweren Ausprägung auch seltener geworden. Hier spielt unter anderem auch die verbesserte Schwangerenvorsorge eine Rolle, weil man bereits sehr viel früher, bei der beginnenden Blutdrucksteigerung oder der zu starken Gewichtszunahme, Konsequenzen zieht als z.B. vor 20 Jahren.

Janisch: Ich kann das nur unterstreichen, was Sie hier sagen. Entscheidend ist, daß man die ersten Symptome in die Richtung einer Präeklampsie benutzt, um eine stationäre Behandlung zu empfehlen. Das aber in den Griff zu bekommen, ist trotz Verbesserung der Schwangerenvorsorge die Schwierigkeit. Uns gelingt es, das muß ich ehrlich sagen, nicht total.

Schaer: Es ist aus Ihrem Dia nicht ganz klar herausgekommen, daß die Therapie der Eklampsie die Entbindung ist! Dies natürlich unter der Voraussetzung, daß die Mutter zur Entbindung relativ gefahrlos gebracht werden kann. Aber noch einmal, damit das ganz klar ist:

Therapie ist die Entbindung und nicht die zahlreichen Maßnahmen, die in vielen Kliniken dann die notwendige Entbindung verzögern.

Ein Zweites dazu: der alveolo-arterielle Gradient ist bei der Eklampsie verändert. Dazu führt sehr oft diese Distraneurininfusion, die die Patientinnen so somnolent machen, daß sie eben dann durch die Bronchorrhoe auch nicht mehr richtig atmen. Hier könnte man mit atemtherapeutischen Maßnahmen sehr sinnvoll eingreifen. Das Heparin wird in der ganzen Literatur immer wieder herangezogen man könnte theoretisch sagen, wunderbar! Praktisch ist es für Heparin meistens zu spät, wenn Sie den Gerinnungsstatus haben. Und es ist nur noch gefährlich, das Heparin noch anzuwenden.

Janisch: Selbstverständlich stimmt das und ich habe es auch betont, aber vielleicht ist das untergegangen. Sicherlich ist die Entbindung das Vordringliche. Aber man sollte auch bestrebt sein, daß die Frau sich nicht gerade in einem Schockzustand befindet. Von Distraneurin sind wir in der Zwischenzeit bereits abgekommen. Was das Heparin betrifft, so ist es ein zweischneidiges Schwert. Wir sind ja lange Jahre hindurch Verfechter der Heparintherapie gewesen, allerdings nicht im Endstadium, sondern im Frühstadium der Eklampsie.

N.N: Eine Frage nach der PDA, wann und wie machen Sie das? Es ist doch bekannt, daß zu den Kontraindikationen psychisch unruhige Patienten gehören. Und wann heparinisieren Sie diese Patientinnen, vor oder nach der PDA?

Janisch: Wenn eine Epiduralanaesthesie vorgesehen ist, wird überhaupt nicht heparinisiert, sondern dies post festum vorgenommen, wenn es noch erforderlich sein sollte. Diese Epiduralanaesthesie ist in erster Linie nicht für die eklamptische gedacht, dort würden wir mit dieser Maßnahme ja einen Stimulus setzen, der unter Umständen weitere Krampfanfälle auslöst. Wir wenden die PDA überwiegend bei den präeklamptischen Patientinnen an.

Marx: Wir verwenden die PDA bei der Eklampsie nicht, solange die Patientin krampft. Wenn die Krämpfe aufhören und die Frau im Koma ist, dann frage ich sie überhaupt nicht, ob sie es haben will, dann ist es für mich eine Behandlung und nicht eine Anaesthesie. Ich erinnere mich, kürzlich haben wir eine Patientin gehabt, die innerhalb von 20 min 2 Anfälle trotz sehr großer Dosen von Magnesiumsulfat hatte. Nach Ende des Krampfes habe ich sie herumgedreht und die Periduralanaesthesie selbst gemacht und nicht meinem Resident gegeben. Die Patientin ist bald aufgewacht und sie hatte keinen Anfall mehr, nach 8 Stunden Wehen kam es zur Spontanentbindung. Die Mutter war glücklich und das Kind in gutem Zustand. Es war wie ein Wunder, jeder war sehr begeistert.

Wiederbelebung des Neugeborenen

W. Dick

Die größte Gefahr für ein Menschenleben geht bekanntlich von den ersten 24 Lebensstunden aus. Es muß daher alles unternommen werden, um diese Risikophase so problemlos wie möglich zu überbrücken.

Die sinnvolle und effektive Überbrückung ist davon abhängig, ob die Beurteilung der Übergangssituation adäquat und lückenlos erfolgt, und ob aus dieser Beurteilung adäquate Schlußfolgerungen gezogen werden.

Die *Erstversorgung* des nicht asphyktischen Neugeborenen (Apgar 10–8) in Form von Schutz vor Wärmeverlusten, Sekretdrainage durch Kopftieflagerung, Absaugen von Mundhöhle und Nasen-Rachen-Raum sowie Verbringung in einen wärmegeschützten Inkubator oder ähnliches hat bis heute ihre volle Gültigkeit behalten. Bei operativen Entbindungen wie etwa der Sectio caesarea sollte zur Routine werden, das Neugeborene noch vor der Nabelschnurdurchtrennung mit einem sterilen Katheter gründlich abzusaugen, um die versehentliche Aspiration von Schleim, Blut und gegebenenfalls Mekonium auf dem Transport zwischen Operationstisch und Versorgungsplatz zu eliminieren. Die gleichen Maßnahmen werden bei der vaginalen Entbindung ohnehin angewendet.

Nicht geklärt ist die Reihenfolge des Absaugens, d.h. die Frage, ob primär der Mund-Rachen-Raum und dann der Nasen-Rachen-Raum oder primär der Nasen-Rachen-Raum und dann der Mund-Rachen-Raum abgesaugt werden sollen. Davon kann das Aspirationsrisiko unter Umständen entscheidend beeinflußt werden.

Obligatorisch schließt die Versorgung des nicht asphyktischen Neugeborenen mit der Sondierung des Ösophagus unter der Luftprobe ab (Abb. 1) [6, 9, 12, 17].

Die Versorgung des mäßig gestörten Neugeborenen konzentriert sich auf solche mit Apgar-Zahlen zwischen 5 und 7. Ein derartig eingeschränkter Apgar-Wert ist jedoch keinesfalls immer mit einer schweren Azidose oder Hypoxie gleichzusetzen, er kann durchaus auch als Folge der Restwirkung einer Analgesie oder Anaesthesie der Mutter entstehen. In diesen Fällen ist zwar die Elimination dampf- und gasförmiger Anaesthetika durch künstliche Beatmung indiziert, keinesfalls jedoch routinemäßig eine intensive Puffer- oder Schocktherapie. Eine mäßiggradige Asphyxie wird gelegentlich auch als „blaue Asphyxie" bezeichnet, weil das Neugeborene eine blaue Hautfarbe aufweist [5]. Atembewegungen sind relativ selten, die Herzfrequenz ist zufriedenstellend. Eine Verschlechterung tritt regelmäßig nach wenigen Minuten ein, da die geringen Sauerstoffvorräte, die das Neugeborene noch aus der mütterlichen Versorgung während der letzten Geburtsphase übernommen hat, zur Neige gehen. Diese Sauerstoffvorräte können durch O_2-Atmung und -Beatmung restauriert werden. Dazu wird nach den ersten Maßnahmen – Absaugen und Wärmeschutz – eine Inspirationsluft zusätzlich mit Sauerstoff angereichert, wenn trotz ausreichender Spontanatmung

Absaugen

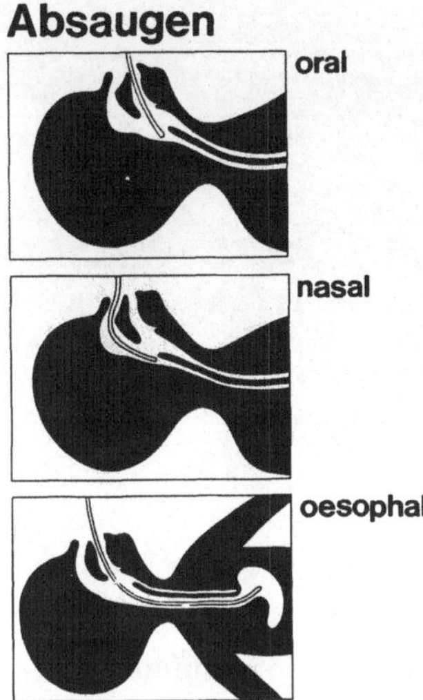

Abb. 1. Prinzipien des Absaugens im Rahmen der Erstversorgung des Neugeborenen

eine leichte Zyanose bestehen bleibt bzw. die Etablierung der übrigen Funktionen verzögert ist. Die Vermeidung zu hoher Sauerstoffkonzentrationen ist einer der kritischen Punkte in der Neugeborenenreanimation. Seit langem liegen Hinweise dafür vor, daß auch kurzfristige extreme Überschreitungen kritischer Grenzen (etwa 100 Torr im arteriellen Blut) zu retinaler Vasokonstriktion, zu Lungenveränderungen etc. führen können [1, 14].

Die *künstliche Beatmung* über ein Masken-Ventil-Beutelsystem wird dann erforderlich, wenn die Spontanatmung des Neugeborenen für einen suffizienten Gasaustausch quantitativ nicht ausreicht. Dies ist in aller Regel der Fall bei der Versorgung des schwergestörten asphyktischen Neugeborenen mit Apgar-Werten zwischen 4 und 1.

Die respiratorische Depression wird jetzt durch eine Herz-Kreislauf-Dekompensation oder gar einen Herz-Kreislauf-Stillstand kompliziert.

Bei schwerstasphyktischen Neugeborenen muß davon ausgegangen werden, daß die Atmung nicht zeitgerecht und nicht in erforderlichem Umfang in Gang kommt, eine schwere Hypoxie vorliegt, eine schwere metabolische und gegebenenfalls respiratorische Azidose entstanden und ein Schock oder gar ein Herzstillstand aufgetreten sind. Generell sollte beim schwerstasphyktischen Neugeborenen der stets erforderlichen Intubation eine kurzfristige Phase der Masken-Beatmung mit Sauerstoff vorgeschaltet werden. Das Neugeborene kommt nämlich mit einer massiven Hypoxie und Hyperkapnie zur Welt. Durch die Zeitverzögerung, die die endotracheale Intubation – insbesondere unter Notfallbedingungen und bei Ungeübten – immer mit sich bringt, wird die Phase der Hypoxie unnötig verlängert. Die sofortige Beatmung mit Sauerstoff über die Maske kann jedoch Sauerstoffreserven beim Feten aufbauen, die dann eine endotracheale Intubation zwar unter dem Aspekt der Dringlichkeit, aber außerhalb der Notfallsituation, möglich macht [10].

Bis vor kurzer Zeit wurden zur Entfaltung der Neugeborenenlunge empfohlen
a) die Aufteilung in Entfaltungs- und Beatmungsphase
b) die positiv-negative Druckbeatmung [16].

Beide Verfahren sollten in den Hintergrund treten, seit die Möglichkeit besteht, initial mit positiv endexspiratorischen Drücken um 5 cm WS zu beatmen. Dazu läßt sich z.B. ein

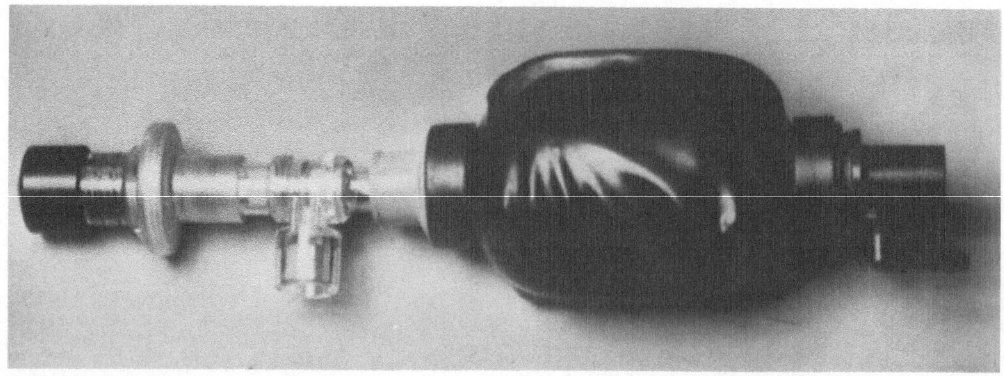

Abb. 2. Baby-Beatmungsbeutel mit PEEP-Ventil

Baby-Beatmungsbeutel mit einem einfachen PEEP-Zusatzventil versehen, das stufenlos zwischen 0 und 10 cm endexspiratorischen Druckes zuläßt (Abb. 2).

In tierexperimentellen Untersuchungen haben wir gezeigt, daß die Compliance- und PO_2-Werte als Indikator einer raschen suffizienten Oxygenierung sich am markantesten mit der primären PEEP-Beatmung verbessern ließen, während die positiv-negative Druckbeatmung am schlechtesten abschnitt (Abb. 3 und 4) [7].

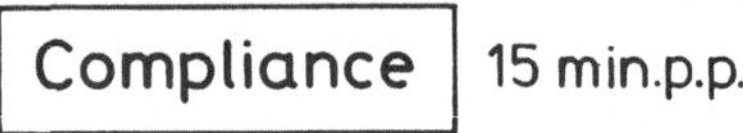

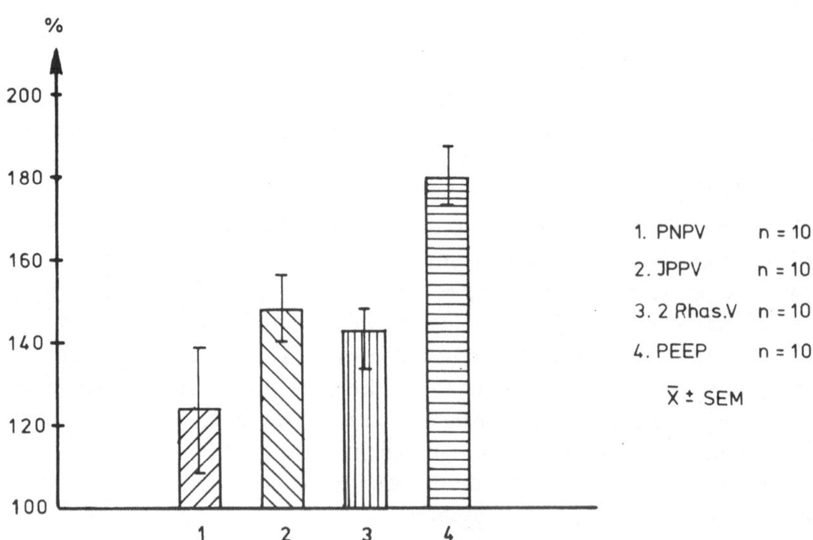

Abb. 3. Vergleichende tierexperimentelle Untersuchungen zum Aufbau einer adäquaten Compliance unter dem Einfluß verschiedener Beatmungsverfahren

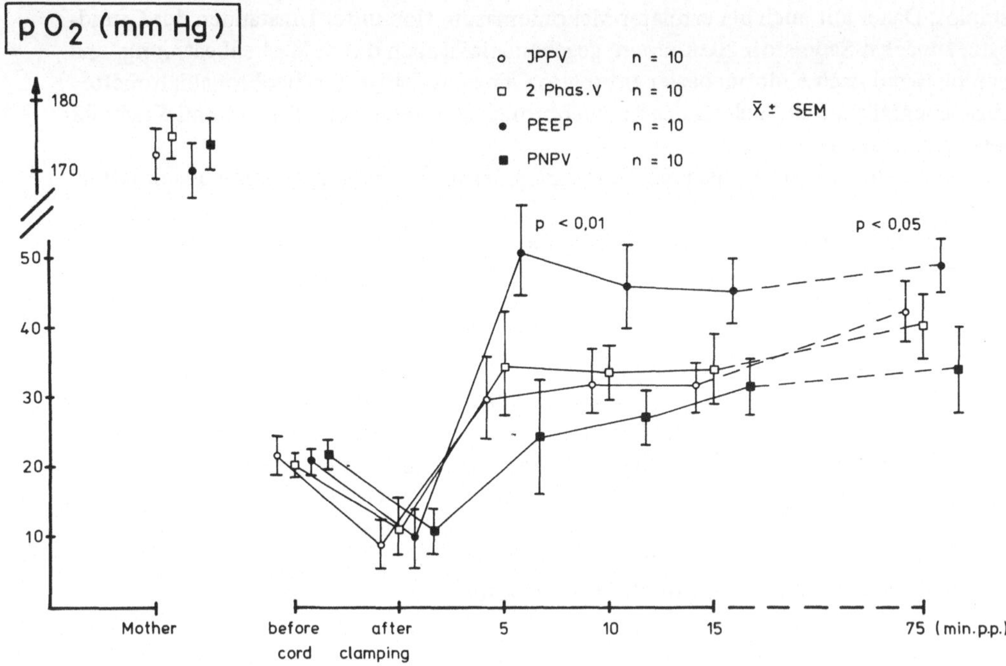

Abb. 4. Vergleichende tierexperimentelle Untersuchungen zur Oxygenierung (PaO_2) unter dem Einfluß verschiedener Beatmungsverfahren

Die therapeutische Empfehlung, die aus diesen Untersuchungen folgt, sollte unseres Erachtens lauten, die primäre respiratorische Reanimation des Neugeborenen vorzugsweise mit positiv endexspiratorischen Drücken zwischen 3 und 5 cm WS durchzuführen [7, 17]. Für praktische Belange sei darauf hingewiesen, daß bei sehr hohen Kompressionsdrücken der verbleibende, direkt auf Bronchien und Alveolen einwirkende Druck, noch ausreicht, um zu einer Alveolarruptur zu führen. Man sollte daher inspiratorische Drücke von 10–15 cm WS nicht überschreiten. Dies ist jedoch unter dem Aspekt der geänderten Beatmungsempfehlungen nicht nötig, Druckspitzen um 30, 40 oder mehr cm H_2O sollten überflüssig sein, da der Rekollaps der Alveolen in der Exspirationsphase durch die Einschaltung von positiv endexspiratorischem Druck entfällt [15, 23, 24].

Die frühzeitige Einschaltung positiv endexspiratorischer Drücke erlaubt darüber hinaus die frühzeitige Reduktion der inspiratorischen Sauerstoffkonzentration aus gefährlichen Bereichen heraus.

Gelegentlich sind bei asphyktischen Neugeborenen im Mund- und Rachenraum befindliche Sekrete dick, zähflüssig, gegebenenfalls mit Mekonium vermischt. Die Aspiration dieses Materials in tiefe Lungenabschnitte sollte durch die primäre Absaugung des Nasen-Rachen-Raumes verhindert werden. Hat eine Aspiration jedoch bereits stattgefunden, so müssen die tiefen Lungenabschnitte unter Zuhilfenahme der endotrachealen Intubation ebenfalls abgesaugt werden. Die Notwendigkeit der intensiven Tracheobronchialtoilette darf jedoch – gerade beim schwerstasphyktischen hypoxischen Neugeborenen – nicht von der Notwendigkeit einer baldmöglichen Beatmung ablenken. Eine exzessive Bronchialtoilette bei einem Neugeborenen mit Herz-Kreislauf-Stillstand infolge fehlender Sauerstoffzufuhr ist sinnlos. Daher gilt auch bei erfolgter Mekoniumaspiration unter Umständen der Grundsatz, zunächst Sauerstoff zuzuführen, gegebenenfalls auch durch Maskenbeatmung, und anschließend nach endotrachealer Intubation eine ausgiebige Tracheobronchialtoilette, gegebenenfalls durch Spülung des Tracheobronchialsystems mit Albumin und Kochsalzlösung, anzuschließen [4, 6].

Medikamente und Infusionen im Rahmen der primären Neugeborenenreanimation beinhalten

a) alkalisierende Lösungen zur Puffertherapie,
b) Glukose zur Energiezufuhr,
c) Volumenersatzmittel,
d) Antidote,
e) Medikamente zur Unterstützung der kardialen und kardiopulmonalen Reanimation sowie
f) Medikamente zur Therapie von Krämpfen und zur Prophylaxe von Blutungen (Abb. 5 und 6).

Aus der Vielfältigkeit der Medikation sollten nur die Aspekte herausgegriffen werden, für die in letzter Zeit eine Änderung der therapeutischen Empfehlungen eingetreten ist [6, 9, 12, 13, 18].

Alkalisierende Lösungen zur Puffertherapie

Jedes Neugeborene kommt bekanntlich mit einer mehr oder minder ausgeprägten metabolischen und respiratorischen Azidose zur Welt. Allein durch die adäquate Beatmung kann die respiratorische Azidose beseitigt und gleichzeitig der Base-Excess innerhalb von 5–10 min nach der Geburt um ca. 10 mval/l gesenkt werden. Um diesen Betrag wird folglich auch die metabolische Azidose reduziert.

Neben der respiratorischen Reanimation verbessert auch die zirkulatorische Reanimation mit Volumenersatzmitteln, wie 5%igem Humanalbumin, der Applikation von Glukose, etc., die Kompensationsmechanismen des Neugeborenen deutlich, das Ausmaß der Azidose wird weiter reduziert. Schließlich ist die Sauerstoffabgabe im Gewebe im leicht sauren Milieu

	NOTFALLMEDIKAMENTE ZUR NEUGEBORENENREANIMATION 1			
	NATRIUMBIKARBONAT	NALOXON	GLUKOSE	ATROPIN
DOSIS	$\frac{BE - 10}{2}$	0,005 - 0,02 MG/KG	1 - 2 G/KG	0,01 - 0,03 MG/KG
INDIKATION	AZIDOSE	ATEMDEPRESSION (OPIAT)	HYPOGLYKÄMIE	BRADYKARDIE
APPLIKATION	I.V.-INFUSION	I.V. / I.M.	I.V.	I.V.
NEBENWIRKUNGEN	ALKALOSE HYPEROSMOLARES SYNDROM	–	–	TACHYKARDIE

Abb. 5. Medikamente zur Neugeborenenreanimation 1

NOTFALLMEDIKAMENTE ZUR NEUGEBORENENREANIMATION 2				
	ALUPENT	ADRENALIN	KALZIUMGLUKONAT	DOPAMIN
DOSIS	0,1 MG/KG	0,01 - 0,1 MG/KG	100 MG/KG	0,005 - 0,05 MG/KG/MIN
INDIKATION	BRADYKARDIE ASYSTOLIE	BRADYKARDIE ASYSTOLIE	LOW OUTPUT	LOW OUTPUT
APPLIKATION	I.V.	I.V.	I.V.	I.V.
NEBENWIRKUNGEN	TACHYKARDIE ARRHYTHMIE	TACHYKARDIE ARRHYTHMIE HYPERTENSION	BRADYKARDIE ARRHYTHMIE	ARRHYTHMIE

Abb. 6. Medikamente zur Neugeborenenreanimation 2

deutlich besser als unter alkalischen Bedingungen. Dies alles spricht dafür, Natriumbikarbonat nur dann noch einzusetzen, wenn respiratorische Reanimation, zirkulatorische Reanimation, Glukose, etc. keinerlei Besserung der Situation herbeiführen können. Unter diesen Bedingungen ist die gezielte Puffertherapie der Blindpufferung deutlich überlegen und sollte heute — wo immer möglich — bevorzugt werden. Die aus der Kenntnis des Säuren-Basen-Status kalkulierte Puffermenge kann nach der einfachen Formel: Base-Excess —10:2 errechnet werden. Diese Empfehlung trägt im Gegensatz zu der Empfehlung zur Blindpufferung 2 mval/kg KG der Forderung Rechnung, von einer errechneten Puffermenge primär lediglich die Hälfte zu applizieren, da allein durch die Applikation des Puffers auch die körpereigenen Kompensationen wieder in Gang gesetzt werden. In jedem Falle muß die alkalisierende Pufferlösung mit der doppelten Menge einer 5%igen Glukose verdünnt und über mindestens 10 min infundiert werden, die *Bolusinjektion* alkalisierender Pufferlösungen sollte obsolet sein [2, 3, 6, 9, 11, 12, 18, 22].

Auch jeder Volumenmangel imponiert beim Neugeborenen der Asphyxie. Wie beim Erwachsenen besteht die Therapie des Volumenmangelschocks in erster Linie in der Wiederauffüllung des Kreislaufs. Optimale Volumenersatzlösungen für die Neugeborenreanimation sind 5%iges Humanalbumin und gegebenenfalls Blut. Die geschätzten Substitutionsmengen liegen in der Größenordnung von 5—15 ml/kg KG und mehr.

Die *Therapie des Herz-Kreislauf-Stillstandes* beim Neugeborenen ist in Form von Beatmung und Herzmassage weitgehend identisch mit der des Erwachsenen. Während über die empfohlenen Beatmungs- und Massagefrequenzen, nämlich 30—40/min bzw. 100—120/min weitgehend Einigkeit besteht, hat die American Heart Association erst jüngst wieder unter Hinweis darauf, daß entsprechende Untersuchungen fehlen, empfohlen, eine Rate von 1:5 einzuhalten, obwohl ein Verhältnis von 40 Beatmungen/min zu 120 Kompressionen/min ein Verhältnis von 1:3 nahelegt.

In eigenen tierexperimentellen Untersuchungen [21] zeigten unter einer Beatmungsfrequenz von 40/min anstelle von 30 die Parameter des Gasaustausches eine deutliche Verbesserung, die CO_2-Abgabe als Gradmesser eines Reanimationserfolges sowie die arteriellen Druckwerte etc. ließen bei einem Beatmungs-Kompressions-Verhältnis von 1:3 zumindest keine Verschlechterung gegenüber einem schon didaktisch uneinsichtigen Verhältnis von 1:5 erkennen. Allein aus diesen Gründen sollte die kardiopulmonale Reanimation beim Neugeborenen durch die Einführung dieser geänderten Relation angestrebt werden (Abb. 7 und 8) [12].

Im übrigen ist die Herzmassage nur in extrem seltenen Fällen erforderlich, da das Neugeborene in der Regel rasch auf eine adäquate respiratorische Reanimation reagiert.

Zur Herzmassage haben Untersuchungen von Todriss und Rogers [20] sowie Thaler und Stobie [19] den Schluß nahegelegt, anstelle der bisher generell empfohlenen Zweifingerkompressionsmethode im unteren oder mittleren Sternumbereich eher die Methode zu verwenden, nach der das Neugeborene von kaudal her mit beiden Händen umgriffen wird und sich die beiden Daumen in Sternummitte treffen. Mit dieser Methode gelingt es, das Sternum 2–3 cm zu komprimieren und zugleich die effektivsten systolischen Drücke bei geringstmöglichen Verletzungen zu erreichen (Abb. 9).

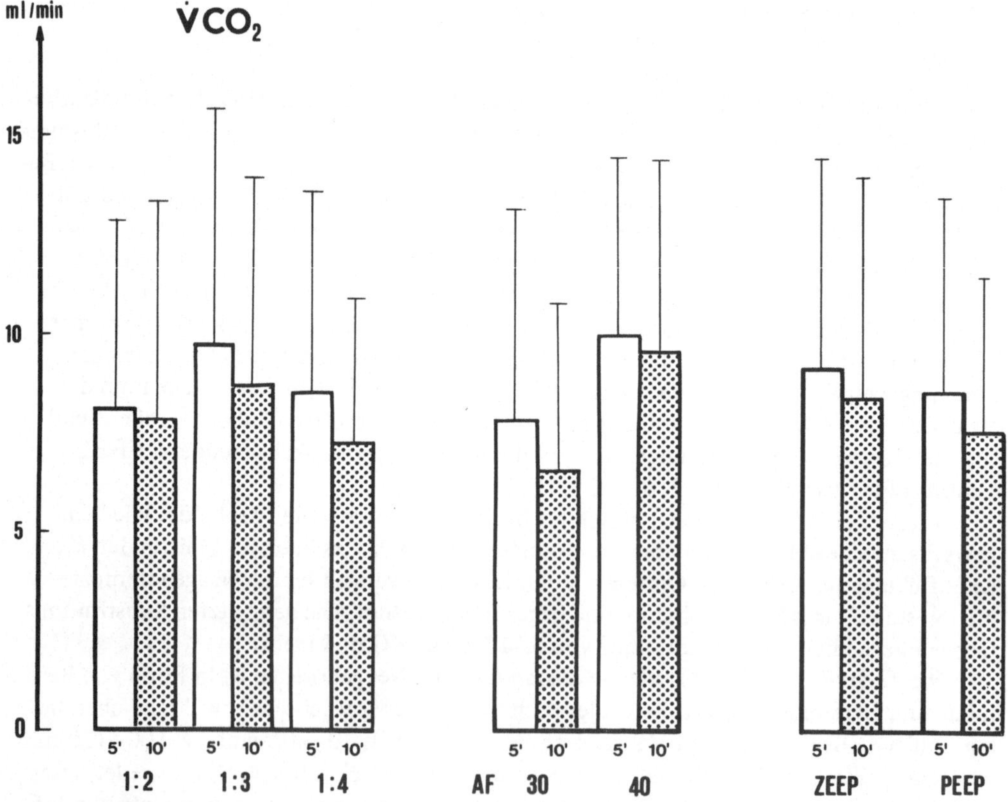

Abb. 7. Tierexperimentelle Befunde zur kardiopulmonalen Reanimation. CO_2-Produktion unter dem Einfluß verschiedener Ventilations-/Kompressions-Verhältnisse und Atemfrequenzen sowie unter dem Einfluß von ZEEP- oder PEEP-Beatmung. Die Ziffern 5 min bzw. 10 markieren jeweils die Befunde nach 5- bzw. 10minütiger Reanimation. Die Relationen 1:2, 1:3, 1:4 etc. beziehen sich auf das Beatmungs-/Kompressions-Verhältnis. AF = Atemfrequenz/min

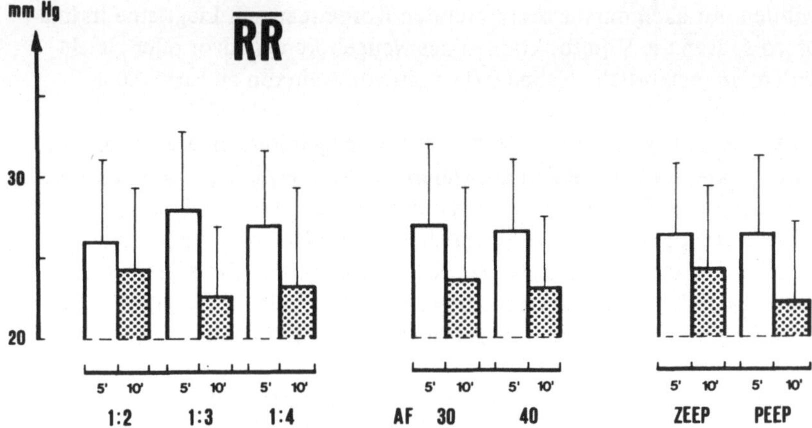

Abb. 8. Tierexperimentelle Befunde zur kardiopulmonalen Reanimation des Neugeborenen. Mittlere arterielle Druckwerte. Einzelheiten s. Legende zu Abb. 7

Morphinantagonisten zur Aufhebung einer medikamentös bedingten Atemdepression sind grundsätzlich nur dann indiziert, wenn eine Atemdepression durch die Gabe von Morphin oder morphinähnlichen Substanzen an die Mutter ausgelöst wurde. Es liegen inzwischen Hinweise dafür vor, daß Feten und Neugeborene in kritischem Zustand durch die Applikation von Naloxon verschlechtert werden können. Man versucht das dadurch zu erklären, daß Feten und Neugeborene in Abhängigkeit vom Geburtstrauma Endorphine produzieren, die möglicherweise zum Selbstschutz dienen, die aber durch die Applikation von Naloxon schlag-

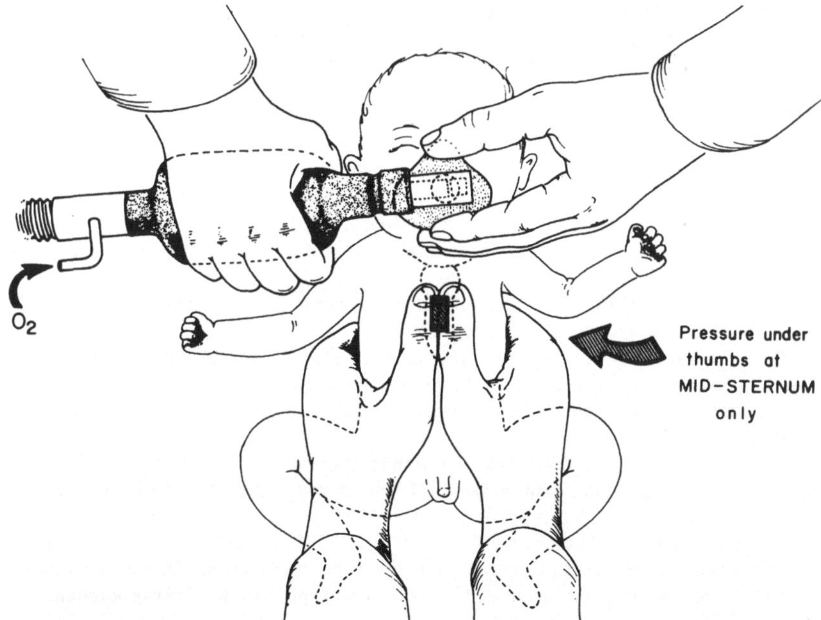

Abb. 9. Empfohlene Technik zur Herzmassage des Neugeborenen, entnommen aus Todres und Rogers (1975)

artig antagonisiert würden mit allen daraus resultierenden Konsequenzen. Liegt eine Indikation für Naloxon vor, so sollten die Vitalfunktionen des Neugeborenen zuvor oder gleichzeitig stabilisiert werden, um gefährliche Nebenwirkungen von Naloxon zu vermeiden [8].

Wie beim Erwachsenen, so liegen auch teilweise für die Neugeborenenreanimation nur in beschränktem Umfang experimentell gesicherte Daten vor. Dies erklärt die ständige Unsicherheit und den Wandel in den Empfehlungen zeitweise von Jahr zu Jahr. Nicht gesichert, eher fraglich, ist der Wert der sogenannten Barbiturattherapie im Rahmen der primären Neugeborenenreanimation. Sie stellt bis heute keine Neuerung dar und sollte derzeit nicht als Routinemaßnahme verwendet werden. Ebenso fraglich sind derzeit für die primäre Reanimation Dexamethason, Furosemid, etc. Auch sie gehören nicht zur Standardtherapie der Reanimation.

Es gilt derzeit, die realen Fortschritte der Neugeborenenreanimation allgemein zugänglich zu machen und insbesondere die in den geburtshilflichen Bereichen Verantwortlichen, Geburtshelfer, Anaesthesisten und Pädiater, in den einschlägigen Methoden der Neugeborenenreanimation ausreichend zu trainieren.

Literatur

1. Aranda JV, Saheb N, Stern L, Avery ME (1971) Arterial oxygen tension and retinal vasoconstriction in newborn infants. Amer J Dis Child 122:189
2. Arvidsson S, Häggendal E, Winsö I (1981) Influence on cerebral blood flow of infusion of sodium bicarbonate during respiratory acidosis and alkalosis in the dog. Acta anaesth scand 25:146
3. Arvidsson S, Häggendal E, Winsö I (1981) Effects on cerebral blood flow in infusion of hyperosmolar saline during cerebral vasodilation in the dog. Acta anaesth scand 25:153
4. Brown BL, Gleicher N (1981) Intrauterine meconium aspiration. Obtetrics & Gynecology 57:26
5. Cochran WD Colors of the newborn. Postgraduate Medicine, May 1971, p 206
6. Dick W, Traub E (1981) Gibt es Fortschritte bei der Erstversorgung von Neugeborenen? Notfallmedizin 7:303
7. Dick W, Milewski P, Lotz P, Ahnefeld FW (1978) A new positive end-expiratory pressure valve for manually operated artificial ventilation. Resuscitation 6:1
8. Goodlin RC (1981) Naloxone and its possible relationship to fetal endorphin levels and fetal distress. Am J Obstet Gynecol 139:16
9. Gregory GA (1975) Resuscitation of the newborn. Anesthesiology 43:225
10. Hernández MJ, Hawkins RA (1979) Regional cerebral blood flow during neonatal asphyxia. Anesthesiology 51:295
11. Johnson GH, Brinkman CR, Assali NS (1972) Response of the hypoxic fetal and neonatal lamb to administration of base solution. Am J Obstet Gynecol 114:914
12. Lemburg P (1980) Die Erstversorgung des Neugeborenen im Kreißsaal. In: Harnack (ed.) Therapie der Krankheiten des Kindesalters, p. 1. Springer, Berlin Heidelberg New York
13. Mirkin BL (1975) Perinatal pharmacology: Placental transfer, fetal localization, and neonatal disposition of drugs. Anesthesiology 43:156
14. Riegel K, Lemburg P (1980) Atemstörungen des Neugeborenen (nach der Erstversorgung im Kreißsaal). In: Harnack (ed.) Therapie der Krankheiten des Kindesalters, p. 5. Springer, Berlin Heidelberg New York
15. Rosen M, Vaughan RS, Mapleson WW, Laurence KM, Hillard EK (1981) A new approach to artificial expansion and ventilation of the lung in the severely asphyxiated neonate. Br J Anaesth 53:249
16. Semm K, Kress D (1971) Zur Technik der Alveolarentfaltung beim asphyktischen Neugeborenen. Anästh prax 6:35
17. Shaffer TH, Koen PA, Moskowitz GD, Ferguson JD, Delivoria-Papadopoulos M (1978) Positive end expiratory pressure: effects on lung mechanics of premature lambs. Biol Neonate 34:1

18. Storm W (1981) Pathophysiologie und Therapie der Neugeborenen-Asphyxie. Geburtsh. u. Frauen-
     heilk 41:120
19. Thaler MM, Stobie GH (1963) An improved technic of external cardiac compression in infants and
     young children. New Engl J Med 269:606
20. Todres ID, Rogers MC (1975) Methods of external cardiac massage in the newborn infant. Journ
     Pediatrics 86:781
21. Traub E, Dick W, Altemeyer K-H, Lotz P Untersuchungen zur Relation zwischen Beatmung und
     Herzmassage im Rahmen der kardiopulmonalen Reanimation Neugeborener. Vortrag Internatio-
     nales Symposion über Lebensrettung. Mainz, 6.–8. 3. 1980
22. Vaughan RS, Mapleson WW, Rosen M, Laurence KM (1980) Minimum artificial lung expansion
     necessary for resuscitation of the newborn lamb. Brit J Anaesth 52:189
23. Wheeler AS, Sadri S, Gutsche BB, DeVore, JS, David-Mian Z, Latyshevsky H (1979) Intracranial
     hemorrhage following intravenous administration of sodium bicarbonate or saline solution in the
     newborn lamb asphyxiated in utero. Anesthesiology 51:517
24. Wiener PC, Hogg MI, Rosen M (1979) Neonatal respiration, feeding and neuro behavioural state.
     Anaesthesia 34:996

Diskussion

Saling: Vielen Dank, Herr Dick, für diese gute Übersicht. Da das eines der ersten Gebiete war,
mit dem ich mich beschäftigt habe, werden Sie sicher verstehen, daß ich kurz einige Bemerkungen machen möchte. Ich bin etwas unglücklich über Ihre Terminologie, denn das haben
wir in 15–20jähriger Arbeit mit Mühe und Not versucht, zu eliminieren und jetzt fangen
Sie an, Begriffe wie „Blaue Asphyxie", und „Blasse Asphyxie" wieder einzuführen. Es ist
ja sicher was dran, sonst wären diese Begriffe nicht entstanden, aber in vielen Fällen stimmt
das alles nicht und wir sollten versuchen, etwas mehr Klarheit hineinzubringen, sonst gibt
es erneut wieder Konfusionen. Eine „Asphyxie" ist ja von den Physiologen klar definiert
worden, als eine Hypoxie, Hypoxämie mit Azidose. Wenn ich bei einem Neugeborenen bin,
das, wie wir es nennen, primär im Depressionszustand geboren wird, dann muß ich erst
einmal differenzieren, ist das wirklich eine Asphyxie? Wenn ein Kind annarkotisiert geboren wird und kommt in berufene Hände und wird sofort richtig versorgt, ist dieses Kind niemals
asphyktisch gewesen. Nach Ihrer Definition ist es aber asphyktisch! Deshalb ist es besser,
von einem Kind, das beeinträchtigt ist, zunächst einmal von einem Depressionszustand
zu sprechen. Wir haben ja ganz klare Grenzen gezogen, wieviel Punkte gehören zu einem
Depressionszustand, wir können zwischen leichten, mittelgradigen und schweren Depres-
sionszuständen unterscheiden, das läßt sich mit dem APGAR-Schema in Einklang bringen. Dann sollte es obligat werden, bei jedem Neugeborenen einen Nabelschnurarterien-
pH zu messen. Ist ein Kind nun deprimiert und azidotisch, dann können Sie gerne, wenn es
unbedingt sein muß, von „Asphyxie" sprechen. Viel besser ist es aber immer von einem
„deprimierten" Kinde zu sprechen. Es wäre gut, wenn die Anaesthesisten, als die Spezialisten für Wiederbelebung, diese Terminologie übernehmen würden.

Ihre Empfehlung, primär mit der Maske zu beatmen, halte ich nicht für gut. Wenn einer
gut intubieren kann, dann fordere ich immer die sofortige Intubation. Wenn Sie jetzt wieder sagen, primäre Maskenbeatmung wäre gut und intubiert werden soll später, dann werden
auch die Geübten ihre Technik ändern und das finde ich nicht gut. Zweifellos ist es besser,
wenn der Ungeübte erst einmal mit der Maske arbeitet, besser als wenn er gar nichts macht,
oder falsch intubiert.

Dann zur Therapie der Azidose: Wichtig ist die primäre Bolus-Injektion zur „Blindpufferung." (Band-Mitschnitt für ca. 2 min nicht auswertbar)...
Dick: Ich wollte eigentlich darauf hinweisen, daß eine Asphyxie in der alten Terminologie nicht notwendigerweise dann vorliegt, wenn ein Neugeborenes aus einer anästhesierten Mutter entwickelt wird, und daß eine Atemdepression keineswegs eine Asphyxie bedeutet. Ich habe auch diese Begriffe nicht selbst wieder in die Diskussion bringen wollen, sondern unsere pädiatrischen Kollegen erwähnen sie jetzt wieder in neueren Übersichtsarbeiten. Dann müßten wir uns vielleicht dazu durchringen, die Frage nach der Terminologie noch einmal durchzudiskutieren.

Die Bolusinjektion von Bicarbonat, das wissen wir aus der Erwachsenenreanimation, führt zu erheblichen Osmolalitätsanstiegen und dies kann Hirnblutungen provozieren. Ich würde meinen, was wir beim Erwachsenen vermeiden, sollten wir beim Neugeborenen auch nicht tun. Ich weiß, daß diese Angelegenheit kontrovers diskutiert wird, bin aber der Auffassung, da wir in der Puffertherapie ohnehin schon sehr vorsichtig geworden sind und uns mehr auf die Betonung der respiratorischen Reanimation als erstes konzentrieren, hätten wir die Zeit gewonnen, um im Verdachtsfalle langsam den Puffer zu infundieren, wenn wir es dann doch für notwendig halten. Selbst wenn es im Augenblick nicht Hundertprozentig gesichert ist, meine ich, wäre es eine Vorsichtsmaßnahme, die angezeigt ist.
Brückner: Ich halte den Vorschlag, immer gleich zu intubieren, für falsch. Gerade der Erfahrene kann ein Neugeborenes auch sehr effektiv mit der Maske beatmen. Diese Beatmung kann ohne Zeitverlust nach einer kurzen Mundtoilette schon Sekunden post partum beginnen. Die Entscheidung, das Kind zu intubieren, sollte erst nach sorgfältiger Beobachtung des APGAR-Wertes zur 1. bzw. 5. min stattfinden. Liegt der 1-Minuten-Apgar-Wert unter 4, ergibt die Auskultation keine ausreichende Entfaltung der Lungen und Verdacht auf Aspiration, zeigt das Kind 5 min p.p. immer noch eine wesentlich eingeschränkte Atemfunktion, so daß eine Dauerbeatmung evtl. indiziert ist, ist natürlich die Intubation mit einer Tracheobronchialtoilette und anschließender Beatmung über den Tubus sicher angezeigt. Auch in der Hand des Erfahrenen kann eine Intubation, besonders wenn gleich der nasotracheale Weg gewählt wird, bis zu 30 sec dauern; auch der Erfahrene kann, besonders bei kleinen Neugeborenen traumatisierend intubieren. Die Empfehlung, ohne Ausnahme jedes deprimierte Kind gleich zu intubieren unter Verzicht auf eine initiale Maskenbeatmung bedeutet einen Zeitverlust, der zu einer Verstärkung der Azidose führen kann. Viele deprimierte Kinder erholen sich nach einer effektiven Maskenbeatmung sehr schnell, die respiratorische und auch die metabolische Azidose nimmt ab und eine Intubation mit anschließender Dauerbeatmung braucht nicht mehr erwogen werden.

Eine effektive Maskenbeatmung ist auch bei Kindern nicht einfach. Deshalb sollte die primäre Reanimation – dies gilt besonders für Maskenbeatmung und Intubation – möglichst vom erfahrensten Mitglied des Reanimationsteams und das ist ohne Zweifel der Anaesthesist – vorgenommen werden. Ein deprimiertes Kind ist ein schlechtes Objekt zum Üben für einen in diesen Techniken weniger vertrauten Pädiater oder Geburtshelfer. Allerdings rufen wir unsere Pädiater frühzeitig, wenn wir ein deprimiertes Kind erwarten oder eine Verlegung auf die neonatologische Intensivstation angezeigt ist, um Transportverzögerung und Hypothermie zu vermeiden, führen aber die primäre Reanimation immer selbst durch.

Sicher vermieden werden sollte eine insuffiziente Maskenbeatmung und Intubationsversuche, die länger als 30 sec dauern. Wer nicht täglich das Intubieren übt, braucht beim deprimierten Kind dafür zu lange und schädigt das Neugeborene durch die insuffiziente therapeutische Maßnahme zusätzlich.

Neumark: Ich möchte nur zu der Diskussion: „Zuerst intubieren oder zuerst mit der Maske beatmen?" noch etwas sagen. Aus anatomischen Gründen gibt es nichts Leichteres mit der Maske zu beatmen, als ein Neugeborenes, wenn es deprimiert ist. Wir können einen Erwachsenen und ein lebensfrisches Neugeborenes nicht so gut mit der Maske beatmen. Ich nehme an, daß die Anästhesisten in allen Fächern diejenigen sind, die wahrscheinlich am besten intubieren können. Wenn wir Anaesthesisten also die Meinung vertreten, daß zuerst mit der Maske das Neugeborene beatmet werden sollte, weil wir mit Intubationsversuchen doch Zeit verlieren und Sie empfehlen ja auch die Bolusinjektion von Bikarbonat deshalb, weil Sie denken, daß man anders Zeit verliert. Bei der Beatmung ist der mögliche Zeitverlust sicherlich das Wichtigere, wir sollten also die aus anatomischen Gründen gegebene Leichtigkeit nutzen, ein solches Kind mit der Maske zu beatmen, ihm zuerst den lebenswichtigen Sauerstoff zuzuführen, die respiratorische Azidose zu behandeln. Das Intubieren sollte dann vorgenommen werden, wenn es notwendigerweise eine längere Beatmung benötigt, denn wie gesagt, die schwer zu beatmenden Kinder, das sind meist die, die nicht deprimiert sind, benötigen die Intubation vermutlich nicht, es sei denn, man möchte sie endotracheal absaugen.

Saling: Ich erwähnte, daß wir in den Anfängen gerade Reanimationsuntersuchungen gemacht haben und wir haben ja als erste die Aorta des Neugeborenen katheterisiert über die Nabelschnurarterie. Das liegt jetzt etwa 20 Jahre zurück und wir bekamen damals Blutgasanalysen mit Maskenbeatmung und mit Intubation. Da konnten Sie ganz deutlich sehen, daß bei der Maskenbeatmung nur etwa 40% der Oxygenierung stattfand, verglichen mit der Intubation. Das sind konkrete Untersuchungen, die ja heute kaum mehr bekannt sind. Nun frage ich mich, warum kehren wir nun wieder zu diesen alten Dingen zurück, von denen wir eigentlich wissen sollten, daß sie nicht so gut sind?

Marx: Aber man will doch nicht intubieren, wenn das Baby eine Sauerstoffspannung von 5 mmHg hat? Bei einem Erwachsenen, den man intubieren muß, gibt man auch Sauerstoff für eine halbe bis eine Minute vorher über die Maske. Man möchte doch die Sauerstoffspannung etwas erhöhen.

Saling: Darin sehe ich einen vernünftigen Kompromiß. Man kann vorschlagen, daß bevor man intubiert, mit der Maske 3—4mal beatmet. Hier ist aber von der Maskenbeatmung die Rede, was denken Sie, was sich in den geburtshilflichen Abteilungen abspielt, wenn Sie heute eine Maskenbeatmung wieder empfehlen. Dann wird nur noch mit der Maske beatmet!

Dick: Da bin ich, wie ich glaube, falsch verstanden worden. Ich habe ausdrücklich gesagt, daß ich es für sinnvoller halte, wenn die Sauerstoffspannung 5 mmHg oder weniger ist, ein paar Maskenbeatmungen vorzunehmen, um das Neugeborene mit Sauerstoff anzureichern, bevor man dann intubiert. Sie haben ein schlagendes Argument für die Stichhaltigkeit dieses Vorgehens selbst gegeben: es gelingt heute kaum noch jemanden, in der endotrachealen Intubation auszubilden, weil eben so wenige Neugeborenenreanimationen stattfinden. Dann meine ich, wäre es sinnvoller, alle in der Maskenbeatmung und in der Intubation auszubilden, weil die Maskenbeatmung die leichtere Methode ist, mit der man Sauerstoff zuführen kann und mit der man dann sicherstellt, daß man danach auch etwas länger zum Intubieren Zeit hat.

Saling: Das finde ich einen sehr vernünftigen Kompromiß, daß man einfach empfiehlt, vorher einige Stöße mit der Maske, um eine Erstsauerstoffzufuhr zu erreichen, dann aber zu intubieren, wenn erforderlich.

The Neurobehavioral Consequence from Obstetric Anaesthesia and Analgesia

J.W. Scanlon

There has been a great deal of interest in the last few years about possible neonatal neurobehavioral consequences from obstetric medication. This has been generated both in the medical literature and in the lay press. Indeed, these discussions compelled the American Academy of Pediatrics, the American College of Obstetrics and Gynecology and the American Society of Anesthesiology to make an unusual joint statement about this subject. These comments may be summarized as follows:

1. Most drugs cross the human placenta.
2. Drug excretion by the human newborn is limited.
3. Various extraneous factors influence neontal drug handling. These include previous exposure to drugs or pollutants, as well as genetic differences in drug disposition.
4. Maternal analgesic drugs will regularly disrupt neonatal homeostasis.
5. Active metabolites persist in the neonate for long periods of time.
6. Measurable drug blood levels do not predict or refute detrimental effects. They merely indicate the presence of a specific compound.
7. There are no valid long term studies about subtle drug effects on neurobehavior.
8. Neurobehavioral tests assist the choice of maternal drugs by the clinician.

It should be pointed out that numbers (7) and (8) superfically imply a paradox. How can lack of data about long term effects on neurobehavior be reconciled with the suggestion that such tests help the clinician choose specific drugs? We shall return to this paradox later.

The jointly issued statement goes on to recommend that it is advisable to avoid drugs known to produce neurobehavioral changes. However, the patient in labor should not be denied pain relief by analgesic or anesthetic agents. The minimum effective dose should be used. Finally, the physician should discuss both benefits and side effects of drugs on mother and infant before delivery, if at all possible.

How did human newborn behavior develop into a useful evaluating tool for the effect of maternal medication in the past decade? Traditional teaching had been that the human newborn has no functioning higher central nervous system. If this were true, behavioral competence and abilities at birth would be extremely limited. The background for such an erroneous notion resolves to three basic contentions. First it had been said that anencephalics or hydrancephalics "behave" the same as normal newborns. This is clearly inaccurate since when such infants with congenitally absent cerebral hemispheres are carefully tested using neurobehavioral techniques, they are demonstrably abnormal. Specifically, in many instances they have an inability to alter stereotypic responses to repetitive stimuli and their adaptive capacity is limited. A second reason previously given why there is no higher CNS function in the newborn is that spastic diplegia is not diagnosed until late in infancy. Thus, this erroneous arguement goes, the neonate has no need for motor pathways involved in this disorder. Observations made by many investigators indicate that asymetrical motor disorders *can* be observed in the newborn if carefully sought. Finally, it had been argued that the newborn has no "control" over its activities, therefore the controlling neural mechanisms, particularly in the neocortex, are nonfunctional in the newborn. Certainly, parents recognize their baby's own control over their caretaking behavior induced by its helpless appearance, its cry and other activities. More scientifically, the appropriateness of a newborn's behavior to obtain nutrition, garner attention from caretakers and to integrate input from all sensory modalities into learned experiences is part of our unfolding understanding of neonatal neuro-behavior.

For many years the Apgar score was used as the sole measure of the actions of maternal medication on the newborn. While the Apgar score has enormous clinical utility for defining antecedent asphyxia and for suggesting the need and extent of neonatal resuscitation, it has significant drawbacks when used as the single outcome measure about the effects of perinatal medications. These drawbacks include the fact that the Apgar only measures vital functions. These are not always necessarily impaired by the agents or doses used in modern obstetrical practice. Secondly, the Apgar is insensitive to subtle effects such as influences on adaptive behavior. Thirdly, it measures only depressed functions. Certainly, some medications used for pain relief during labor might increase cardiovascular and/or neurological activity. For example, ketamine might be expected to produce increased neonatal motor activity, a rapid pulse, increased respirations and so forth. The net effect might not be at all measured as a low Apgar score.

The Apgar score is limited to the first few minutes after birth. Such temporal limitation will regularly miss late effects from drugs. Certainly experience with infants of narcotic addicted mothers argues that such delayed effects from maternal agents are not uncommon.

The Apgar score is subjective. This is at once a strength and a weakness. A strength because it requires no equipment to perform, minimal training and can be done repetitively. A weakness because inherent biases and misinformation occur when objectivity is lost.

While there is a good *correlation* between a low Apgar and subsequent neurological dysfunction, the Apgar score is actually a poor *predictor* of eventual outcome. Specifically, data from the NIH collaborative study of over 60,000 live births showed that infants with an Apgar score of 3 or less at 5 minutes, who survived, had a 95% chance of being neurologically *normal* at one year of age.

Most appropriately for studies dealing with drug effects, the Apgar score is a nonparametric, discontinuous scale. This has significant potential for data analytic abuse if parametric statistical tests such as Student's t test or other parametric analyses are used for analysis.

What then can be used besides the Apgar score to avoid the limitations noted above? Certainly neonatal neurobehavioral testing is one such technique. Behavioral testing, however, it is not without its own shortcomings. Its very sensitivity for detecting significant antecedent influences also poses serious limitations if methodological problems are not appropriately handled. We will address this specific issue later, but it is important to point out that behavioral tests have proven, in a number of studies, to be sensitive measures of effects from even trace levels of drugs.

Table 1 shows, in schematic form, the sorts of neurological and behavioral functions one can assess in the human newborn. On the left hand side of this figure are such simple mono-neuronic activities as nerve condition velocity, bioelectrical phenomenon and other simple neural tasks. These activities are largely dependent upon postconceptional age and

Table 1. Representation of Neonatal Neurobehavioral Capabilities

Gestational Maturation Dependent		Influenced by Non-Maturational (Environmental) Processes
Bioelectrical and Mononeuronal Activities	"Classic" Neurological Tests	"Behavior"
Nerve conduction velocity	Tone	Wake-sleep cycles
EEG	Passive/Active	Response decrement
Spinal reflexes	Extensor/Flavor	Interactive processes
Primitive reflexes	Adaptive reflexes	
	Moro	

not greatly influenced by extrinsic influences unless these are extraordinarily severe. Moving towards the center of the diagram one begins to see activites normally evaluated using standard neurological examinations. While such activities depend heavily upon postconceptional age, they can also be influenced by internal and external environmental factors. Internal environmental factors include perinatal asphyxia, external factors include drugs. As one moves farther to the right, activities ordinarily categorized under the heading of neonatal neurobehavior are found. These include regulation of waking and sleeping states, integrated responses to certain stimuli and response decrement behavior. Thus, depending upon the effects sought, and the research question being asked, one can tap an entire panorama of neonatal neurobehavioral activities both clinically and experimentally.

It is appropriate to note that the human newborn can process stimuli in all five sensory modalities. Not only can the newborn "see", it can distinguish red from green and its mother's shortly after birth. Its auditory abilities are well defined. The human newborn prefers female voices and can synchronously react to the spoken human voice. Olfactory and gustatory functions are present and employed by the human newborn. Finally, its tactile responsivity is quite high.

As a good example of how the human newborn integrates its sensory input into useful behavior, consider the typical pattern of behavior which occurs during nursing. The hungry newborn is in a heightened state of alertness, often crying and relatively unconsolable. Heart rate and respirations are often elevated. As the infant is moved to the breast, scanning movement of its eyes occur and eye-to-eye contact is made with its mother. As this occurs, parasympathetic activity increases, heart rate falls and the infant's muscle tone decreases as the infant "snuggles" into the breast. At this point tactile and olfactory inputs become important as well as certain responses mediated by auditory clues. The infant begins to search for the nipple, then begins to suck. At this point gustatory function becomes important. As the infant becomes satiated, motor activity, respiration and heart rate all decline. The infant falls asleep for approximately 21 minutes. The infant is then able to have regular sleep-wake epoch cycling. This behavior clearly demonstrates the human newborn's ability to integrate and coordinate higher central nervous system function. There are other such examples.

Which such a powerful and sensitive tool as newborn behavior to detect antecedent perinatal influences, the practitioner must be aware of certain methodological considerations when reading the behavioral literature which deals with obstetric medication. These can be categorized under the headings of perinatal pharmacology, observer subjectivity, sample size, handling confounding variables and appropriate data analysis.

It is a common shortcoming in the behavioral literature to ignore perinatal pharmacologic principles. For example, a few studies attempt to equate spinal, epidural and general anesthesia, then compare these three as a single "drug" group to babies exposed to no medication. Such naivete misinforms. It is a rare study indeed in which pharmacological information, behavioral observations and perinatal history are fused to provide a comprehensive data base. Observer objectivity is an additional problem since, as we noted above, behavioral tests are, to a certain extent, subjective. There must be explicit efforts made to control this problem in the research design. Random group assignment, keeping behavioral testors naive or "blind" to the objectives of the study, plus careful testing and retesting of interobserver reliability are all useful techniques.

Sample size is another important shortcoming found in behavioral studies. The number of subjects in individual study groups and subgroups must be maintained sufficient to provide accurate statistical analysis at the end of the study. Too often one sees sweeping generalities made from studies with as few as five subjects.

Of particular importance in perinatal pharmacological studies is the way in which confounding variables are handled. Confounding variables are those which "run along" with the ones under study, but are not necessarily directly influenced by them. For example, maternal age, parity, infant sex and gestational age all may covary with the anesthetic agents or techniques used. All may also influence newborn behavior themselves. If confounding variables are not appropriately handled, behavioral testing will measure these confounding effects rather than the study hypothesis.

Finally, statistical analysis must be appropriate for the data obtained and the assumptions underlying the research. Not to do so will regularly misinform, as in the example cited above for the Apgar score. It should be remembered that behavioral scales are generally non-parametric tests and should be analyzed using such tests as the Chi-square, Fisher exact test or other techniques which do not have the same rigid mathematical requirements as parametric tests familiar to most clinicians.

We have recently had the opportunity to review the English language literature which deals with short and longterm neurobehavioral effects from obstetrical anesthesia. The interested reader is referred to three recent papers about this subject for additional reading (Scanlon, 1981a; Scanlon 1981b; Scanlon and Hollenbeck, 1982).

A distillation of this review shows that 85% of the papers reporting about short term neurobehavioral effects indeed found some. Only 21% of these 33 papers had sufficiently serious methodological limitations to render them misleading. Thus, more than two thirds of the papers with adequate research design described short term neurobehavioral effects from currently used agents. The literature would support the joint statement by ACOG, APA and ASA that short term neurobehavioral effects can direct the clinician to an appropriate choice.

My review of long term behavioral outcome studies showed that only 20% of such studies found effects. Moreover, 60% of all papers had sufficiently serious limitations in their methodology and research design to make conclusions from them untrustworthy. There were no papers which both found effects and had sufficiently few limitations to be believable. So the joint statement made by the perinatal disciplines that there are no studies which document significant long term effects is also supported by the literature. Thus the seeming paradox is resolved.

Such lack of information should not lead to complacency by the clinician. The possibility that long term effects may occur has such importance that any search for them must

be diligent, meticulous and scientifically sound. However, the clinican should be confident
that by following the principles set forth in these joint guidelines and treating each pregnancy, labor and delivery as an individual circumstance which involves two patients, mother and
fetus, provides the best opportunity for an optimal outcome.

References

Scanlon JW (1981) Effects on analgesia and anesthesia on the newborn, Clin Obstet and Gynec 24:649
Scanlon JW (1981) Anesthetic management of the high risk pregnancy: Consequences for the newborn,
       Clin Obstet and Gynec 24:671
Scanlon JW, Hollenbeck AR The neonatal behavioral effects from anesthetic exposure during pregnancy,
       labor and delivery. Advances in Perinatal Medicine, Vol 2, in press

Diskussion

Saling: Dr. Scanlon, I thank you very much for your clear and very impressive presentation.
Mich hat besonders gefreut, daß Herr Scanlon sich z.B. so kritisch mit dem APGAR-Score
auseinandergesetzt hat. Das hatten wir in der Diskussion zum Vortrag von Herrn Dick schon
erwähnt, daß der APGAR-Score eben für die Sofortbeurteilung des Neugeborenen doch nur
sehr limitiert anwendbar ist. Es handelt sich ja um eine semiobjektive Beurteilung, die
doch stark der Subjektivität ausgesetzt ist und leider auch, das ist psychologisch verständlich, eben doch dem Wunsch, das Kind besser zu haben, als es in Wirklichkeit ist, nach-
kommt. Virginia Apgar hat selbst gesagt, wenn sie an eine Klinik kommt und es wird stolz
berichtet, daß mehr als 40 oder 50% der Kinder Apgar 10 haben, sie immer innerlich ge-
weint habe, weil sie wußte, daß diese Klinik ihr Schema falsch anwendet. Es ist deshalb
besser, sich in der Sofortbeurteilung zu bemühen, bessere Parameter zu haben. Herr Scanlon
hat einige angeführt. Ich möchte noch ergänzen, daß wir seit den sechziger Jahren, um von
der Subjektivität des APGAR-Scores etwas wegzukommen, bei jedem Neugeborenen die
wichtigsten Lebensereignisse zum Zeitpunkt der Beobachtung mit Hilfe einer Stoppuhr feststellen. Zum Beispiel: wann tritt der erste Atemzug ein? Das soll innerhalb von 20 sec. der
Fall sein. Wann der erste Schrei, wann setzt regelmäßige Spontanatmung ein und wann setzt
Hautrötung ein? Diese vier Parameter sind zwar auch noch geringen subjektiven Beurteilun-
gen ausgesetzt, aber nicht so stark wie das APGAR-Schema. Nun, über die anderen Dinge
hier alle zu diskutieren, würde zu weit führen. Wer möchte noch gerne zum Vortrag von
Herrn Scanlon Bemerkungen machen?

Marx: Dr. Hochkinson aus Texas hat die Effekte des Meperidins (Pethidin, Dolantin) auf
das Baby mit dem Neurobehaviour-Assessment, das Herr Scanlon eingeführt hat, verglichen. In
seiner ersten Publikation fand er daß, je höher die Pethidindosis war, desto niedriger war das
Assessment. Er hat die Untersuchungen weitergeführt und gefunden, daß am dritten Tag
nach der Geburt alle Effekte aufgehoben waren.

Dick: Wir haben ähnliche Erfahrungen gemacht. Wir haben gerade eine Studie abgeschlossen, wobei Sektiopatientinnen unter PDA und Allgemeinanaesthesie verglichen wurden.
Die Patientinnen waren immer alternativ zugeordnet und die Pädiater haben die Kinder nachuntersucht ohne zu wissen, welche Anaesthesieform verwendet worden war. Es konnten

Unterschiede nur noch in den ersten 15 min nach der Entbindung gemessen werden. Die Kinderärzte haben bis zu 7 Tagen nachuntersucht und keine Unterschiede mehr gefunden.
Saling: Es ist sicher für Sie sehr beruhigend zu erfahren, daß mit keinen Spätfolgen zu rechnen ist. Dennoch müssen wir natürlich die Augen offen halten, was auch kurz nach der Geburt sich abspielt und da sind sicher Unterschiede da. Ich meine z.B. die Anaesthesie kommt in das Gebiet rein, die medikamentöse Geburtserleichterung, wie sie früher häufiger, heute weniger häufig angewendet wurde, mit Pethidin z.B. hat doch eine Reihe von Nebenwirkungen, ich halte das für eine ausgesprochene schlechte Analgesieform. Nach den Aussagen von Herrn Scanlon bleiben die Kurzeinflüsse das Gebiet, mit dem wir uns weiter auseinandersetzen müssen. Wir müssen nach Methoden suchen, die möglichst wenig negative Einflüsse auf das Kind haben.
N.N. Ich habe noch eine Frage an Herrn Dick, bzw. möchte um eine Richtigstellung bitten: Unsere Pädiater, die sich auf Lehrbücher berufen, sagen, daß ein Kind, das primär nicht geatmet hat, nicht mit einer Maske beatmet werden soll, weil der Entfaltungsdruck der Lunge größer sei, als der des Magens. Was sagen Sie dazu?
Dick: Ich würde dem nicht zustimmen, aus ganz einfachen Gründen, weil Sie erstens nie wissen, ob das Kind geatmet hat oder nicht. Ich würde auf keinen Fall dazu raten können, auf eine dringend notwendige Beatmung mit einer Maske zu verzichten.
Saling: Ich darf dazu vielleicht ergänzend noch antworten. Es ist ja völlig klar, daß in den meisten Fällen der Magen sich füllt. Nur, wenn er dann gefüllt ist, ist ja trotzdem eine Teilventilation der Lungen gegeben. Nur eben nicht so ausreichend und nicht so optimal.
Poppers: Ich möchte einige Bemerkungen machen, leider reicht mein Deutsch nicht mehr aus. Sie gestatten, daß ich auf Englisch spreche.

In first place I have some remarks to Dr. Scanlon regarding the APGAR-Score. I agree with his limitations but I would like to point out that it is a simple technique that can be applied to every single newborn as it is born. And it can therefore be a very successful guide as to what resuscitation measures are needed.

Secondly, I think there are some indications on statistical significance that there is a correlation between the APGAR-Score, specially the 5 min APGAR-Score, and the incidence of neurologic abnormalities at one year of age. Thirdly, it should be pointed out also, that Virginia Apgar ultimately saw here limitations of her method, but said that the main objective or the main advantage was still that with the APGAR-Score somebody would look after that infant immediately upon having been borne. And that was something that was never done before. Then in terms of the subjectivity it is definitely so that in many hospitals the APGAR-date are totally unreliable maybe with the exception of university hospitals where the score is determined by objective observers who have no ties with the obstetric practioners that one can expect some objectivity. In smaller hospitals the situation in the United States is such that it would be tend him out to ask him for a malpractice suit if one scores a baby lower than 8! But nevertheless I think it is a very useful system that ought to be applied and as I said it is a very good correlation and indication what resuscitative measures to take. This brings me to one remark I should like to adress to Dr. Dick, Marx and Saling. Dr. Saling as a Gentleman that he is, went along with a compromise and said that prior to intubation he was willing to go along with a few positive pressure breath's by mask, I assume that we are talking about a very depressed infant. I would like to point out I am not the gentleman he is and I will not tolerate that, and I will go for immediate tracheal intubation. In that the positive pressure mask is not meant at the low pressure that it generates to provide alveolar ventilation and therefore tends to waist time if one first

breath this by mask because the resuscitation by mask really means that one tries to stimu-
late the strech receptors, whereas a tracheal intubation will allow alveolar expansion and
alveolar ventilation and therefore a better oxygenation of the infant.
Marx: Paul, I do not agree with you, I can ventilate the alveoli with a mask depending
on the ventilator which I have and the resuscitation equipment which I have.
Saling: Ich glaube, das war ein kleiner Stich ins Wespennest, diese Diskussion könnten
wir sicherlich noch eine Weile fortsetzen.
Brückner: Ich stimme Herrn Poppers durchaus zu, wenn es sich um ein schwer deprimiertes
Kind handelt, sollte man so schnell wie möglich intubieren. Auf der anderen Seite wissen
wir, wie schwer es manchmal sein kann, besonders bei den untergewichtigen Kindern, den
Tubus ganz schnell in die Trachea zu plazieren. Ich bin immer traurig, wenn ich gelegentlich sehen muß, wie nicht trainierte Ärzte, das sind meistens Pädiater, die anfangen, sich
in der Reanimation zu üben, einige Minuten frustan versuchen, in das Kind den Tubus hin-
einzustecken. Da ist sicherlich die Intubation die wesentlich gefährlichere Wiederbele-
bungsmaßnahme im Vergleich zu einer Maskenbeatmung, auch wenn diese nur 30% Effizienz
zeigt.
Saling: Wir müssen zwischen dem optimalen Vorgehen und was man macht, wenn einer eben
nicht klarkommt, unterscheiden. Es sind überwiegend die Geburtshelfer, die dann mit dem
Kind leider nicht klarkommen und da will ich zugeben, ehe einer nun da rumwürgt und gar
nichts zustandebringt und das Kind weiter apnoisch daliegt, dann ist es sicher besser mit der
Maske zu beatmen und zu warten, bis der Anaesthesist herangeholt ist, um zu intubieren.
Brückner: Bisher sprachen wir von dem apnoischen Neugeborenen. Sicher müssen auch eine
Reihe von Kindern mit vorhandener, jedoch insuffizienter Spontanatmung intubiert wer-
den. Auch hier ist eine temporäre Beatmung über eine Maske, bis die Intubation von einem
Erfahrenen schnell und atraumatisch vorgenommen wird, besser als frustrane und ineffektive
Intubationsversuche.
Saling: Es gibt eine Arbeit, wo man versucht hat, durch intragastrale Insufflation Sauerstoff
zuzuführen. Man führt zwar etwas Sauerstoff zu, aber das ist doch viel zu wenig. Daß auch
bei der ungeschicktesten Maskenbeatmung ein Teil in die Lunge kommt, davon bin ich überzeugt, nur ist es nicht das Optimale.
Scanlon: I would like to respond to Dr. Poppers. I think we are in basic agreement as far as
the predictability of the APGAR-Score. It is no question, that there is a correlation between
the APGAR-Score and longterm neurological outcome. However, in point of fact, data from
the collaborative project shows that babies who have a 5 min APGAR-Score of 3 or less
and who survived, 94.6 of them are neurologically not abnormal at one year of age. So there
is a correlation only for the 5.4% of babies who are abnormal. The point I was trying to make, is that the bulk of 5 min low APGAR-Scored-babies who survived, are not neurologically abnormal.

Second comment has to do with the university hospitals having better APGAR-Score-
reliability. Dr. Apgar herself published data comparing APGAR-Score distribution at Columbia Presbitarian Medical Center over 3 years period and there were significant differences in those three year periods. So even the university centers are not excluded from subjectivity of the APGAR-Score.
Saling: Wir sollten hier auch den goldenen Mittelweg beschreiten und nicht sagen: APGAR-
Score ist nun völliger Mist, taugt gar nichts. Jede Klinik sollte ihn anwenden, aber es ist eben
eine Primitivmethode und sie ist nicht zuverlässig. Aber es ist besser, sie zu machen, als gar
nichts. Leider machen heute in der ganzen Welt die meisten Kliniken den APGAR-Score,

nur ein relativ geringer Prozentsatz ist unseren Vorschlägen gefolgt, und mißt unbedingt auch den pH. Der pH ist sicher zuverlässiger als der APGAR-Score, am besten ist aber beides zu machen, weil dann eine Differentialdiagnose möglich ist.

Brückner: Es muß natürlich alles auch machbar sein. Ich stimme Ihnen zu, Herr Saling, daß die Zeitbestimmung — Sekunden bis zum ersten Schrei, bis zur Hautrötung, bis zur Reizantwort oder ausreichender Atmung — Parameter liefert, die man später auch wirklich in ein Maßsystem hineingeben kann und die bei Langzeitstudien eine bessere Korrelation liefern. Bloß: wer kann denn mit drei oder vier Stoppuhren unmittelbar post partum dastehen und die Reanimation so akribisch beobachten und registrieren? Das geht doch nur in personell sehr gut ausgerüsteten und motivierten Kliniken. Schon in einem Betrieb wie bei uns, wo wir auch immer noch relativ gut bestückt sind mit Personal, bereitet es relative Schwierigkeiten, z.B. den Zeitpunkt des ersten Schreis wirklich auf die Sekunde genau zu bestimmen. Wenn Sie das nicht mit der Stoppuhr machen, dann können Sie es auch vergessen. Bei uns sind bei jedem Kaiserschnitt immer 2 Anaesthesisten und eine Anaesthesieschwester anwesend, aber die Teams wechseln und oft ist dann mitten in der Nacht die zügige Reanimation wichtiger als die akribische Sekundendokumentation. Der Vorteil des APGAR-Scores unter Berücksichtigung aller Limitierung liegt doch darin, daß es machbar ist, auch dann wenn reanimiert werden muß.

Saling: Zweifellos, ich glaube, das ist jetzt in dem Für und Wider sehr klar zum Ausdruck gekommen. Es sollte angewendet werden, ist aber sehr stark begrenzt in der Aussagekraft.

N.N.: Ich habe noch eine Frage bezüglich des therapeutischen Nutzens der PDA bei der Präeklampsie bzw. der Eklampsie, wie das ja mehrfach angeklungen ist. Wie ist das konkrete Vorgehen in diesen Fällen, da es ja doch im Sinne einer Analgesie erfolgt, zum anderen die Patientinnen ja weitgehend komatös und wenig ansprechbar sind. Bei ungünstigen anatomischen Gegebenheiten kann man nicht immer davon ausgehen, daß die Entbindung innerhalb der nächsten 24 h erfolgen wird, so daß dann ja doch höhere Dosen erforderlich sind, von den Lokalanaesthetika und möglicherweise dann auch motorische Blockaden zu erwarten sind.

Marx: Moyer in Glasgow hat Periduralanalgesien gemacht bei präeklamptischen Patienten für viele Tage mit ganz geringen Dosen. Man kann entweder nur T10—L1 blockieren oder man kann in diesem Fall die Nieren und den Uterus mit einbeziehen, aber man braucht darum sehr geringe Dosen, weil man hauptsächlich diese Sympathikolyse will, um eine Vasodilatation zu bekommen. Bei einigen dieser Patientinnen hat man die Periduralanalgesie interessanterweise gestoppt und vier von diesen Patientinnen haben dann Krämpfe bekommen, trotz konventioneller Medikation. In den anderen hat man es gelassen bis sie entbunden haben, für viele Tage — 4 bis 5 Tage — und hat den Blutdruck damit kontrolliert und weniger Antihypertensiva gebraucht. Das erste was wir machen, ist ein Gerinnungsstatus und ein zentralvenöser Zugang. Wir wollen einen zentralvenösen Druck haben von mindestens 6 cm Wassersäule. Wenn die Thrombozyten 100 000 oder mehr sind, dann machen wir eine PDA. Wir haben es noch nie für viele Tage gemacht, aber für 12—24 h ist es häufig.

Saling: Ich glaube, es ist noch nicht ganz klar zum Ausdruck gekommen, was Sie unter der kontinuierlichen PDA verstehen. Das sollten wir vielleicht gerade für die Langzeitanwendung hier noch einmal klar definieren. Es gibt ja zwei Möglichkeiten, intermittierend oder per infusionem. Was meinen Sie nun? Wir machen die echte kontinuierliche mit einer Infusionspumpe unter der Geburt und da haben wir einen minimalen Medikamentenverbrauch.

Marx: Das ist jetzt das modernste, daß man einen Katheter einführt und dann eine Infusionspumpe zur kontinuierlichen PDA benutzt. Nur muß da immer jemand dabeisitzen, eine Krankenschwester zum Beispiel. Man darf die Patienten meiner Meinung nach nie allein lassen. Wenn ich eine Bolusdosis durch den Katheter benutze, dann kann ich im Gegensatz nach ca. 20 min die Patientin ohne kontinuierliche Aufsicht lassen. Wenn man mit einer Infusionspumpe Lokalanaesthetika verabreicht, dann muß immer jemand dabei sein.

Saling: Das ist mir nicht ganz klar, warum? Da ist doch im Grunde kein Unterschied, ob Bolus oder Zufuhr per Infusionspumpe?

Marx: Weil der Katheter sich doch hinbegeben kann, wohin er nicht gehört, in ein Blutgefäß oder durch die Dura hindurch. Wenn die Patientin ruhig liegt, ist eine solche Komplikation nicht zu erwarten, wenn wir eine Infusionspumpe gebrauchen, ist es selbstverständlich, daß da immer jemand sitzt.

Brückner: Die Pumpen können, wie alle technischen Gerätschaften, natürlich auch einmal versagen und dann wird da plötzlich pro Zeiteinheit etwas hineingepumpt, was Sie gar nicht haen wollen, wenn man die Mengen betrachtet. Diese Methode erscheint auf den ersten Blick sehr elegant, das streben wir ja im Prinzip bei allen Anaesthesieverfahren an, nämlich eine kontinuierliche Zufuhr des Anaesthetikums, um einen gleichmäßigen Wirkspiegel zu erreichen. Der erforderliche Überwachungsaufwand ist bei der Methode der kontinuierlichen PDA, um Komplikationen sicher zu vermeiden, viel größer. Es muß ja auch eine qualifizierte Kraft sein, die da sitzt, so daß ich immer die intermittierende PDA vorziehen würde. Ich glaube nicht, daß die Vorteile der Infusionsmethode die Nachteile des erhöhten Überwachungsaufwandes aufwiegen.

Saling: Gibt es denn schon konkrete Zwischenfälle, die beschrieben wurden? Mir ist noch keiner bekannt, das ist doch zunächst mal alles Theorie. Wenn eine Pumpe versagt, dann versagt sie meist, indem sie nicht mehr geht. Das merke ich, indem die Patientin sich wieder meldet, das ist bei uns einmal geschehen. Aber daß eine Pumpe nun plötzlich mit Volldampf losjubelt und unzumutbar hohe Dosen reinpumpt, zumal ja die Dosis sowieso geringer ist, davon habe ich noch nie etwas gehört.

Dick: Es gibt einen gerichtsnotorischen Fall von Pumpenversagen, der letztlich die ganze Diskussion um das Geräte-Sicherheitsgesetz ausgelöst hat. Es sollten im Moment keine Pumpen mehr verwendet werden, die nicht das „GS"-Siegel oder ähnliche Dinge tragen. Da ist ein Kind zu Tode gekommen durch ein Pumpenversagen, indem der Luftfilter nicht mehr funktioniert hat usw. Es sind ja auch Fälle von Pumpenversagen und auch Katheterperforation während der PDA mit Verwendung von Pumpen publiziert worden.

N.N.: Eine theoretisch mögliche Komplikation bei den Pumpen ist auch, daß der Katheter abknickt, die Pumpe weiterpumpt, dann eine Stauung entsteht und dann plötzlich eine Bolusinjektion anstelle einer langsamen, kontinuierlichen Infusion erfolgt.

Neumark: Wenn man es umgekehrt aufzäumt: ich sehe nicht die Vorteile, die wir mit der Pumpe haben. Wenn wir die Literatur ansehen, müssen wir doch feststellen, daß die Vorteile der Pumpmethode so vehement gar nicht sind, daß es sich lohnt, diese Methode zu bevorzugen, gegenüber dem intermittierenden Nachspritzen.

Saling: Sie sparen etwa 40% der Menge des Anaesthetikums.

Neumark: Bei den Dosierungen, die wir haben, scheinen diese 40% nicht so eine große Rolle zu spielen, wenn Bupivacain verwendet wird.

Marx: Wir infundieren das Magnesiumsulfat immer mit einer Infusionspumpe, wir geben es niemals mehr intramuskulär. Nach einer intravenösen Loadingdosis folgt die kontinuierliche, maschinell gesteuerte Infusion und wir haben nie mehr Probleme gehabt.

Saling: Zum Abschluß darf ich mich sehr bei dem geduldigen Auditorium bedanken, besonders aber bei den ausländischen Kollegen. Ich glaube, wir haben doch ein ganz munteres Gespräch gehabt. Vielen Dank!

Freie Vorträge
Der Anaesthesist in der
Frauenklinik

Möglichkeiten und Grenzen der Anwendung von Periduralanalgesie in der Geburtshilfe

G. Durek und A. Zolnowska

Die kontinuierliche Periduralanalgesie zur Erreichung von schmerzlosen Geburten wird im Institut für Anaesthesiologie und Reanimation der Medizinischen Akademie in Breslau seit 1973 angewandt.

Bei linksseitiger Lagerung wird ein Katheter in den Periduralraum in der Höhe L_3-L_4 oder L_4-L_5 in der kranialen Richtung eingeschoben. Durch den Katheter wird 7–10 ml 0,125% Bupivacain mit Adrenalin 1:800 000 in der Trendelenburgschen Lagerung injiziert. Nach dem wiederholten Auftreten der Wehen wird dieselbe Menge des Bupivacain nachgespritzt. In der Austreibungsperiode wird 10–15 ml Bupivacain in halbsitzender Position verabreicht.

Die erste Beobachtungsgruppe bestand aus 1300 Gebärenden, die auf diese Weise analgesiert wurden.

Neue Auswertungsmöglichkeiten der Periduralanalgesie in der Geburtshilfe bietet die von Evans und Carrie vorgeschlagene Methode. Nach dieser Methode wurde Analgesie auch mit der Gabe 7–10 ml 0,125% Bupivacain mit Adrenalin 1:800 000 in den Periduralraum durch den Katheter, in der Trendelenburgschen Lagerung begonnen. Nach dem Erreichen der Schmerzlosigkeit wird 0,125% Bupivacain ohne Adrenalin mit der Infusionspumpe mit Geschwindigkeit 7–10 ml/h durch den Katheter injiziert.

Die zweite Beobachtungsgruppe besteht aus 40 Gebärenden, bei denen diese neue Analgesiemethode eingeführt wurde. Der Beginn der Analgesie bei beiden Methoden war nicht von der Muttermundöffnung, sondern von der Intensität der Geburtsschmerzen abhängig. Die Voraussetzung für unsere Untersuchungen ist die Auswertung beider Periduralanalgesiemethoden auf Grund:
1. des Grades der Schmerzlosigkeit
2. der Menge des gebrauchten Bupivacain und der Analgesiedauer
3. der Art der Entbindung
4. der blutgasanalytischen Untersuchungen des Kapillarblutes der Mutter
5. der Bewertung des Neugeborenen nach dem Apgar-Score
6. der blutgasanalytischen Untersuchung des Blutes aus der A. und V. umbilicalis sowie des Blutes aus der Ferse des Neugeborenen.

Die dritte Gruppe bildeten 300 nicht analgesierte Gebärende, bei denen dieselben Parameter berücksichtigt wurden.

Ergebnisse

In der ersten Untersuchungsgruppe (Abb. 1) wurde eine vollständige Analgesie bei 92,2% und eine gute Analgesie bei 0,95% Gebärenden erreicht. Unblockierte Segmente traten bei 6,5% und Analgesielosigkeit bei 0,33% der Gebärenden auf. In der zweiten Untersuchungsgruppe wurde eine vollständige Analgesie bei 90% festgestellt. Unblockierte Segmente wurden bei 3,3% der Gebärenden festgestellt. Bei 6,6% der Gebärenden wurde wegen unausreichender Analgesie ein höher konzentriertes (0,25%) Bupivacain angewandt.

Die geburtshilflichen Operationen umfaßten in der ersten Untersuchungsgruppe 19,4% und in der zweiten Untersuchungsgruppe 45%. In der Kontrollgruppe wurden geburtshilfliche Operationen bei 13,6% der Gebärenden durchgeführt (Abb. 2).

Die durchschnittliche Analgesiezeit betrug in der ersten Gruppe 4 h 32 min, in der zweiten Gruppe 2 h 55 min.

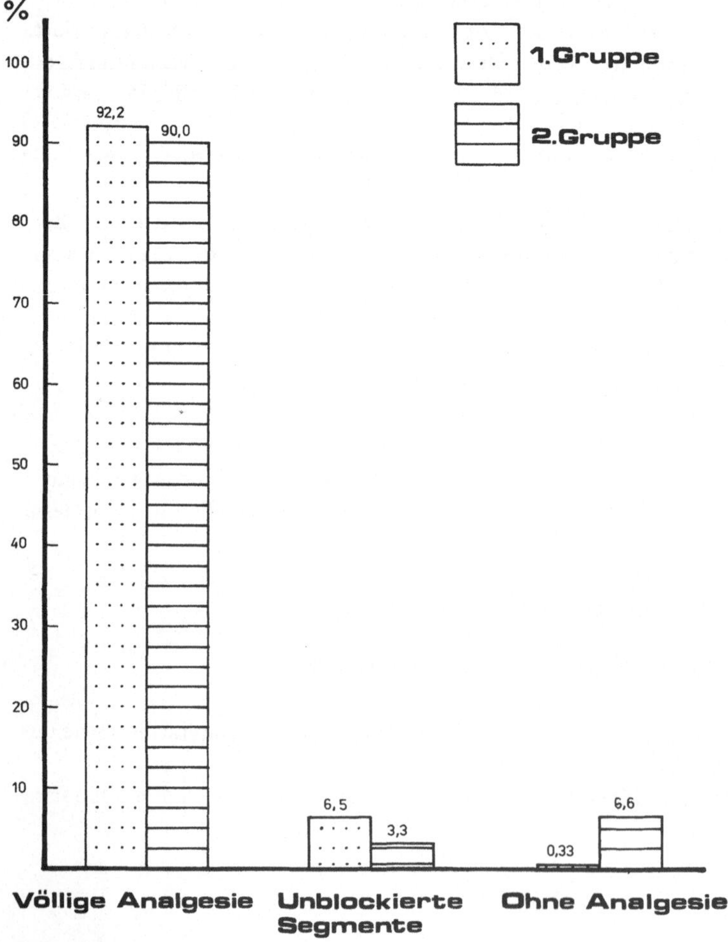

Abb. 1. Schmerzlosigkeitsbewertung

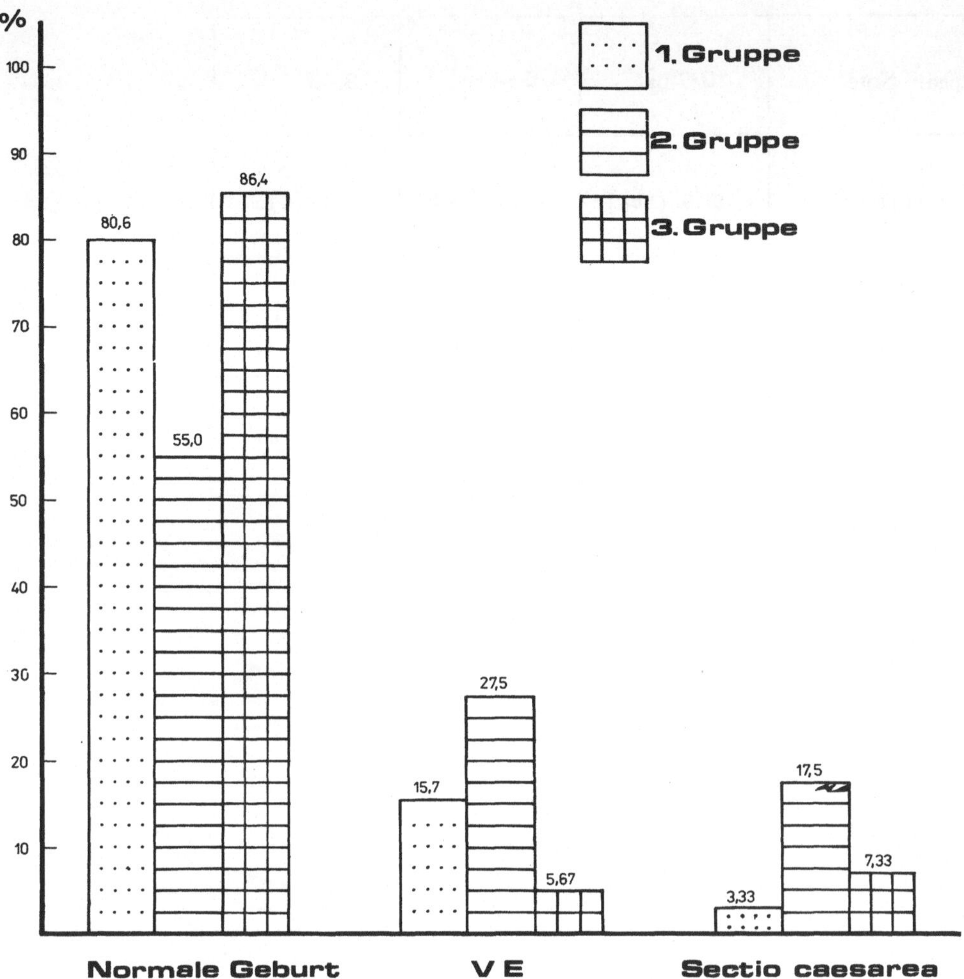

Abb. 2. Art der Geburtsbeendigung

In der ersten Untersuchungsgruppe wurde durchschnittlich 35,8 ml Bupivacain, das ist 7,8 ml/h und in der zweiten Gruppe 30 ml, das sind 10,4 ml/h verbraucht.

Eine Verlängerung der Austreibungsperiode wurde bei Gebärenden in beiden analgesierten Gruppen im Vergleich zur Kontrollgruppe beobachtet. Die längste Austreibungsperiode wurde bei den mit Verwendung der Infusionspumpe Analgesierten beobachtet. Während der Geburt wurden Blutdruck und Puls ständig gemessen. Bei beiden Untersuchungsgruppen wurde eine vorübergehende Blutdrucksenkung um 10–15 mmHg festgestellt. Das Vena-Cava-Syndrom wurde bei 3% der Gebärenden in der ersten Gruppe und 3,3% in der zweiten Gruppe beobachtet.

Die bei den Gebärenden durchgeführten blutgasanalytischen Untersuchungen zeigten in der ersten Gruppe eine statistisch signifikante Steigerung des pO_2 und bei der zweiten Gruppe eine statistisch nichtsignifikante Senkung des pO_2 in der 30. Analgesieminute im Vergleich zur Kontrollgruppe.

Apgar Note	10-7 pkt	6-4	3-0
1 Gruppe	86,8% (548)	11,8% (75)	1,4% (9)
2 Gruppe	77,5% (31)	20% (8)	2,5% (1)
3 Gruppe	84% (252)	14,7% (44)	1,3% (4)

Abb. 3. Apgar-Noten

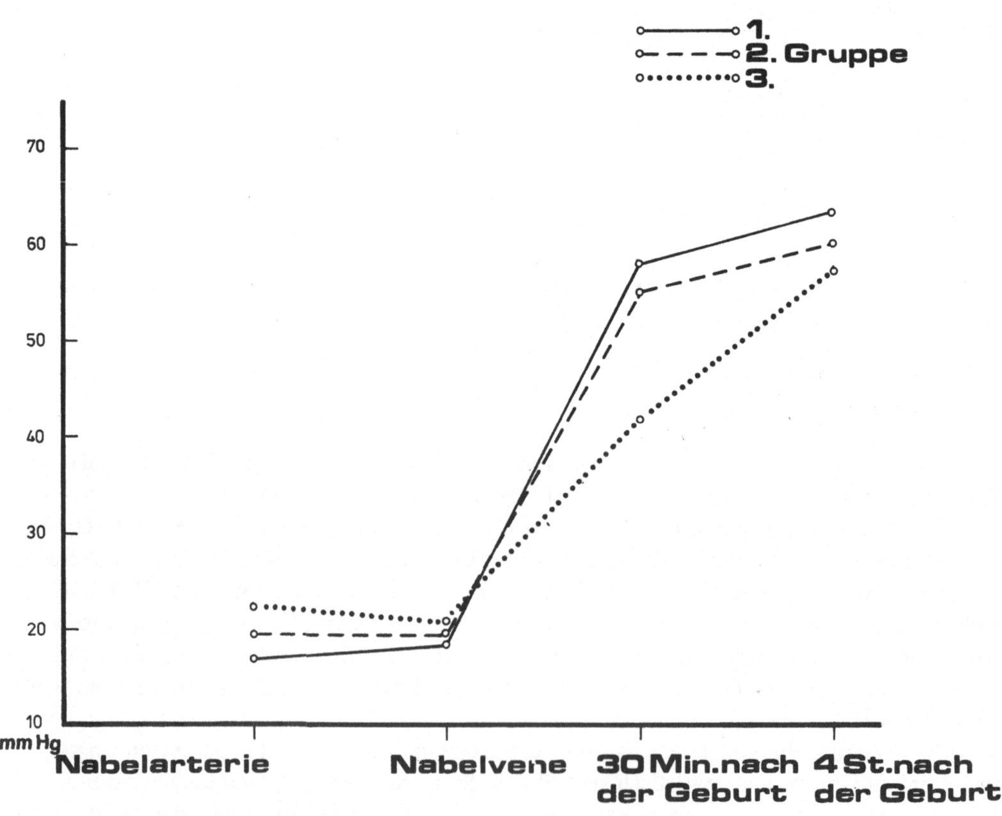

Abb. 4. pO_2 Mittelwerte bei Neugeborenen

Die Neugeborenen wurden nach dem Apgar-Score in der ersten Minute nach der Geburt bewertet. Die Ergebnisse zeigt die Abb. 3. Die blutgasanalytischen Untersuchungen des Blutes in der A. und V. umbilicalis sowie des Kapillarblutes, die in der 30. Minute nach Geburt durchgeführt wurden, zeigten eine gemischte Azidose, die sich jedoch von der Norm für die Kinder, deren Mütter nicht analgesiert werden, nicht unterscheiden (Abb. 4, 5, 6, 7). In der 30. Minute nach der Geburt wurde ein statistisch signifikanter Unterschied der Werte von PO_2, pCO_2, pH und BE zugunsten der Neugeborenen festgestellt, deren Mütter mit fraktionierten Dosen analgesiert wurden.

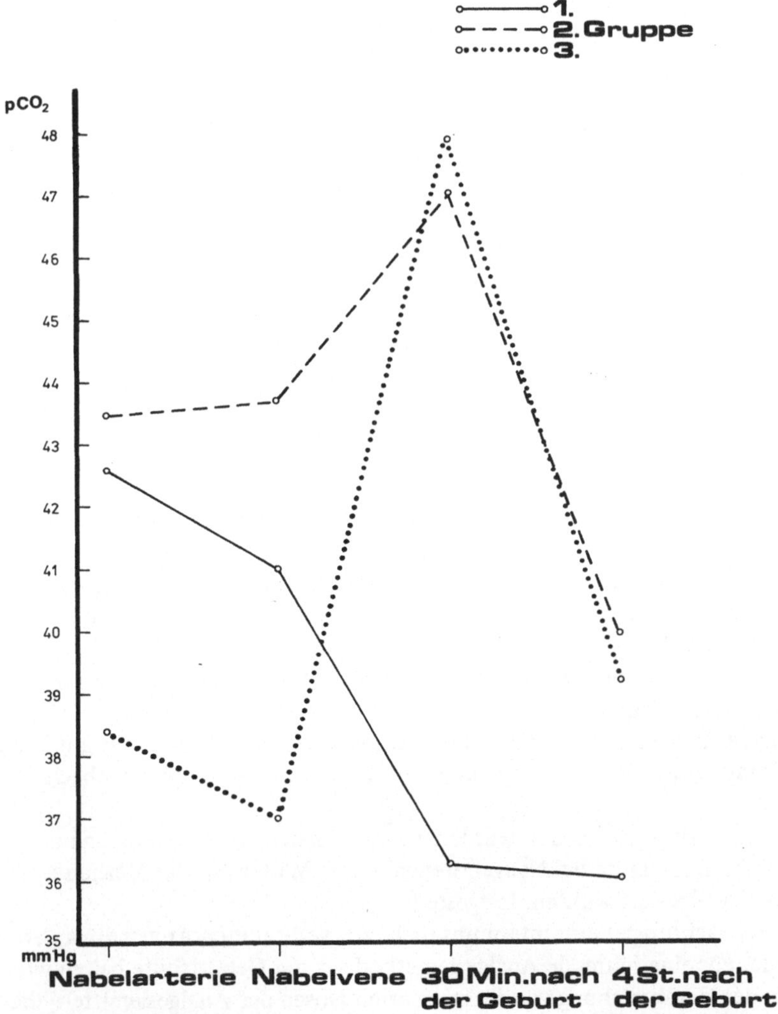

Abb. 5. pCO_2 Mittelwerte bei Neugeborenen

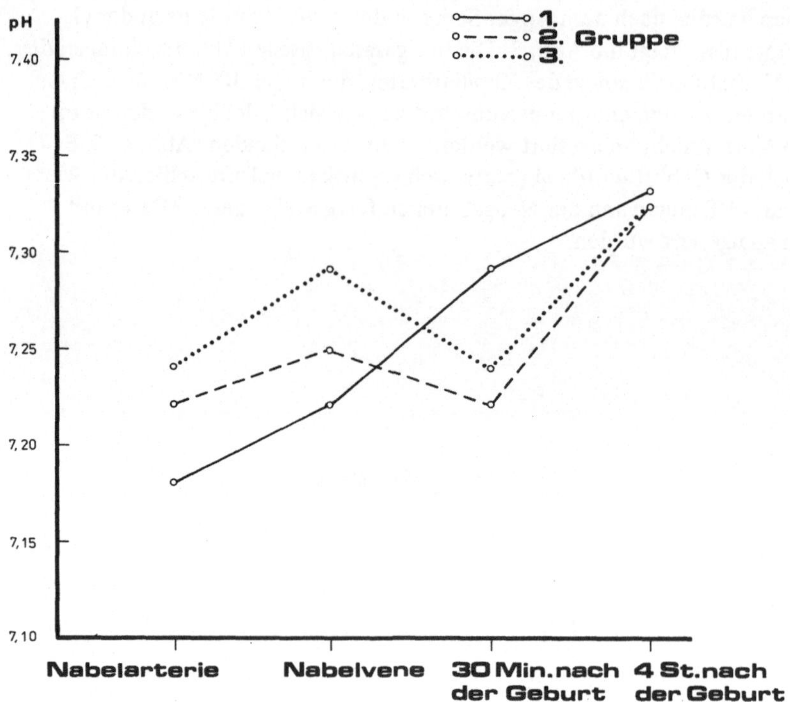

Abb. 6. pH Mittelwerte bei Neugeborenen

Schlußfolgerungen

1. Die Periduralanalgesie ist eine ungefährliche Methode für Mutter und Fetus, die eine völlige Schmerzlosigkeit sichert.

2. Bei der Methode mit der Dauerinfusion des Analgesiemittels in den Periduralraum wurde ein höherer Prozentsatz an geburtshilflichen Operationen im Vergleich zur Methode der fraktionierten Dosen festgestellt.

3. Bei der Dauerinfusionsmethode wurde mehr Bupivacain pro Stunde als bei der Methode der fraktionierten Dosen verbraucht.

4. Es wurde ein niedrigerer Prozentsatz der Neugeborenen mit der Apgar-Note „sehr gut" in der zweiten Untersuchungsgruppe im Vergleich zur ersten Untersuchungsgruppe beobachtet.

5. Nach blutgasanalytischen Untersuchungen wurde eine hohe Sauerstoffspannung und der niedrigste Grad an gemischter Azidose bei Neugeborenen, deren Mütter mit der Methode der fraktionierten Dosen analgesiert wurden, festgestellt.

Die gewonnenen Beobachtungen ermuntern uns nicht zur verbreiteten Anwendung der Dauerinfusionsmethode. Für eine führende Analgesiemethode in der Geburtshilfe halten wir weiterhin die Methode der Verabreichung von fraktionierten Dosen des Analgesiemittels, die sich in unserem Institut seit vielen Jahren bewährt hat.

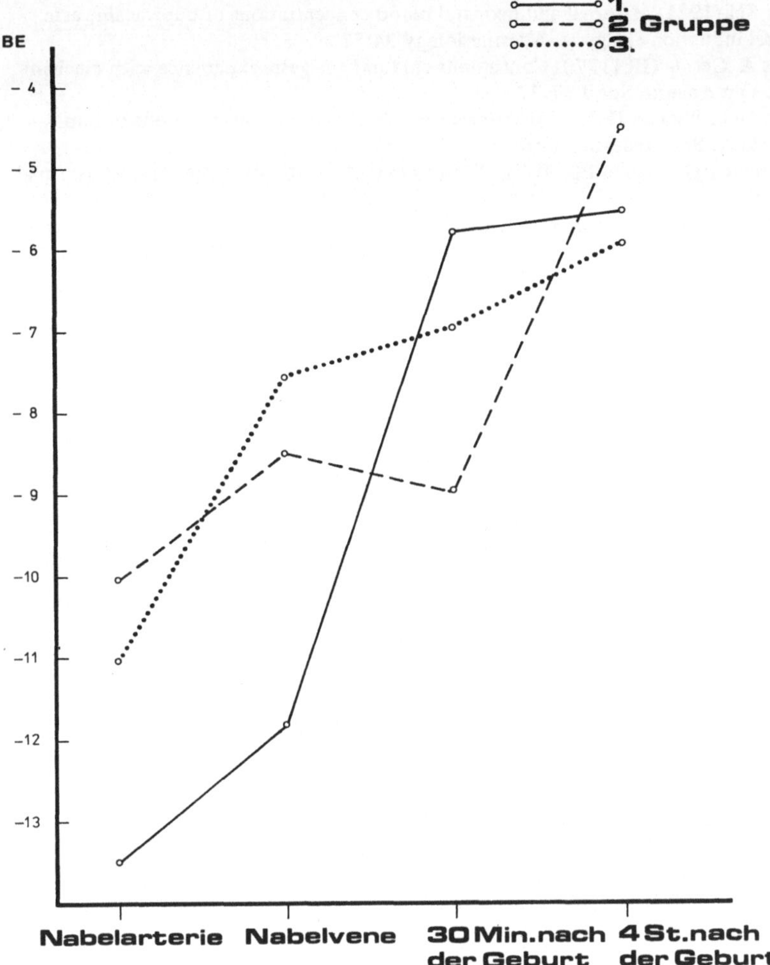

Abb. 7. BE Mittelwerte bei Neugeborenen

Literatur

1. Aronski A, Cislo M, Durek G, Wieczorek E (1973) Remarks on continuous epidural analgesia as a method of controlling pain during labour. Anaesth Resusc Intens Ther 1:349
2. Bray MC, Carrie LES (1978) Unblocked segments in obstetric epidural blocks. Anaesthesia 33:232
3. Crawford JS (1972) Lumbar epidural block in labour a clinical analysis. Br J Anaesth 44:66
4. Crawford JS (1977) Obstetric analgesia and anaesthesia. Br J Anaesth 49:19
5. Ducrow M (1971) The occurrence of unblocked segments during continuous lumbar epidural analgesia for pain relief in labour. Br J Anaesth 43:1172
6. Evans KRL, Carrie LES (1979) Continuous Peridural infusion of bupivacaine in labour. Anaesthesia 34:310
7. Geerinckx K, Vanderick G, Van Steenberger AL, Bouche R, de Muylder E (1974) Bupivacaine 0,125% in epidural block analgesia during childbirth; maternal and fetal plasma concentrations. Br J Anaesth 46:937

8. Hyman MD, Shnider SM (1971) Maternal and neonatal blood concentrations of bupivacaine associated with obstetrical induction analgesia. Anesthesiology 34:81
9. Spoerel WE, Thomas A, Gerula GR (1970) Continuous epidural analgesia experience with mechanical injection devices. Can Anaesth Soc J 17:37
10. Reynolds F, Hargrove RL, Wyman JB (1973) Maternal and fetal plasma concentrations of bupivacaine after epidural block. Br J Anaesth 45:1049
11. Stainthorp SF, Bradshaw EG, Challen PD, Tobias MA (1978) 0,125% bupivacaine for obstetric analgesia. Anaesthesia 33:3
12. Vanderick G, Geerinckx K, Van Steenberger AL, de Muylder E (1974) Bupivacaine 0,125% in epidural block analgesia during childbirth; clinical evaluation. Br J Anaesth 46:838

Hämodynamische Veränderungen durch Fenoterol (Partusisten) bei rückenmarksnahen Leitungsanaesthesien

H. Müller, A. Brähler, M. Stoyanov, U. Börner und G. Hempelmann

Einleitung

Fenoterol wird nicht nur zur Wehenhemmung während der Schwangerschaft, sondern auch unter der Geburt (Tokolyse bei bedrohlichen Decellerationen im CTG während der Spontangeburt = „intrauterine Reanimation" ([10]/Uterusrelaxierung vor der Entwicklung des Kindes während Schnittentbindung [18]) empfohlen. In vielen Fällen erfolgt die Anwendung von Fenoterol (Dauertropf: 1–6 μg/min oder Bolusinjektion: 20 μg) bei gleichzeitiger rückenmarksnaher Leitungsanaesthesie (Spinalanaesthesie bei Zervix-Cerclage/kontinuierliche Periduralanaesthesie während der Spontangeburt/Spinal- oder Periduralanaesthesie bei Sectio caesarea). Beta-Mimetika wie der Orciprenalin-Abkömmling Fenoterol weisen sowohl eine rasch einsetzende vaskuläre Wirkung (periphere Vasodilatation) als auch einen verzögert einsetzenden kardialen Effekt (positiv inotrope, chronotrope und dromotrope Wirkung) auf [4, 12]. Bisher vorliegende Untersuchungen zeigen, daß es trotz des gefäßrelaxierenden Effekts auf Grund der gleichzeitig gesteigerten Herzleistung nicht zu einem die Plazentarperfusion in Frage stellenden Blutdruckabfall (Mindestblutdruck: 70–80 mmHg systolisch) kommt, sofern die Maximaldosis von 20 μg nicht überschritten wird [7, 8]. Bei gleichzeitiger rückenmarksnaher Leitungsanaesthesie kommt zu dem beta-mimetischen Gefäßeffekt des Tokolytikums die alpha-sympathikolytische Wirkung des Anaesthesieverfahrens.

Dies hat uns dazu veranlaßt, die hämodynamischen Veränderungen durch Fenoterol während einer Periduralanaesthesie zu untersuchen.

Methode

Invasive hämodynamische Messungen (blutige Druckmessung in der Arteria radialis, Messung von Pulmonalarteriendruck und Herzzeitvolumen über einen eingeschwemmten SWAN-GANZ-Katheter) wurden bei nicht schwangeren Patientinnen (ASA-Score I), die sich einer gynäkologischen Operation unterzogen, durchgeführt. Als Anaesthesieverfahren kam eine Kombinationsnarkose zur Anwendung, bestehend aus Periduralanaesthesie (5 + 15 ml Bupivacain 0,5%) und Intubationsnarkose (kontrollierte Beatmung mit N_2O-O_2 [2:1] unter Relaxation mit Pancuroniumbromid). Die Messungen erfolgten vor sowie 1, 2, 3, 4, 5, 6, 7, 8, 9, 10 und 15 min nach Applikation von 20 μg Fenoterol i.v. über 30 sec.

Weiterhin wurden die hämodynamischen Veränderungen (blutige Druckmessung in der Arteria radialis, Herzfrequenz) nach intravenöser Applikation von 20 μg Fenoterol unmittelbar vor der Eröffnung des Uterus bei Sectio caesarea gemessen. Verglichen wurden die Ergebnisse bei zwei verschiedenen Anaesthesieverfahren (Periduralanaesthesie mit 5 + 15 ml Bupivacain 0,5%, n = 10/Intubationsnarkose mit kontrollierter $N_2 O$-O_2-Beatmung unter Relaxierung mit Succinylcholin, n = 10). Die Messungen erfolgten hier nur für 4 min, da nach der Entwicklung des Kindes zusätzliche Kreislaufbeeinflussungen (Uterus-Kontraktionsmittel, Blutverlust bei Lösung der Plazenta) auftreten.

Ergebnisse

Die invasiven hämodynamischen Untersuchungen bei Fenoterol-Applikation unter Periduralanaesthesie ergaben einen Abfall des systolischen Blutdrucks bis zur 3. min (im Mittel um 35%, in einzelnen Fällen bis zu 50%). In 60% wurde der kritische Wert für den vom mütterlichen Perfusionsdruck abhängigen plazentaren Flow unterschritten [9]. Die Ursache liegt in einer Senkung des peripheren Gefäßwiderstands um 65% in der ersten Minute. Erst im weiteren Verlauf kann der Blutdruckabfall durch die zunehmend kardiale Beta-Stimulation (maximale Zunahme der Herzfrequenz in der 3. min: um 64%/maximale Zunahme des Herzindex in der 3. min: um 63%/maximale Zunahme des Cardiac-Effort-Index in der 3. min: um 60%/maximale Zunahme des Tension-Time-Index in der 3. min: um 68%) abgefangen werden. Die genannten kardialen Parameter zeigen danach wieder eine abfallende Frequenz, sind jedoch zum letzten Meßzeitpunkt (15. min) noch gegenüber dem Ausgangswert erhöht (Herzfrequenz um 22%, Herzindex um 39%, Cardiac-Effort-Index um 19%, Tension-Time-Index um 23%). Am mittleren Pulmonalarteriendruck und am pulmonalen Gefäßwiderstand treten keine Veränderungen auf. Entsprechende Verhältnisse finden sich auch bei der Applikation der gleichen Fenoterol-Dosis während Sectio caesarea in Periduralanaesthesie wieder. Hierbei kommt es zu einem Blutdruckabfall um 32% in der 1. min (bei Intubationsnarkose: 16%) und der Ausgangswert des systemischen Drucks wird nach 4 min wieder erreicht. Bei der Intubationsnarkose ist der Ausgangswert zu diesem Zeitpunkt bereits um 15% überschritten. Die Veränderungen der Herzfrequenz (Anstieg bis zur 3. min) verlaufen bei beiden Anaesthesieverfahren in gleicher Weise.

Diskussion

Das Zusammentreffen von beta-mimetischer und alpha-sympathikolytischer Wirkung (Fenoterol-Applikation bei rückenmarksnahen Leitungsanaesthesien) bewirkt einen massiven, aber kurzdauernden Blutdruckabfall, der für die Plazentarperfusion kritische Werte erreichen kann.

Die durch die Periduralanaesthesie bewirkte regionale Steigerung der Durchblutung wird durch eine kollaterale Vasokonstriktion und durch Zunahme der kardialen Leistung kompensiert, sofern die Ausdehnung der Blockade dies zuläßt [15]. Die sofort einsetzende vaskuläre Wirkung des Beta-Mimetikums Fenoterol hebt diese Kompensation für kurze Zeit auf. Durch die Stimulation der Herzleistung kann der Blutdruck sich im weiteren Verlauf wieder stabilisieren. Wegen ihrer kurzen Dauer dürfte diese Kreislaufreaktion vor allem dann ungünstig sein, wenn sie unmittelbar vor der Entwicklung des Kindes auftritt. Dies ist der Fall bei der Gabe eines Fenoterol-Bolus zur Uterusrelaxierung bei Sectio caesarea. Der gleiche Effekt auf den Uterustonus läßt sich zweckmäßiger durch eine bereits präoperativ begonnene kontinuierliche Fenoterol-Zufuhr im Dauertropf erreichen. In jedem Fall ergibt sich die Notwendigkeit einer exakten Kreislaufüberwachung bei Fenoterol-Gabe unter Periduralanaesthesie. Unabhängig von den aufgezeigten vaskulären Effekten ist zu beachten, daß überhöhte Fenoterol-Dosen zu Myokarddepression und zur Entwicklung eines Lungenödems führen können [1, 9].

Literatur

1. Curtius JM, Goekenjan G, Steyer M, Hust M (1980) Lungenödem als Tokolyse-Komplikation. Dtsch med Wschr 105:1320
2. Dirksen R, Nijhuis GMM (1980) Epidural opiate and perioperative analgesia. Acta anaesth scand 24:367
3. Engquist A, Brandt MR, Fernandes A, Kehlet H (1977) The blocking effect of epidural analgesia on the adrenocortical and hyperglycaemic responses to surgery. Acta anaesth scand 21:330
4. Gattiker H, Rothlin M (1971) Vergleich der Wirkungen des neuen Sympathomimetikums Th 1165a mit jenen von Isoprenalin auf den Kreislauf herzoperierter Patienten. Drug Res 21:1191
5. Glynn CJ, Mather LE, Cousins MJ, Wilson PR, Graham JR (1979) Spinal narcotics and respiratory depression. Lancet 2:356
6. Haag W, Louis C, Hartung E, Freye E Buprenorphin als Monoanästhetikum und in Kombination mit Bupivacain zur periduralen Leitungsanästhesie. In: Neue Aspekte der Regionalanästhesie III. Hrsg: Wüst HJ, Zindler M. Anaesthesiologie und Intensivmedizin, Springer-Verlag Berlin Heidelberg New York (im Druck)
7. Heidenreich J, Steyer M (1978) Herz-Kreislauf-Wirkungen von intravenös niedrigdosierten Langzeit- und hochdosierten Kurzzeit-Infusionen von Partusisten. In: Fenoterol bei der Behandlung in der Geburtshilfe und Perinatologie. Hrg: Jung H, Friedrich E, Georg Thieme Verlag Stuttgart
8. Hiltmann WD, Weidinger W, Wiest W (1976) Änderungen der maternalen kardiovaskulären Parameter während der Tokolyse und beim Rückenlageschocksyndrom. Z Geburtsh Perinat 180:366
9. Johnatha W, Goessens L, Traub E, Dick W (1978) Pulmonale Komplikationen während der Tokolyse. In: Fenoterol bei der Behandlung in der Geburtshilfe und Perinatologie. Hrg: Jung H, Friedrich E, Georg Thieme Verlag Stuttgart
10. Kastendieck E, Künzel W, Kirchhoff J (1974) Der Einfluß von Th 1165a auf die metabolische Azidose des Feten während der Austreibungsperiode. Ein Beitrag zur Frage der intrauterinen Reanimation. Z Geburtsh Perinat 178:439
11. Kawashima Y, Uchida N, Kawahira S, Meguro K, Nampo T, Fujita Y (1982) A step to complete pain relief after surgery. In: Spinal opiates. Hrg: Yaksh TL, Müller H. Anaesthesiology and Intensive Medicine. Springer-Verlag, Berlin Heidelberg New York Bd. 144
12. Lichtlen P, Stutz R (1969) Hämodynamische Untersuchungen mit den p-Hydrocyphenyl-Derivat des Orciprenalins. Drug Res 19:147
13. Michiels M, Hendriks R, Heykants J (1977) A sensitive radioimmunoassay for fentanyl. Plasma levels in dogs and man. Europ J Clin Pharmacol 12:153
14. Schleimer R, Benjamini E, Eisele J, Henderson G (1978) Pharmacokinetics of fentanyl as determined by radioimmunoassay. Clin Pharmacol Therap 23:188
15. Stanton-Hicks M (1975) Cardiovascular effects of extradural anesthesia. Br J Anaesth 47:253
16. Taylor G (1974) Placental circulation. In: Scientific foundations of anaesthesia. Hrg: Scurr C, Feldman S, Heinemann W, Ltd. London
17. Varga L (1982) Continuous epidural analgesia in the perioperative period. In: Spinal opiates. Hrg: Yaksh TL, Müller H. Anaesthesiology and Intensive Medicine. Springer-Verlag, Berlin Heidelberg New York Bd 144
18. Weidinger H (1977) Clinical use of betamimetics in obstetrics. In: Labour inhibition. Hrsg: Weidinger H, Gustav Fischer Verlag Stuttgart
19. Welchew EA, Thornton JA (1982) The control of postoperative pain by thoracic epidural fentanyl and its effect upon the stress response. In: Spinal opiates. Hrg: Yaksh TL, Müller H. Anaesthesiology and Intensive Medicine. Springer-Verlag, Berlin Heidelberg New York Bd. 144
20. Yakashita Y, Fukuda K, Morioka T, Kano T, Araki Y (1979) Intrathecal application of morphine. I. As a supplement of anesthesia and a prolonged relief of postoperative pain. Jap J Anesth 12:1584

Untersuchungen zur Effektivität der geburtshilflichen Periduralanaesthesie

E. Knoche, E. Traub, I. Maier und W. Dick

Robinson, Rosen u. Mitarb. [10] haben vor wenigen Monaten das Ergebnis einer vergleichenden prospektiven Studie zur Schmerzbekämpfung unter der Geburt mit Hilfe der Periduralanaesthesie (PDA) bzw. der Pethidin-Inhalationsanalgesie publiziert. Dabei zeigte sich unter anderem, daß in bezug auf die Schmerzbekämpfung die Periduralanaesthesie als deutlich überlegen gegenüber der zweiten Kombination empfunden wurde.

In einer retrospektiven Studie verschickten wir an insgesamt 1000 Patientinnen, die im Jahre 1979 in der Frauenklinik Ulm entweder unter Zuhilfenahme einer Katheterperiduralanaesthesie [7] bzw. ohne Periduralanaesthesie mit Psychoprophylaxe oder geringen Dosen von Pethidin (20–30 mg i.v.) entbunden hatten, einen Fragebogen, der von 74% der Patientinnen beantwortet wurde. Ein zweiter Fragebogen wurde an weitere 260 Patientinnen verschickt, die sich im selben Jahr einer Sectio caesarea in Periduralanaesthesie bzw. Intubationsnarkose unterzogen hatten und von insgesamt 65% der Befragten beantwortet wurde.

1. Analgesie im Kreißsaal bei vaginalen Entbindungen

	ERSTPARA	MEHRPARA
PDA-GRUPPE (N = 394)	232 = 59 %	162 = 41 %
KONTROLLGRUPPE (N = 342)	130 = 38 %	212 = 62 %

Abb. 1. Patientengut, vaginale Entbindungen (n = 736)

Erwartungsgemäß überwogen in der PDA-Gruppe (Abb. 1) die Erstpara mit fast 60% im Gegensatz zu den Mehrpara mit 40%, während in der Gruppe mit herkömmlichen Analgetika – im folgenden kurz als Kontrollgruppe bezeichnet – etwa 40% Erstpara und über 60% Mehrpara zu finden waren. Rund 90% der befragten Patientinnen war die schmerzarme Geburt mittels Periduralanaesthesie vor Klinikaufnahme bekannt. Diejenigen Frauen, die keine Periduralanaesthesie gewünscht hatten, waren zum Teil von Bekannten über die großen Gefahren der Periduralanaesthesie fehlinformiert worden, und zwar wurde hauptsächlich vor folgenden Komplikationen gewarnt:

1. Vermindertem Preßdrang (18%)
2. Eventueller Lähmungsgefahr (14,6%)
3. Kopfschmerzen (8,5%)

| | FRÜHERE ENTBINDUNGEN | | DERZEITIGE ENTBINDUNG |
	OHNE PDA (N = 106)	MIT PDA (N = 52)	MIT PDA (N = 394)
PDA-GRUPPE			
SEHR SCHMERZHAFT	72 %	4 %	7,1 %
ERTRÄGLICH	25 %	27 %	41,4 %
	28 %	96 %	90,1 %
KAUM SPÜRBAR	3 %	69 %	48,7 %

| | FRÜHERE ENTBINDUNGEN | | DERZEITIGE ENTBINDUNG |
	OHNE PDA (N = 175)	MIT PDA (N = 27)	OHNE PDA (N = 342)
KONTROLLGRUPPE			
SEHR SCHMERZHAFT	38 %	11 %	29,3 %
ERTRÄGLICH	58 %	30 %	65,8 %
	62 %	89 %	68,7 %
KAUM SPÜRBAR	4 %	59 %	2,9 %

Abb. 2. Empfindung der Wehen

Auf der linken Seite der Abb. 2 ist die Meinung der beiden Patientengruppen hinsichtlich der Schmerzerleichterung bei früheren Entbindungen dargestellt. Mit herkömmlicher Schmerzerleichterung wie Schmerzspritze oder Psychoprophylaxe wurden die Wehen in der PDA-Gruppe in 72%, in der Kontrollgruppe dagegen nur in 38% der Fälle als sehr schmerzhaft eingestuft. Übereinstimmung herrschte dagegen in beiden Gruppen über die PDA mit rund 90% Schmerzerleichterung. Diese früheren Erfahrungen waren ausschlaggebend für die Entscheidung zur PDA bei der derzeitigen Entbindung (rechte Seite der Abbildung). Rund 90% der Patientinnen der PDA-Gruppe waren zufrieden mit der Analgesie, während immerhin auch in der Kontrollgruppe fast 70% der Patientinnen von ausreichender Schmerzerleichterung sprachen. Bei den Patientinnen in der Kontrollgruppe machte sich der Trend nach dem Wunsch zu einer natürlichen Entbindung bemerkbar. Für künftige Geburten würden 82% der PDA-Gruppe diese Anaesthesieform wieder wählen, 15% nicht; von den Frauen der Kontrollgruppe würden sich 22% für die Periduralanaesthesie bei einer künftigen Geburt entscheiden, 71% nicht.

	FREQUENZ	MÜTTERLICHE INDIKATIONEN	KINDLICHE INDIKATIONEN
		1. GEBURTSSTILLSTAND BB 2. PROTRAHIERTE AP 3. ERSCHÖPFTE MUTTER	1. DROHENDE ASPHYXIE 2. HERZTONALTERATION AP
PDA-GRUPPE (N = 394)	19,6 %	52,6 %	42,2 %
KONTROLLGRUPPE (N = 342)	4,5 %	36,6 %	63,4 %

Abb. 3. Indikationen zur Forcepsentbindung

Bei 19,6% der Patientinnen der PDA-Gruppe (Abb. 3) und nur bei 4,5% der Patientinnen der Kontrollgruppe war eine Forcepsentbindung notwendig, und zwar in den meisten Fällen wegen unzureichendem Preßdrang nach Meinung der Patientinnen selbst, besonders bei den Erstpara, die 2/3 der Forcepsentbindungen ausmachten. Es handelte sich immer um leichte Beckenausgangszangen [1, 3, 6]. Hauptindikationen von mütterlicher Seite waren:
1. Geburtsstillstand auf Beckenboden
2. Protrahierte Austreibungsperiode
3. Erschöpfte Mutter.
Von kindlicher Seite:
1. Drohende kindliche Asphyxie
2. Herztonalteration in der Austreibungsphase.

Duraperforationen ereigneten sich in 1,3% der Fälle. Postpartale Rückenschmerzen (14,5%) und Kopfschmerzen (7,9%) waren in der PDA-Gruppe doppelt so hoch wie in der Kontrollgruppe, während sonstige Beschwerden wie Schmerzen im Bereich der Episiotomienaht, Nachwehen und Übelkeit, in der Kontrollgruppe mit 28% doppelt so hoch wie in der PDA-Gruppe angegeben wurden.

Das Legen der PDA wurde von durchschnittlich 10% der Patientinnen als unangenehm oder schmerzhaft empfunden. Der Zustand der Neugeborenen war mit über 90% lebensfrischen Kindern in beiden Gruppen gleich gut, gemessen am Apgar-Score und den arteriellen Nabelschnur-pH-Werten [8, 11].

Durchschnittlich wurden für den Geburtsverlauf 51 mg 0,25%iges Bupivacain-CO_2 gebraucht [7], zusätzliche Gaben für die Epinaht oder eine Forcepsentbindung nicht mitgerechnet.

2. Anaesthesie bei Sectiones

Die Patientinnen, die zur Sectio eine PDA wünschten, waren in über 80% ausreichend und in 14% unzureichend informiert (Abb. 4). Die Frauen dagegen, die sich einer Sectio in Intubationsnarkose (ITN-Gruppe) unterzogen, gaben an, nur zu 54,5% ausreichend und zu 40% unzureichend informiert worden zu sein, vielleicht eine Folge davon, daß in dieser Gruppe mehr Notfallsectiones waren. In bezug auf das nicht gewählte Anaesthesieverfahren waren beide Gruppe mit 45% bzw. 44% zu wenig informiert; ein Ansporn für uns Anaesthesisten, in Zukunft noch besser und ausführlicher aufzuklären.

INFORMATION ZUR PDA	PDA-GRUPPE (N = 91)	ITN-GRUPPE (N = 77)
AUSREICHEND	82,4 %	44,1 %
UNZUREICHEND	14,3 %	23,4 %
INFORMATION ZUR ITN		
AUSREICHEND	45,0 %	54,5 %
UNZUREICHEND	22,0 %	40,3 %

Abb. 4. Information über Narkoseverfahren bei Sectio ($n = 168$)

	PDA-GRUPPE (N = 91)		ITN-GRUPPE (N = 77)	
APGAR SCORE	1 MIN	5 MIN	1 MIN	5 MIN
8 - 10	82,4 %	92,3 %	58,0 %	90,2 %
5 - 7	9,9 %	7,7 %	27,0 %	9,8 %
1 - 4	6,6 %	0	14,9 %	0
ART. NABELSCHNUR- PH-WERT				
< 7,20	90,3 %		83,3 %	
> 7,20	9,7 %		16,7 %	

Abb. 5. Zustand der Neugeborenen nach Sectio (*n* = 168)

Die Analgesie war bei beiden Anaesthesieverfahren in über 90% der Fälle sehr gut
bis ausreichend [2, 9]. 85% der Patientinnen mit Periduralanaesthesie fanden das Geburtserlebnis eher erhöht, weil sie voll am Geburtsgeschehen teilnehmen konnten mit sofortigem
Kontakt zu ihrem Kind.

Bei einer eventuellen nächsten Sectio würden 85% der PDA-Gruppe diese Anaesthesieform wieder wählen, nur 12% würden der Intubationsnarkose den Vorzug geben [5]. Aus der
ITN-Gruppe würden 62% diese Analgesieform wieder wählen und 30% würden von einer Periduralanaesthesie Gebrauch machen wollen.

Die arteriellen Nabelschnur-pH-Werte und der Apgar-Score nach 1 min waren in der
Gruppe der unter PDA geborenen Neugeborenen (Abb. 5) signifikant besser, mit über 80%
lebensfrischen Kindern im Gegensatz zu nur 58% der ITN-Gruppe, wahrscheinlich durch
eine Restwirkung der Narkotika auf das Neugeborene bedingt. Nach 5 und 10 min lagen die
Apgar-Werte in beiden Gruppen bei über 90% der Kinder zwischen 8 und 10 [2, 4].

Die durchschnittliche Gesamtdosis zur Durchführung der Sectio betrug 90 mg Bupivacain 0,5%.

Die postoperativen Beschwerden nach Sectio (Abb. 6) waren in der PDA-Gruppe in statistisch gesichertem Maße geringer als in der ITN-Gruppe. Die aufgetretenen Kopfschmerzen
in der PDA-Gruppe gehen zu Lasten einer versehentlichen Durapunktion, die in diesem Kollektiv mit 3,3% genau mit der Kopfschmerzrate übereinstimmt. Sonstige Beschwerden wie
Bauchschmerzen, Erbrechen, Kreislaufbeschwerden, waren in der ITN-Gruppe doppelt so
häufig wie in der PDA-Gruppe.

Zusammenfassend kann festgestellt werden, daß sich die PDA für die Analgesie unter
der Geburt und auch bei der Sectio als sichere und effektive Methode erwies. Im Hinblick
auf das höhere Geburtserlebnis der Sectiopatientinnen und im Hinblick auf den unmittel-

BESCHWERDEN	PDA-GRUPPE (N = 91)	ITN-GRUPPE (N = 77)
RÜCKENSCHMERZEN	16,5 %	20,8 %
KOPFSCHMERZEN	3,3 %	9,1 %
SONSTIGE	20,9 %	39,0 %

Abb. 6. Postpartale Beschwerden nach Sectio (*n* = 168)

bar postpartalen besseren Zustand der Neugeborenen war die PDA der Vollnarkose überlegen.

Literatur

1. Berger C, Baumann U, Richter R (1979) Forzepsgeburten in Periduralanästhesie oder Intubationsnarkose. Z Geburtsh u Perinat 183:369
2. Crawford JS (1980) Experiences with lumbar extradural analgesia for caesarean section. Br J
   Anaesth 52:821
3. Doughty A (1969) Selective epidural analgesia and the forceps rate. Br J Anaesth 41:1058
4. Downing JW, Houlton PC, Barclay A (1979) Extradural analgesia for caesarean section: A comparison with general anaesthesia. Br J Anaesth 51:367
5. James FM, Crawford JS, Hopkinson R, Davies P, Naiem H (1977) A comparison of general anesthesia and lumbar epidural analgesia for elective cesarean section. Anesth Analg Curr Res 56:228
6. Jouppila R, Jouppila P, Karinen JM, Hollmen A (1979) A segmental epidural analgesia in labour.
   Acta obstet gynec scand 58:135
7. Knoche E, Traub E, Dick W (1979) Bupivacain-HCl und Bupivacain-CO$_2$. Vergleichende Untersuchungen während der kontinuierlichen Periduralanästhesie in der Geburtshilfe. Regional-Anaesthesie 2:36
8. Lieberman BA, Rosenblatt DB, Belsey E, Packer M, Redshaw M, Mills M, Caldwell J, Notarianni L,
   Smith RL, Williams M, Beard RW (1979) The effects of maternally administered pethidine or epidural bupivacaine on the fetus and newborn. Br J Obstet Gynec 86:598
9. Moir DD (1979) Extradural analgesia for cesarean section. Br J Anaesth 51:79
10. Robinson JO, Rosen M, Evans JM, Revill SI, David H, Rees GAD (1980) Maternal opinion about
    analgesia for labour. A controlled trial between epidural block and intramuscular pethidine combin-
    ed with inhalation. Anaesthesia 35:1173
11. Willdeck-Lund G, Lindmark G, Nilsson BA (1979) Effect of segmental epidural block on the course
    of labour and the condition of the infant during the neonatal period. Acta anaesth scand 23:301

Vergleichende Untersuchungen zur geburtshilflichen Periduralanaesthesie mit CO_2-Bupivacain, HCl-Bupivacain und Chloroprocain

E. Traub, E. Knoche, W. Dick, A. Lamberts und M. Sommer

Das ideale Lokalanaesthetikum für die Katheterperiduralanaesthesie in der Geburtshilfe sollte durch folgende Eigenschaften charakterisiert sein:

Geringe mütterliche und fetale Toxizität, kurze Anschlagszeit, lange Wirkdauer und gute sensorische bei geringstmöglicher motorischer Blockade.

Keines der bisher bekannten Lokalanaesthetika vermag all diesen Anforderungen gerecht zu werden. Unter den Substanzen vom Amidtyp zeichnet sich Bupivacain durch eine hohe Eiweißbindung aus. Da das an Plasmaproteine gebundene Lokalanaesthetikum die Plazenta nicht passieren kann, liegt das Verhältnis des fetomaternalen Blutspiegels für Bupivacain mit Werten zwischen 0,2–0,4 [3, 12] sehr niedrig. Bei geringer motorischer Blockade ist die sensorische Blockade jedoch nicht immer zufriedenstellend; so wird die Häufigkeit unblockierter Segmente immerhin mit ca. 7% angegeben [4, 9]. Als wesentlichster Nachteil gilt seine relativ lange Anschlagszeit.

Chloroprocain, ein dem Estertyp zugehöriges Lokalanaesthetikum, wird in den USA bereits seit 1952 angewandt. Aufgrund seiner raschen Metabolisierung durch die Pseudocholinesterase — Halbwertszeit im mütterlichen Blut 21 und im fetalen Blut 43 Sekunden [5] — in pharmakologisch inaktive Abbauprodukte, gilt es als Mittel der Wahl für die geburtshilfliche Anaesthesie. Als weiterer wesentlicher Vorteil wird seine kurze Anschlagszeit angesehen. Bupivacain ist in zwei Präparationen — dem HCl und dem CO_2 — anwendbar, wobei der CO_2-Form ähnlich kurze Anschlagszeiten zugeschrieben werden wie dem Procain.

Uns interessierte daher die Frage, ob sich für den geburtshilflichen Bereich klinisch relevante Unterschiede bei Verwendung der drei Substanzen — Chloroprocain, Bupivacain-HCl und Bupivacain-CO_2 — im Rahmen der Katheter-PDA ergeben, die tatsächlich zur Präferenz der einen oder anderen Substanz Anlaß geben könnten.

In randomisierter Folge erhielten insgesamt 107 gesunde Patientinnen (Tabelle 1) mit unauffälligem Schwangerschaftsverlauf zur vaginalen Entbindung Chlorprocain bzw. hydrochloriertes oder karbonisiertes Bupivacain über einen Periduralkatheter. Die Patientinnenkollektive waren hinsichtlich Parität, Alter, Gewicht, Schwangerschaftsdauer und Indikation zur Katheterperiduralanaesthesie weitgehend identisch.

Als initiale anaesthetische Dosis (Tabelle 2) wurden 10 ml 1- bis 1,5%iges Chloroprocain bzw. 10 ml 0,25%iges Bupivacain verabreicht. Die durchschnittliche Dosierung der Nachinjektionen lag bei 77,5 mg Chloroprocain bzw. 12,5 mg Bupivacain-HCl oder 17,5 mg Bupivacain-CO_2.

Die Anschlagszeit, definiert als Zeitintervall zwischen Injektionsende und Nachlassen des Wehenschmerzes, betrug für Chloroprocain nach Erst- und Nachinjektionen im Mittel 4 min. Bei Anwendung von Bupivacain verkürzte sich die Anschlagszeit nach mehrfacher

Tabelle 1. Darstellung des Patientengutes

	Chloroprocain $n = 32$	Bupivacain-HCl $n = 33$	Bupivacain-CO_2 $n = 42$
Erstpara	56%	56%	55%
Mehrpara	44%	44%	45%
Alter (Jahre)	24,5	26	26
Gewicht (kg)	73,5	73	70
Gestationsalter (Wochen)	40,5	40	40

Tabelle 2. Anschlagszeit, Wirkungsdauer

	Chloroprocain $n = 32$	Bupivacain-HCl $n = 33$	Bupivacain-CO_2 $n = 42$
Erstinjektion			
Dosis (mg)	150	25	25
Konzentration	1–1,5%	0,25%	0,25%
Anschlagzeit (min)	4	6	6,5
Wirkdauer (min)	48	65	76
Nachinjektionen			
Dosis (mg)	77,5	12,5	17,5
Konzentration	1,5–2%	0,25%	0,25%
Anschlagzeit (min)	4	5	5
Wirkdauer (min)	41	66	76

Applikation von 6 bzw. 6,5 min auf 5 min. Die Wirkungsdauer der Einzelinjektionen lag für Chloroprocain zwischen 40 und 50 min, für Bupivacain-HCl bei 65 min und für Bupivacain-CO_2 bei 76 min.

Beurteilt man die initial verabreichten Dosen (Tabelle 3) hinsichtlich ihrer analgetischen Qualität, so ergaben sich keine nennenswerten Unterschiede für die drei verschiedenen Lokalanaesthetika. Die analgetische Wirkung der nachinjizierten Chloroprocaindosen lag deutlich unter denen von Bupivacain, möglicherweise aufgrund der zunächst zu niedrig gewählten Konzentration von 1,5%, die erst im späteren Geburtsverlauf auf 2% erhöht wurde.

Bei Verwendung von Chloroprocain wurde das plötzliche Nachlassen der Analgesie mit dem Einsetzen heftigster Schmerzen schon nach einer Wehenpause von den Patientinnen als sehr unangenehm empfunden. Eine zufriedenstellende Anaesthesie erforderte eine intensive Betreuung und praktisch prophylaktische Nachinjektionen von Chloroprocain nach spätestens 40 min. Bei vier Patientinnen mit langer Geburtsdauer erwies sich ein Umsetzen des Lokalanaesthetikums als notwendig. Die vorher sehr unruhigen Patientinnen zeigten sich nach Anwendung von Bupivacain ruhig und kooperativ und beurteilten die analgetische Wirkung als wesentlich besser.

Tabelle 3. Analgesie, motorische Blockade

	Chloroprocain $n = 32$	Bupivacain-HCl $n = 33$	Bupivacain-CO$_2$ $n = 42$
Erstinjektion			
Analgesie A	75,0%	76,0%	80,0%
Analgesie B	22,0%	18,0%	20,0%
Analgesie C	3,0%	6,0%	–
Motorische Blockade +	9,4%	3,0%	10,0%
Motorische Blockade ++	3,1%	–	–
Nachinjektionen			
Analgesie A	72,2%	86,4%	86,0%
Analgesie B	18,6%	11,7%	11,6%
Analgesie C	9,3%	1,7%	2,3%
Motorische Blockade +	9,3%	6,9%	8,5%
Motorische Blockade ++	11,6%	1,1%	–

Eine leichte motorische Blockade – in der Tabelle mit + angegeben –, unter der die Beine noch selbsttätig angehoben werden konnten, trat nach den Injektionen in bis zu 10% der Fälle in allen Gruppen auf. Eine deutlicher ausgeprägte Parese (++), die ein Anheben der Beine nur mit Unterstützung ermöglichte, war insbesondere nach Gabe von 2% Chloroprocain, wenn auch in der Regel kurzfristig, zu beobachten. Eine vollständige Unbeweglichkeit der Beine zeigte sich nur bei hohen Dosen von 3% Chloroprocain bzw. 0,5% Bupivacain zur instrumentellen Entbindung.

Die Frequenz operativer vaginaler Entbindungen durch Forceps (Tabelle 4) lag in allen Kollektiven etwa gleich hoch und mit ca. 25% deutlich über der Forcepsrate der übrigen Katheterperiduralanaesthesien in dem entsprechenden Zeitraum mit ca. 19%. In drei von acht Fällen des Chloroprocainkollektivs konnte zur Durchführung der Forcepsentbindung mit 10 ml 2%iger Lösung keine befriedigende Analgesie erreicht werden. Hier waren zusätzliche Dosen von 3% Chloroprocain erforderlich. Mit Bupivacain 0,5% konnte eine gute analgetische Wirkung erreicht werden. Die mittlere Dosis von Bupivacain-HCl betrug 44 mg gegenüber 36 mg Bupivacain-CO$_2$.

Carllsson et al. [1] fanden bei Anwendung von Chloroprocain eine geringere instrumentelle Entbindungsrate von 8% gegenüber 13% bei Bupivacain. Aus der Tatsache, daß in unserer Chloroprocaingruppe kindliche Indikationen im Vordergrund standen und nach

Tabelle 4. Art der Geburtsbeendigung

	Chloroprocain $n = 32$	Bupivacain-HCl $n = 33$	Bupivacain-CO$_2$ $n = 42$
Spontan	24	25	33
Forceps	8	8	9
Mütterliche Indikation	3	5	5
Kindliche Indikation	5	3	4

Tabelle 5. Komplikationen der Katheterperiduralanaesthesie

	Chloroprocain $n = 32$	Bupivacain-HCl $n = 33$	Bupivacain-CO$_2$ $n = 42$
Blutdruckabfall			
< 10%	37,5%	19,0%	12,1%
10−20%	25,0%	−	12,1%
> 20%	3,1%	2,4%	6,1%
Sonstige			
Übelkeit			
Erbrechen	6,2%	3,0%	7,1%
Zittern			

Anwendung von Bupivacain mütterliche Indikationen, wie insbesondere ein Geburtsstillstand auf Beckenboden, überwogen, könnte allenfalls eine ähnliche Tendenz abgeleitet werden.

Unter den substanzspezifischen Komplikationen (Tabelle 5) ist an erster Stelle die Hypotension zu nennen. Hier fällt in der Chloroprocaingruppe ein hoher Prozentsatz leichterer Blutdruckabfälle bis zu 20% gegenüber dem pränarkotischen Ausgangswert auf. Ähnliche Ergebnisse mit einer ausgeprägteren kreislaufdepressiven Wirkung durch das schnell wirkende Chloroprocain gegenüber dem langsamer wirkenden Bupivacain fanden James et al. und Wright et al. [7, 15] bei Anwendung höherer Dosen zur Durchführung der Sectio caesarea. Andere Autoren konnten diese Befunde jedoch nicht bestätigen [3].

Das Zustandsbild der Neugeborenen (Tabelle 6), beurteilt nach dem Apgar-Score, zeigte in allen drei Gruppen nach 5 min ausschließlich lebensfrische Kinder mit Werten zwischen 8 und 10, bei annähernd gleichem mittlerem Geburtsgewicht, und mittleren arteriellen Nabelschnur-pH-Werten zwischen 7,26 und 7,31.

Nur etwa 60% der Patientinnen zeigten sich bei fraktionierter Applikation von Chloroprocain für die Katheterperiduralanaesthesie zur vaginalen Entbindung mit der analgetischen Wirkung der Substanz zufrieden, wobei in der Eröffnungsperiode die Konzentration wohl etwas niedrig sein könnte. Wesentliche Nachteile stellen insbesondere das abrupte Nachlassen der Analgesie und die bei äquianalgetischen Dosen gegenüber Bupivacain vermehrte motorische Blockade dar. Die kurze Wirkungsdauer bedingt zwar eine gute Steuerbarkeit, erfordert aber andererseits häufige Nachinjektionen, die bei langer Geburtsdauer von den Pa-

Tabelle 6. Zustand der Neugeborenen

	Chloroprocain $n = 32$		Bupivacain-HCl $n = 33$		Bupivacain-CO$_2$ $n = 42$	
Apgar Score	1 min	5 min	1 min	5 min	1 min	5 min
8−10	97%	100%	91%	100%	90%	100%
5−7	3%	−	9%	−	10%	−
1−4	−	−	−	−	−	−
Geburtsgewicht (g)	3385		3430		3320	
pH Nabelarterie	7,26		7,31		7,28	

tientinnen als unangenehm empfunden werden. Verlängerte Paralysen sind zwar auch nach Anwendung von Bupivacain bekannt, werden in jüngster Zeit jedoch vermehrt nach Anwendung von Chloroprocain beschrieben. Mögliche Ursache für diese Komplikation liegen wahrscheinlich in zwei physikochemischen Eigenschaften der Substanz begründet:
1. 2%iges und 3%iges Chloroprocain stellt eine stark saure Lösung mit einem pH von 2,7– 4,0 dar; derart saure Lösungen können zu einer Irritation des Gewebes und zu Gefäßspasmen führen [11].
2. 3%iges Chloroprocain ist bei 37 °C annähernd hyperbar. Gelangen größere Mengen hyperbarer Lösung in den Liquorraum — etwa bei versehentlicher Durapunktion —, so können sie möglicherweise wegen ihres osmotischen Effektes neurotoxisch wirken [10].

Über 90% der Patientinnen, die zur Katheterperiduralanaesthesie Bupivacain erhielten, zeigten sich mit der analgetischen Wirkung zufrieden. Wir halten diese Substanz deshalb nach wie vor für das Mittel der Wahl für diesen Bereich. Da in unserer Klinik die Periduralanaesthesie bereits relativ früh in der Eröffnungsperiode angelegt wird, erscheint uns die etwas langsamere Anschlagszeit nach der Erstinjektion von untergeordneter Bedeutung. Bei unmittelbarer Notwendigkeit zur operativen Geburtsbeendigung aufgrund fetaler Gefährdung konnte auch kurzfristig eine ausreichende Anaesthesie erzielt werden. Hier ergeben sich wegen des etwas besseren Analgesieeffektes Vorteile zu Gunsten karbonisierter gegenüber hydrochlorierten Lösungen.

Keine einheitliche Meinung herrscht in der Literatur darüber, inwieweit eine Kombination der beiden genannten Substanzen — wie heute vielfach in den USA üblich — eine weitere Optimierung der Anaesthesie herbeiführen kann [2, 14]. Bei gleichzeitiger Anwendung ist zu bedenken, daß die Metabolisierung von Chloroprocain durch Amide gehemmt wird [8]. Eine Verlängerung der Wirkungsdauer des Chloroprocain ist durch Beimischung von Bupivacain nicht zu erzielen [2, 6].

Literatur

1. Carlsson C, Dahlgren N, Magnusson J, Hanson A (1980) Epidural block with chloroprocaine during labour. Acta anaesth scand 24:469
2. Cohen SE, Thurlow A (1979) Comparison of a chloroprocaine-bupivacaine mixture with chloroprocaine and bupivacaine used individually for obstetric epidural analgesia. Anesthesiology 52:288
3. Datta S, Corke BC, Alper MH, Brown jr WU, Ostheimer GW, Weiss JB (1980) Epidural anesthesia for cesarean section: A comparison of bupivacaine, chloroprocaine, and etidocaine. Anesthesiology 52:48
4. Ducrow M (1971) The occurrence of unblocked segments during continuous lumbar epidural analgesia for pain relief in labor. Brit J Anaesth 43:1172
5. Finster M, Perel JM, Hinsvark ON, O'Brien JE Reassessment of the metabolism of 2-chlor-procaine hydrochloride (Nesacaine^R). Abstracts of Scientific Papers, ASA-Annual Meeting 1973, p. 29
6. Galindo A, Witcher T (1979) Mixtures of local anesthetics: Bupivacaine-chloroprocaine. Anesthesiology 51:213
7. James FM, Dewan DM, Floyd HM, Wheeler AS, Grant WM, Rhyne L, Westmoreland RT (1980) Chloroprocaine vs. bupivacaine for lumbar epidural analgesia for elective cesarean section. Anesthesiology 52:488
8. Lalka D, Vicuna N, Burrow SR, Jones DJ, Ludden TM, Haegele KD, McNay JL (1978) Bupivacaine and other amide local anesthetics inhibit the hydrolysis of chloroprocaine by human serum. Anesth Analg 57:534

9. Moir DD, Slater PJ, Thorburn J, McLaren R, Moodie J (1976) Extradural analgesia in obstetrics: A controlled trial of carbonated lignocaine and bupivacaine hydrochloride with or without adrenaline. Br J Anaesth 48:129

10. Noble AB, Murray JG (1971) A review of the complications of spinal anaesthesia with experiences in Canadian teaching hospitals from 1959 to 1969. Can Anaesth Soc J 18:5

11. Ravindran RS, Bond VK, Tasch MD, Gupta CD, Luerssen TG (1980) Prolonged neural blockade following regional analgesia with 2-chloroprocaine. Anesth Analg 59:447

12. Reynolds F (1972) The influence of adrenaline on maternal and neonatal blood levels of local analgesic drugs. In: Doughty A (ed) Proceedings of the symposium on epidural analgesia in obstetrics. H.K. Lewis & Co. Ltd, London, p 31

13. Thomas J, Long G, Moore G, Morgan D (1976) Plasma protein binding and placental transfer of bupivacaine. Clin Pharmacol Ther 19:426

14. Villa EA, Marx GF (1975) Chloroprocaine-bupivacaine sequence for obstetric extradural analgesia. Canad Anaesth Soc J 22:76

15. Wright RG, Shnider SM, Levinson G et al. (1978) Maternal and fetal plasma norepinephrine levels during epidural anesthesia for elective cesarean section. Abstracts of Scientific Papers, Annual Meeting of the American Society of Anesthesiologists, p 109

Epiduralanaesthesie mit Morphin in der Geburtshilfe

R. Knitza und G. Biro

Seit Behar 1979 [1] erstmals über die ausgezeichnete Wirksamkeit von epidural appliziertem Morphin berichtete, erschienen zahlreiche Veröffentlichungen, die mögliche Anwendungsgebiete dieser Methode beschrieben. Positive Erfahrungen wurden bei der Schmerzbehandlung von Tumorpatientinnen und vor allem zur postoperativen Schmerzbekämpfung mitgeteilt (Abb. 1).

Vorteile epiduraler Morphingabe:

a) lange Wirkdauer

b) keine Beeinträchtigung der
   motorischen Funktion

c) Fehlen einer sympathischen Blockade   Abb. 1

Beobachtungen über lange andauernde Schmerzfreiheit ohne Auftreten von motorischen Blockaden sowie eine fehlende Blockierung sympathischer Efferenzen und damit Ausbleiben ungünstiger haemodynamischer Auswirkungen versprachen deutlich Vorteile gegenüber zentral wirkenden Analgetika oder Lokalanaesthetika. Diese Überlegung und unterschiedliche Aussagen über die Wirksamkeit dieses Verfahrens in der Geburtshilfe veranlaßten uns, die Effektivität dieser Methode bei der Ausschaltung des Wehen- und Geburtsschmerzes erneut zu prüfen.

Die Untersuchungen wurden an Patientinnen durchgeführt, die sich nach Vorbereitungen in unseren Elternkursen und ausführlicher Aufklärung über alle geburtshilflichen Analgesieverfahren für eine rückenmarksnahe Anaesthesie entschieden hatten (Abb. 2).

BEDINGUNGEN:

a) Schwangere am Termin $\pm$ 10 Tage

b) Schmerzhafte Wehen bei 3 – 5 cm
   Muttermundsweite

c) Lumbale Punktion zwischen L $3/4$
   bzw. L $4/5$

d) 2 – 10 mg Morphin in 10 – 15 ml
   0,9 % NaCl   Abb. 2

Alle Patientinnen waren am errechneten Geburtstermin ± 10 Tage. Bei einer Muttermund-
weite von 3–5 cm, regelmäßiger und als schmerzhaft empfundener Wehentätigkeit wurde
nach lumbaler Punktion zwischen L3/4 bzw. L4/5 ein Katheter in den Epiduralraum pla-
ziert. Nach einer Testdosis wurden 2 bis 10 mg Morphinium hydrochloricum in einem Volumen von 10 bis 15 mg 0,9%iger Kochsalzlösung langsam injiziert. Vor Anlegen der Periduralanaesthesie war die subjektive Schmerzempfindung von den Patientinnen in die von
Scott u. Mitarb. [2] beschriebene visuelle Schmerzskala eingetragen worden. Andere Analgetika, Spasmolytika oder Sedativa waren zuvor nicht verabreicht worden. Eine vergleich-
bare Kontrollgruppe von Schwangeren erhielt bei ansonst gleichen Bedingungen zunächst
2 mg Morphinium hydrochloricum subkutan. Kreislauf, Allgemeinbefinden und Geburtsfortschritt wurde bei allen Müttern sorgfältig kontrolliert und dokumentiert; die fetale
Herzfrequenz und die Wehentätigkeit mittels Kardiotokograph kontinuierlich aufge-
zeichnet. 30 min nach der Injektion befragten wir die Patientin in gleicher Weise nach dem
Grad der Schmerzminderung und führten eine orientierende neurologische Prüfung der
Sensibilität und Motorik der unteren Extremitäten und des Stammes durch.

Bei unzureichend empfundener Analgesie verabreichten wir über den Periduralkatheter
10 ml 0,25%ige Carbostesin-Lösung ohne Adrenalin. Bei den Patientinnen der Kontrollgruppe wurde bei mangelhafter Schmerzminderung eine lumbale Periduralanaesthesie mit
Carbostesin 0,25%ig ohne Adrenalin in üblicher Weise durchgeführt. 30 min später erfolgte
erneut eine Befragung und Untersuchung beider Kollektive nach den gleichen Kriterien wie
nach der Morphininjektion.

Blutentnahmen zur Bestimmung der mütterlichen Morphinplasmakonzentrationen nach
epiduraler Morphinapplikation erfolgten in konstanten Zeitintervallen.

Unmittelbar postpartal wurden aus der Nabelarterie Blutgase und Säure-Basen-Parameter
gemessen. Das bei den Patientinnen angegebene Ausmaß der Schmerzminderung vor Beginn
der Anaesthesie, nach Morphin bzw. Carbostesin ist aus den beiden Abbildungen zu sehen
(Abb. 3a, b).

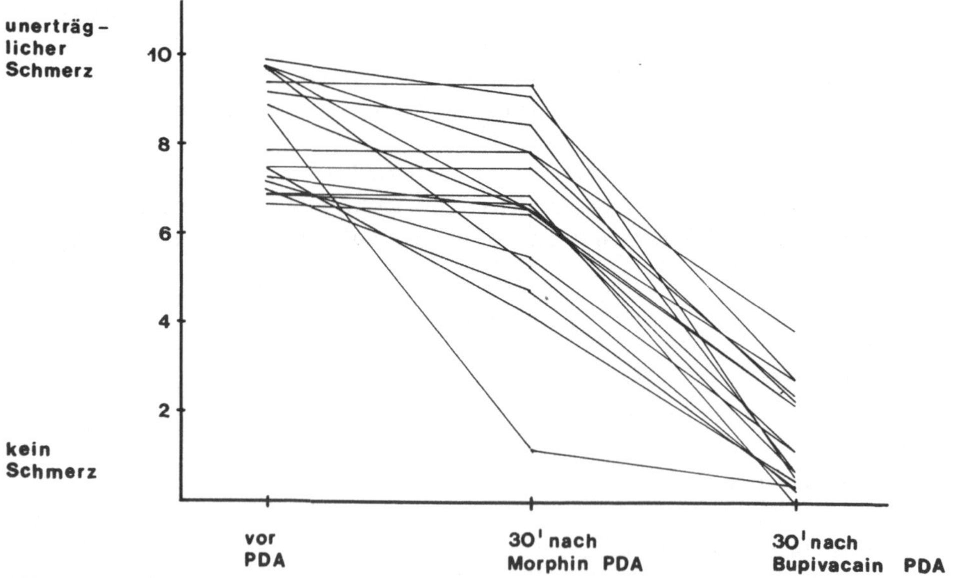

Abb. 3a. Subjektive Schmerzminderung nach epiduraler Morphin- bzw. Carbostesingabe

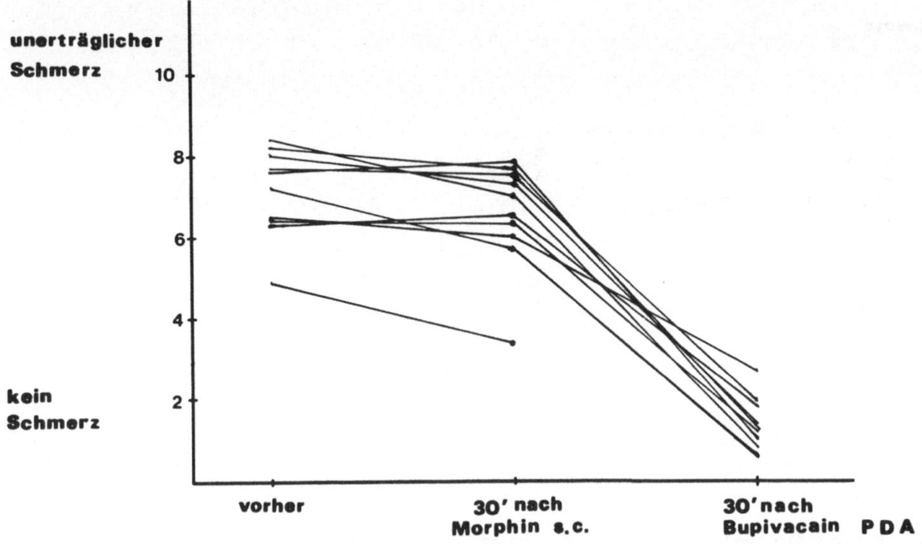

Abb. 3b. Subjektive Schmerzminderung nach subkutaner Morphingabe bzw. epiduraler Carbostesin-applikation

Lediglich bei einer von 17 Patientinnen erwies sich nach initialer epiduraler Morphingabe die angestrebte Analgesie während der Eröffnungsperiode als ausreichend. Bei allen übrigen Patientinnen ließ sich erst durch zusätzliche Lokalanaesthetikuminjektion die angestrebte, deutliche Schmerzminderung erzielen. Ein ähnliches Bild fand sich bei den Patientinnen der Kontrollgruppe, die 2 mg Morphin subkutan erhalten hatten. In einem Fall wurde nach subkutaner Morphingabe der Wehenschmerz nicht mehr so stark empfunden, so daß wir auf das Anlegen einer Katheterperiduralanaesthesie verzichteten.

Eine Beeinträchtigung der Motorik oder der Sensibilität konnten wir 30 min nach epiduraler Morphinapplikation nicht nachweisen. Ein Drittel beider Patientinnenkollektive klagte nach der Morphingabe über Übelkeit, vereinzelt mit Brechreiz. Die klinischen Auswertungen der CTG-Verläufe ließ keine Beeinflußung der fetalen Herzfrequenzen oder der Wehentätigkeit unter dieser Anaesthesieform erkennen.

Weder Apgarwerte noch die Säure-Basen- und Blutgasparameter aus der Nabelarterie zeigten eine eindeutige Korrelation zur Höhe der applizierten Morphinmenge.

In beiden Gruppen ließ sich eine signifikante Verlängerung der Analgesiedauer nachweisen. Während nach alleiniger lumbaler Periduralanaesthesie mit Carbostesin 0,25%ig ohne Adrenalin die erste Nachinjektion im Mittel nach 90 min wegen wieder stärker einsetzenden Schmerzen notwendig wird, verlängerte sich das schmerzfreie Intervall bei der von uns durchgeführten Kombination mit Morphin auf durchschnittlich 181 min und nach subkutaner Morphingabe auf durchschnittlich 163 min.

Bereits 10 min nach epiduraler Morphinapplikation ließen sich bei allen Müttern deutliche Konzentrationen des Betäubungsmittels im peripheren Venenblut nachweisen (Abb. 4).

Die höchste Morphinkonzentration im mütterlichen Venenblut fand sich bei allen Patientinnen nach ca. 60 min.

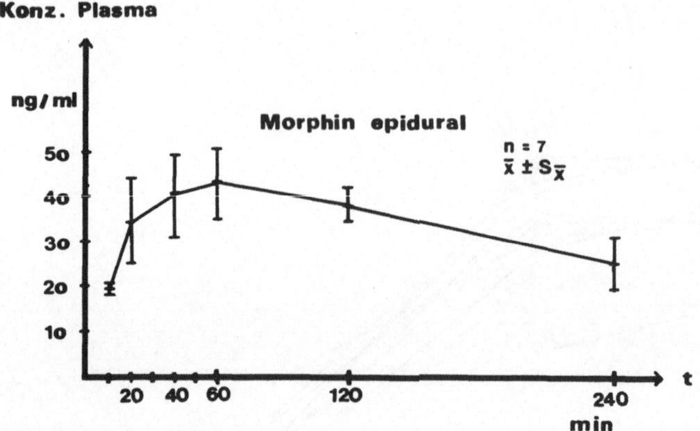

Abb. 4. Plasmamorphinspiegel nach epiduraler Applikation

Bei protrahiertem Geburtsverlauf konnten wir auch noch 21 Stunden nach einmaliger Gabe von 3 mg Morphin deutliche Mengen des Opioids im mütterlichen Blut und im Nabelschnurblut messen.

Was sind mögliche Ursachen der wie Abb. 5 zeigt, doch offenbar bei Kreißenden unzureichenden Schmerzminderung bei dieser Methode? Eine fehlerhafte Punktionstechnik als Ursache der schlechten Analgesie läßt sich in unserer Studie durch den typischen Wirkungserfolg nach Gabe des Lokalanaesthetikums ausschließen. Eine Unterdosierung ist in Anbetracht der Plasmakonzentrationen und der doch erheblichen mütterlichen Nebenwirkungen, sowie der Tatsache, daß bereits 2—3 mg Morphin epidural bei postoperativen Patienten zu Schmerzfreiheit über 24—36 Stunden führen ebenfalls unwahrscheinlich.

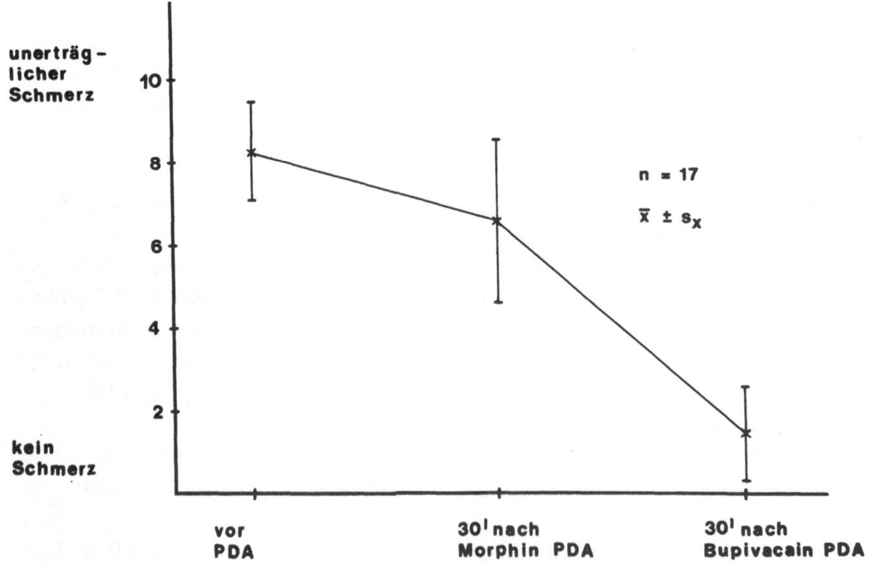

Abb 5. Subjektive Schmerzempfindung nach epiduraler Morphin- bzw. Carbostesingabe

Eine mögliche Erklärung bietet die gegen Ende der Schwangerschaft verstärkte Vaskularisation des Epiduralraumes. Wie Maghora et al. [3] zeigen, nimmt der Effekt der Schmerzminderung nach epiduraler Morphinapplikation offenbar mit zunehmender Gestationsdauer ab. Folge ist ein rasches Abfluten des injizierten Morphins, so daß effektive Konzentrationen der Substanz im Liquor und im Bereich der Opiatrezeptoren des Rückenmarkes nicht mehr erreicht werden. Die geringe, wenn auch statistisch signifikante Schmerzminderung und die Verlängerung der Nachinjektionsintervalle konnten wir in beiden Patientenkollektiven beobachten, so daß diese Effekte wohl als systemische Wirkung des Morphins zu erklären sind.

Entscheidende Vorteile der epiduralen Morphingabe gegenüber der subkutanen Applikation konnten wir aufgrund unserer Untersuchungen an Kreißenden nicht finden.

Literatur

1. Behar M, Olswang D, Magora F, Davidson JT (1979) Epidural morphine in treatment of pain. Lancet I, 527
2. Scott J, Huskisson EC (1976) Graphic representation of pain. Pain, 2, 175
3. Magora F, Donchin Y, Olshwang D, Schenker JG (1980) Epidural morphine analgesia in second trimeester induced abortion. American Journal of Obstetrics and Gynecology 138, 260

Prilocain in der Geburtshilfe: Met-Hämoglobin-Konzentration im Blut des Neugeborenen nach Pudendusblockade

U. Börner, H. Müller, M. Stoyanov, A. Gips und G. Hempelmann

Einleitung

Prilocain besitzt von den üblicherweise zur peripheren Leitungsanaesthesie und Infiltrationsanaesthesie benutzten mittellang wirkenden Lokalanaesthetika die geringste potentielle systemische Toxizität. Allerdings führt auch die Applikation geringer Dosen wahrscheinlich
durch die Wirkung des Metaboliten O-Toluidin zu einer dosis-abhängigen Met-Hämoglobinämie. Da jedoch eine Met-Hb-bedingte Zyanose erst ab einem Met-Hb-Anteil von 30—40%
des Gesamt-Hb von klinischer Relevanz ist, und solche Met-Hb-Konzentrationen selbst bei
der sehr hohen Dosis von 1000 mg Prilocain praktisch nicht erreicht werden, haben wir in
unserer Abteilung schon vor einiger Zeit zur Durchführung von Infiltrations- und peripheren
Leitungsanaesthesien Prilocain eingeführt und ziehen es z.B. Mepivacain oder Lidocain vor.
Nachdem Poppers et al. [1] schon 1967 auf die Unbedenlichkeit der Periduralanaesthesie mit Prilocain in der Geburtshilfe hingewiesen haben, interessierte uns die Frage, ob
eine relativ geringe Dosis von 200 mg Prilocain, gegeben zur Pudendusblockade eine ernst
zu nehmende Met-Hämoglobinämie bei Neugeborenen verursacht. Die Frage erschien
uns auch deshalb interessant, weil Nolte [2] darauf hingewiesen hat, daß möglicherweise
HbF leichter zur Met-Hb-Bildung neigt als HbA.

Methodik

Bei 51 Schwangeren wurde unmittelbar vor der Entwicklung des Kindes eine Pudendusblockade mit 2 × 10 ml Prilocain 1% durchgeführt. Eine Kontrollgruppe von 12 Schwangeren
erhielt zur Blockade 2 × 10 ml Mepivacain 1%. Unmittelbar nach der Geburt wurden aus einer mütterlichen peripheren Vene und aus der Nabelarterie des Neugeborenen mit einer
heparinisierten Spritze je eine Blutprobe entnommen, in der mit einem LL 282 CO-Oxime-
ter (Herst.: Boskamp, Hersel) der Hb-Gehalt und der prozentuale Anteil an Met-Hb gemessen wurde. Außerdem wurden im NA-Blut der Neugeborenen wie üblich Blutgas-
Analysen durchgeführt.

Ergebnisse

Bei der Kontrollgruppe betrug der Met-Hb-Gehalt im mütterlichen Blut 0,5% bzw. 0,68 g/1
(Median) und im kindlichen Blut 0,45% bzw. 0,65 g/1 (Median), es bestand also kein rele-

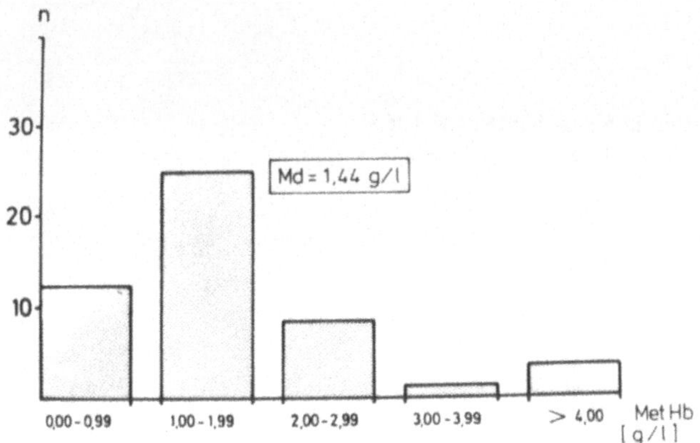

Abb. 1. Prilocain in der Geburtshilfe: Met-Hb-Konzentration im NA-Blut in absoluter Höhe (n = 51, Dosis = 200 mg)

vanter Unterschied zwischen Mutter und Kind. In der Prilocain-Gruppe war der Met-Hb-Gehalt im maternen Blut 0,78% bzw. 1,08 g/l (Median) und im kindlichen Blut 0,97% bzw. 1,44 g/l (Median) (Abb. 1).

Diskussion

Da nach Poppers et al. [1] es zu einer Angleichung der maternen und fetalen Prilocain-Spiegel kommt, scheint der höhere Met-Hb-Gehalt im kindlichen Blut der Prilocain-Gruppe mit der höheren Reaktivität vom fetalem Hämoglobin zusammenzuhängen.

Obwohl der Met-Hb-Gehalt im Neugeborenen-Blut der Prilocain-Gruppe doppelt so hoch ist wie in der Kontrollgruppe, ist der Median von 1,44 g/l doch so niedrig, daß von einer klinisch relevanten Met-Hämoglobinämie in gar keiner Weise gesprochen werden kann.

Aus dem oben Gesagten ergibt sich, daß eine Pudendusblockade mit Prilocain ohne Risiko einer bedeutenden Met-Hämoglobinämie des Feten möglich ist und somit die Vorteile des Prilocains, die in seiner insgesamt bedeutend niedrigeren Gesamt-Toxizität liegen, auch in der Geburtshilfe genutzt werden können.

Zusammenfassung

Bei 51 Geburten wurde die Met-Hämoglobin-Bildung im Feten nach Applikation von 200 mg Prilocain zur Pudenbusblockade der Mutter untersucht. Es wurde außerdem eine Kontrollgruppe gebildet, in der die Gebärenden zur Pudendusblockade 200 mg Mepivacain erhielten. Der Met-Hb-Gehalt im Neugeborenenblut der Prilocain-Gruppe lag doppelt so hoch wie der der Kontrollgruppe, war jedoch bei einem Median von 1,44 g/l so niedrig, daß von einer klinisch relevanten Met-Hämoglobinämie in keiner Weise gesprochen werden kann.

Aus diesem Grunde ergibt sich, daß eine Pudendusblockade mit Prilocain ohne Risiko einer bedeutenden Met-Hämoglobinämie des Feten möglich ist und somit die Vorteile des Prilocains, die in seiner insgesamt bedeutend niedrigeren Gesamttoxizität liegen, auch in der Geburtshilfe genutzt werden können.

Literatur

1. Poppers PJ, Finster M (1967) Symposion in Siena, September 1967
2. Nolte H, Dudeck J, Hultsch B (1968) Anaesthesist 17:343—346

Der Einfluß der Allgemeinnarkose zum Zeitpunkt des Follikelsprunges auf den Hormonhaushalt der Frau

J. Neumark, W. Sandtner, A. Hammerle, W. Ilias, P. Kemeter, W. Feichtinger und
S. Szalay

Einleitung

Da man annimmt, daß der Monatszyklus der Frau von organischen und psychischen Störungen beeinflußt werden kann, liegt es nahe, auch einen Einfluß durch Narkose oder Operation zu erwarten. Inwieweit die für den Zyklus verantwortlichen Hormone durch Narkose oder Operation einer Veränderung unterliegen, läßt sich schwer beurteilen, da die Normalwerte der Hormone an verschiedenen Tagen des Zyklus unterschiedlich sind (Abb. 1) und Frauen, die an unterschiedlichen Tagen des Zyklus operiert werden, nicht miteinander vergleichbar sind.

Die Frage, ob die Narkose den Zyklus stört, ist in letzter Zeit, neben der Suche nach anderen Störfaktoren, aktuell geworden. Die Ursache für dieses Interesse liegt in jenen spektakulären Schwangerschaften, die nach Reimplantation außerhalb des mütterlichen Körpers befruchteter Eizellen gelungen sind [6, 12, 23]. Die Zahl der gelungenen Schwangerschaften ist jedoch gegenüber jener der mißglückten Versuche außerordentlich gering. Es ist daher das Anliegen jeder Arbeitsgruppe, die sich mit dieser Technik beschäftigt, so viele Störfaktoren wie möglich zu finden und auszuschalten [23]. Die Eizelle wird in der Zyklusmitte laparaskopisch gewonnen. Da sie jederzeit noch im gleichen Zyklus reimplantiert wird, dürfen Narkose und Eingriff den Zyklus nicht stören.

Von Seiten der Anaesthesie gilt es jene Methode zu finden, die den geringsten Einfluß auf den Zyklus hat.

Methodik

An der II. Universitäts-Frauenklinik in Wien wurden bisher mehr als hundert Frauen zur Eizellgewinnung in Allgemeinnarkose laparaskopiert. Der Zeitpunkt des Follikelsprunges wurde durch Feststellung des LH-Gipfels im Harn bestimmt. Bei einem Teil der Patientinnen wurde die Follikelreifung mit Clomiphen stimuliert. Nach einer prospektiven Studie verwerteten wir die Ergebnisse von 35 Patientinnen mit normalem Zyklus und ohne Stimulation. Die Patientinnen erhielten keine Narkosevorbereitung (Sedativa, Opiate, Atropin).

Blut wurde abgenommen: Im Bett etwa 30 min vor der Narkose (Vorwert), am Operationstisch knapp vor der Narkoseeinleitung (Nullwert), 10, 20, 30, 40, 50, 60 min sowie 2, 4, 12 und 24 Stunden nach Narkosebeginn. Bestimmt wurden mit Hilfe von Radioimmunoassay-kits von Cis bzw. Serono die Serumspiegel von LH (Luteinisierendes Hor-

Normalwerte im Serum der Frau

Median und 90% Vertrauensbereich

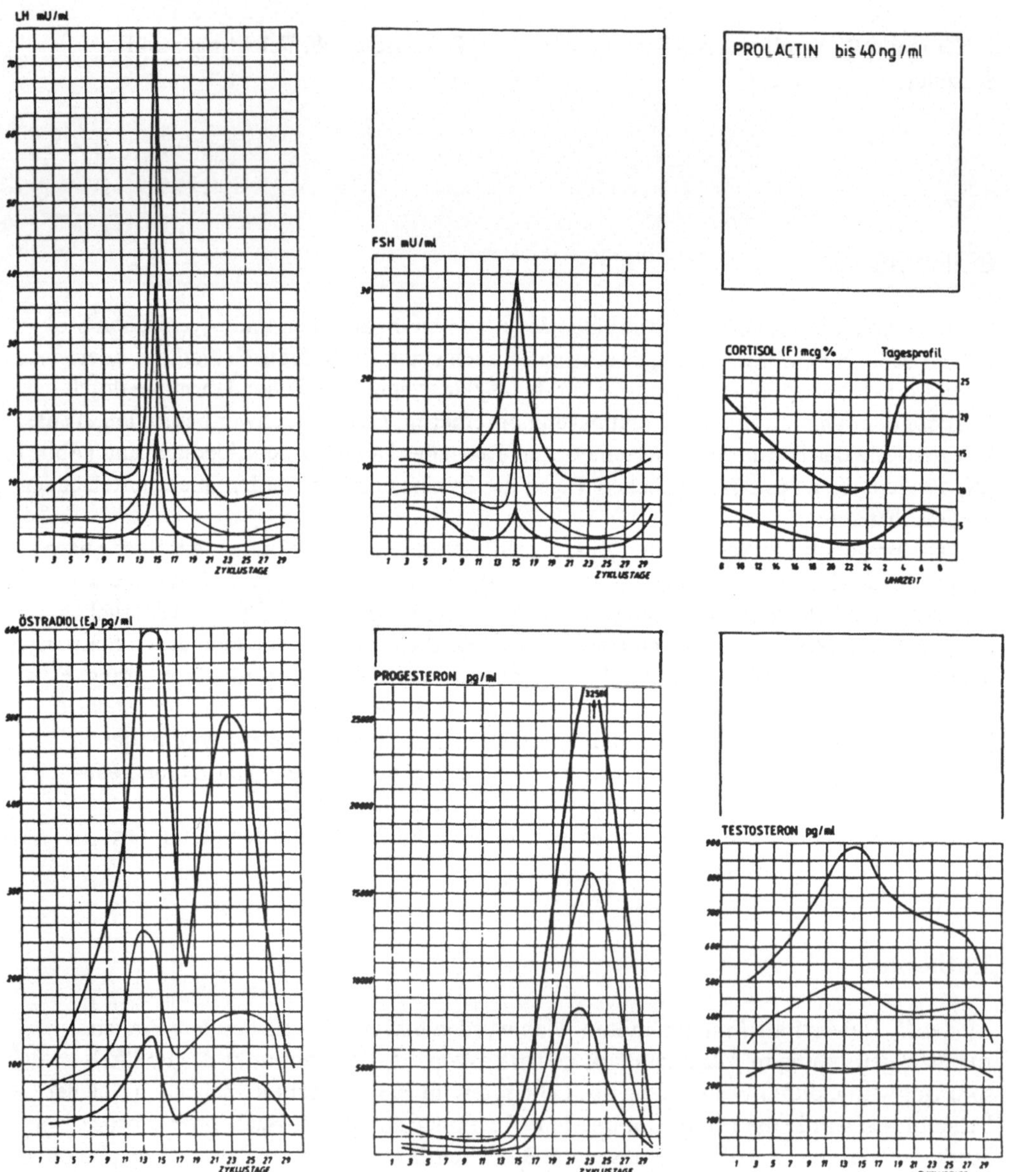

Abb. 1. Physiologische Schwankungen von LH, FSH, Östradiol, Progesteron und Testosteron im Laufe des Monatszyklus und von Cortisol im Tagesprofil

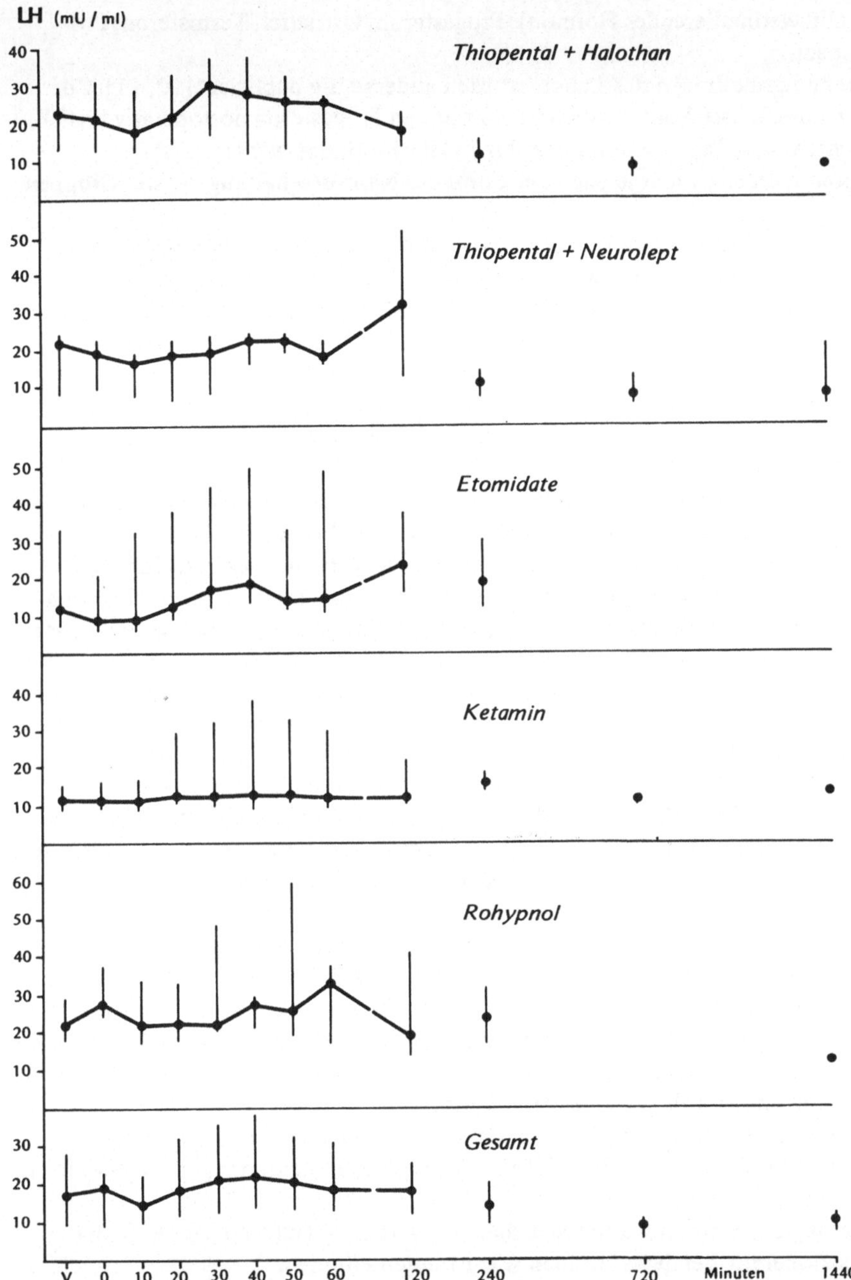

Abb. 2. Intra- und postoperativer Verlauf des Luteinisierenden Hormons (LH) bei Anwendung verschiedener Anaesthetika

mon), FSH (Follikelstimulierendes Hormon), Progesteron, Östradiol, Testosteron, Prolaktin und Cortisol.

Die Bestimmungsmethoden des Labors wurden anderweitig publiziert [10, 11]. Zur Beurteilung der Lutealphase konnte von 32 Patientinnen Progesteron postoperativ täglich, manchmal jeden zweiten Tag, bis zum Ende des Zyklus bestimmt werden.

Die Narkosen wurden primär je nach der Form des Narkoseerhaltung in zwei Gruppen unterteilt:
1. 10 Fälle – Narkoseerhaltung mit Halothan, N_2O und O_2 und kontrollierter Beatmung, nach Narkoseeinleitung mit Thiopental und Intubation mit Succinylcholin.
2. 25 Fälle – Erhaltung der Narkose mit NLA und zwar Dehydrobenzperidol (7,5 mg), Fentanyl (0,15 mg), Alloferin (bis zu 20 mg), N_2O und O_2, nach Narkoseeinleitung mit einem der später erwähnten kurzwirksamen i.v.-Anaesthetika und Intubation mit Succinylcholin. Diese Gruppe wurde dann sekundär nach ihren Einleitungsanaesthetika untergliedert: 7 Fälle mit Thiopental, 7 mit Etomidate, 6 mit Ketamin und 5 mit Flunitrazepam (Rohypnol) (Abb. 2 bis 8).

Für LH, FSH, Progesteron, Prolaktin und Cortisol standen uns alle Werte aller 35 Patientinnen vom Vorwert bis zwei Stunden nach Narkosebeginn zur Auswertung zur Verfügung. Wegen zum Teil nicht ausreichenden Serummengen und wegen technischer Schwierigkeiten waren die Anzahl der Proben für Östradiol und Testosteron zu allen Zeitpunkten sowie der anderen Hormone nach 4, 12 und 24 Stunden unvollständig und daher zum Teil statistisch nicht verwertbar. Die Progesteronwerte der 32 Patientinnen, die im Verlaufe der Lutealphase bestimmt wurden, wurden gemeinsam verwertet und nicht nach der Narkosemethode getrennt. Diese Trennung wird die Aufgabe einer noch laufenden Studie mit größerer Patientenzahl sein. Die Ergebnisse der Progesteronwerte dieser Patientinnen wurden mit dem Normbereich von 60 Patientinnen mit normalen Zyklen verglichen (Abb. 9). Da es sich um Patientinnen der Sterilitätsambulanz mit langjährigem Kinderwunsch handelte, war von 16 dieser Patientinnen bei Voruntersuchungen Progesteron im Laufe der Lutealphase untersucht worden. Diese Progesteronwerte konnten bei jeder Patientin mit ihren Werten der Lutealphase nach der Operation verglichen werden.

Der Hormonverlauf der Patientinnen der verschiedenen Anaesthesiegruppen war vergleichbar, da alle Patientinnen zum gleichen Zeitpunkt ihres Zyklus anaesthesiert wurden. Die Narkosedauer war im Schnitt 85 min. Keine der Narkosen dauerte weniger als 60 min, nur vier Narkosen länger als 110 min. Es können somit die Durchschnittswerte bis inklusive 60 min als Verlaufswerte während der Narkose angesehen werden, die Werte zwei Stunden (120 min) nach der Narkose als postoperative Werte.

Die statistische Auswertung wurde durch das medizinische Rechenzentrum der Universität Wien unter Anwendung des BMDP-79-Computerprogrammes [5] vorgenommen.
Untersucht wurde:
1. Die Veränderung der Hormonwerte gegenüber Vorwert bzw. Nullwert im Laufe der Narkose und postoperativ bei den einzelnen Anaesthesiemethoden.
2. Unterschiede zwischen den Narkosemethoden durch statistischen Vergleich der Verlaufskurven und der einzelnen Zeitpunkte nach Narkosebeginn durch Varianzanalysen.

Angewandt wurden für die erste Fragestellung bei Annahme nicht normaler Verteilung der Sign- bzw. Wilcoxon-Test sowie eine zweifaktorielle Varianzanalyse bei Annahme der Normalverteilung durch den Test nach Levene. Für die zweite Fragestellung wurde zum Vergleich der Verlaufskurven eine dreifaktorielle Varianzanalyse vorgenommen; die Differenzen der Werte der einzelnen Zeitpunkte gegenüber den Vorwerten wurden für

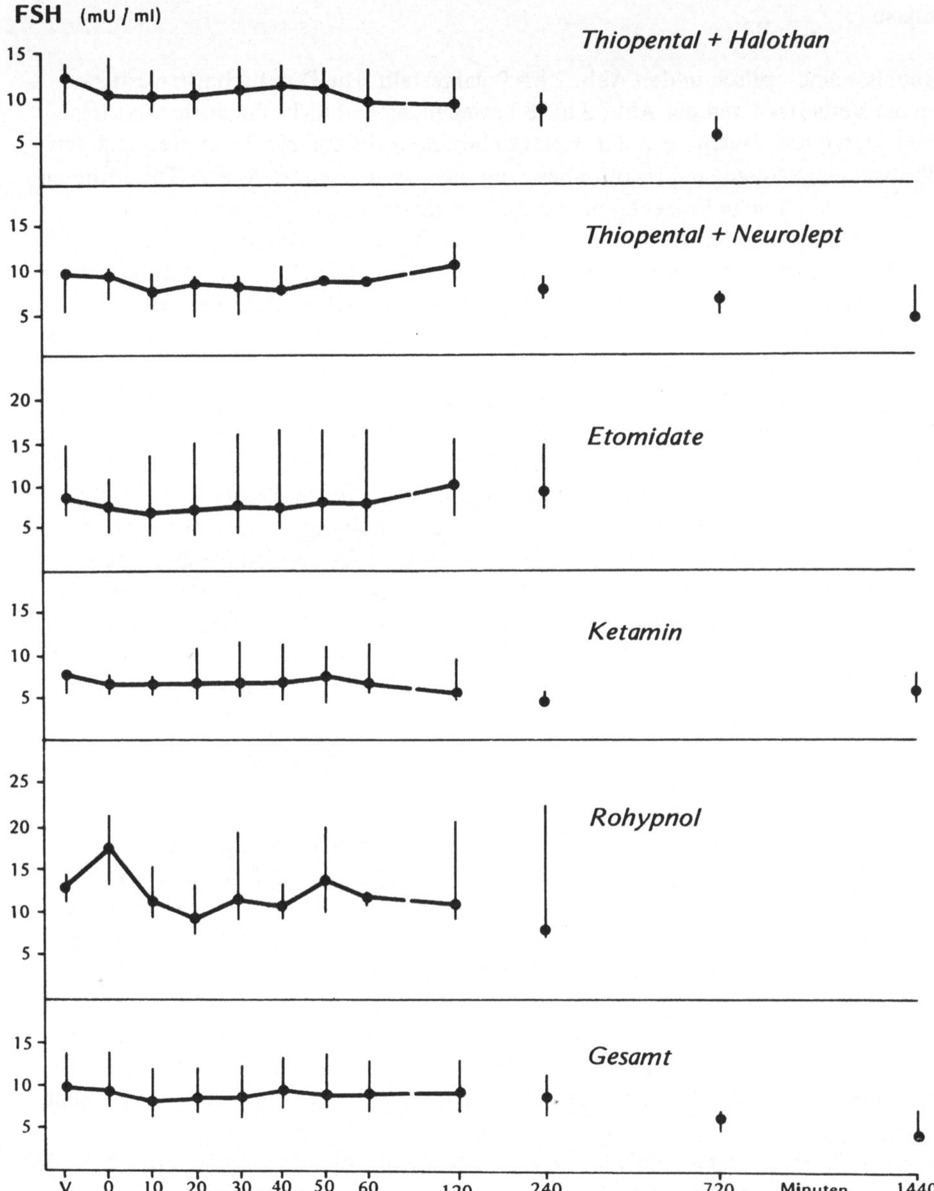

Abb. 3. Intra- und postoperativer Verlauf des Follikelstimulierenden Hormons (FSH)

die Annahme nicht normaler Verteilung mit Hilfe der Varianzanalyse nach Kruskal und Wallis und, bei Annahme der Normalverteilung durch den Levene-Test, mit einer zwei-faktoriellen Varianzanalyse untereinander verglichen.

Ergebnisse

Die Ergebnisse sind optisch in den Abb. 2 bis 9 dargestellt. Die Durchschnittswerte, aus
welchen die Verlaufskurven der Abb. 2 bis 8 bestehen, stellen nicht die arithmetischen
Mittel mit Standardabweichungen dar, sondern bestehen aus den Medianwerten und den
Quartilleabständen. Gerade bei Hormonbestimmungen gibt es immer wieder Patientinnen
mit Extremwerten. Solche Einzeldaten, die sich häufig um ein Vielfaches vom Durchschnitt entfernen, können zu Mittelwertskurven führen, die ein verfälschtes Bild vor-
täuschen. Der Medianwert zeigt das optisch richtigere Bild. Abweichungen vom Durch-
schnittswert, besonders bei gerade noch meßbaren Normalwerten, sind meist einseitig,
also eher höher. Dies läßt sich mit dem Quartilleabstand besser zeigen als mit einer Stand-
ardabweichung, welche dann häufig in den Minusbereich hineinragen muß.

LH (Abb. 2): Nach den Varianzanalysen, bei welchen das Ausmaß der Veränderungen
von Bedeutung ist, ändert sich das LH während der Narkosen (10 bis 60 min) und knapp
postoperativ (120 min) nicht signifikant gegenüber Vor- und Nullwert bei allen Anaesthesietechniken. Nach 4, 12 und 24 Stunden kommt es zu einem kontinuierlichen Abfall bei
allen Patientinnen. Dieser Abfall konnte jedoch wegen der geringen Fallzahl statistisch
nicht mehr verwertet werden. Es gibt keinen signifikanten Unterschied zwischen den verschiedenen Anaesthesietechniken im Verlaufsbild. Beim nicht parametrischen Sign- bzw.
Wilcoxon-Test, bei welchem das Ausmaß der Veränderung nicht berücksichtigt wird und
eine Veränderung gegenüber dem Vorwert selbst bei klinisch unbedeutender Geringfügig-
keit mitgezählt wird, nehmen bei signifikant mehr Patientinnen in den ersten 20 bis 40 min
nach Beginn der Narkose die LH-Werte zu (Zunahme : Abnahme − 4:1 bis 7:1), anschließend bis 120 min halten sich Zu- und Abnahme die Waage, während nach 4 Stunden alle
Werte abnehmen.

FSH (Abb. 3): Das FSH verhält sich im Verlauf und bei den verschiedenen Anaesthesietechniken ähnlich wie das LH. Die Schwankungen sind aber dabei geringer.

Progesteron (Abb. 4): Beim Progesteron sind die Schwankungen der Einzelwerte größer.
Statistisch unterscheiden sich die einzelnen Anaesthesietechniken nicht voneinander. Alle
weisen eine Tendenz zu einem leichten Anstieg während der Narkose auf, der bei der drei-
faktoriellen Varianzanalyse zum Ausdruck kommt, aber bei allen anderen statistischen
Untersuchungen nicht signifikant ist.

In den nächsten 7 Tagen nehmen bei 30 von 32 ausgewerteten Patientinnen die Progesteronwerte ständig zu. Mit Ausnahme von zwei Patientinnen befinden sich alle Werte
im Bereich der Normalkurven, die aus 361 Bestimmungen von 60 Patientinnen errechnet
wurden (Abb. 9).

Bei jenen 16 Patientinnen, die als ihre eigene Kontrolle dienen konnten, unterschieden
sich die Progesteronwerte der postoperativen Lutealphase bei keiner signifikant von jenen
Werten in einer Lutealphase ohne vorhergehender Operation. Die Lutealphase dauerte bei
diesen Patientinnen postoperativ im Schnitt 14,5 ± 1,6 Tage, in vorhergehenden Zyklen
14,7 ± 1,0 Tage. Das Progesteron erreichte am 7. postoperativen Tag durchschnittlich
12268 ± 5383 pg/ml, in vorhergehenden Zyklen am 7. Tag nach dem LH-Gipfel
13225 ± 3820 pg/ml.

Bei *Östradiol* und *Testosteron* (Abb. 5 und 6) konnten wegen der geringen Zahl der
Proben Vergleiche zwischen den Anaesthesiemethoden nicht vorgenommen werden. Zum
Verlauf kann bei gemeinsamer Auswertung ein signifikanter Abfall des Östradiols während
und nach der Narkose sowie ein geringfügiger Anstieg bei 60 und 120 min des Testosterons
gegenüber den Vorwerten festgestellt werden.

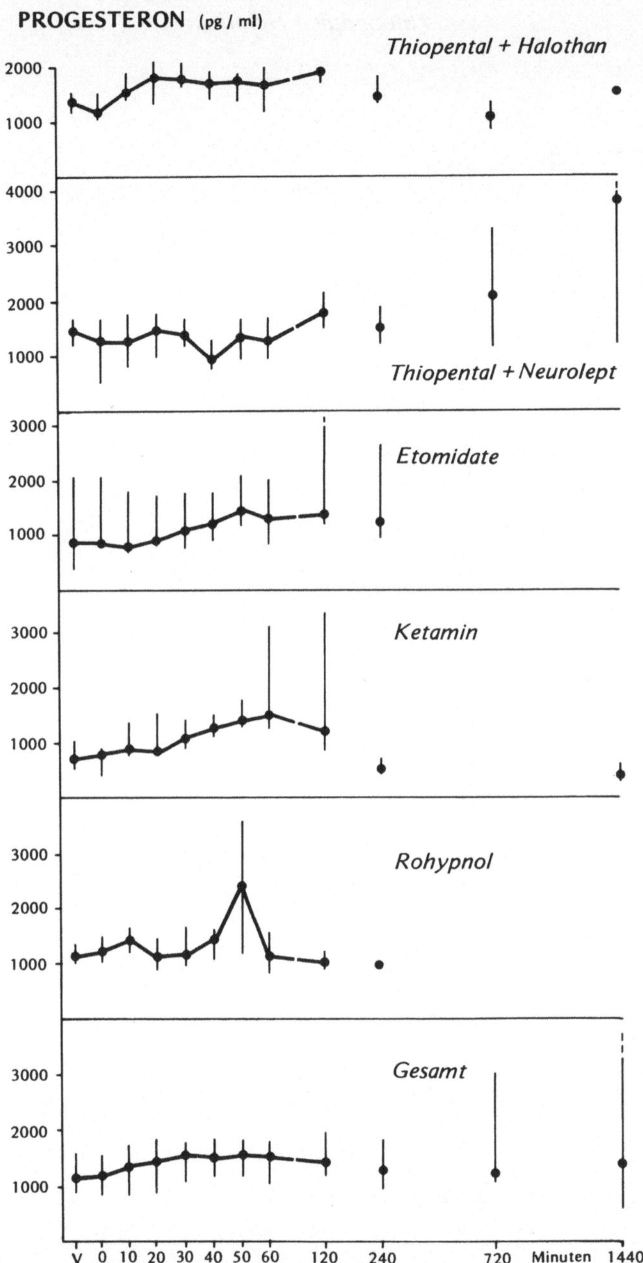

Abb. 4. Intra- und postoperativer Verlauf des Progesteron

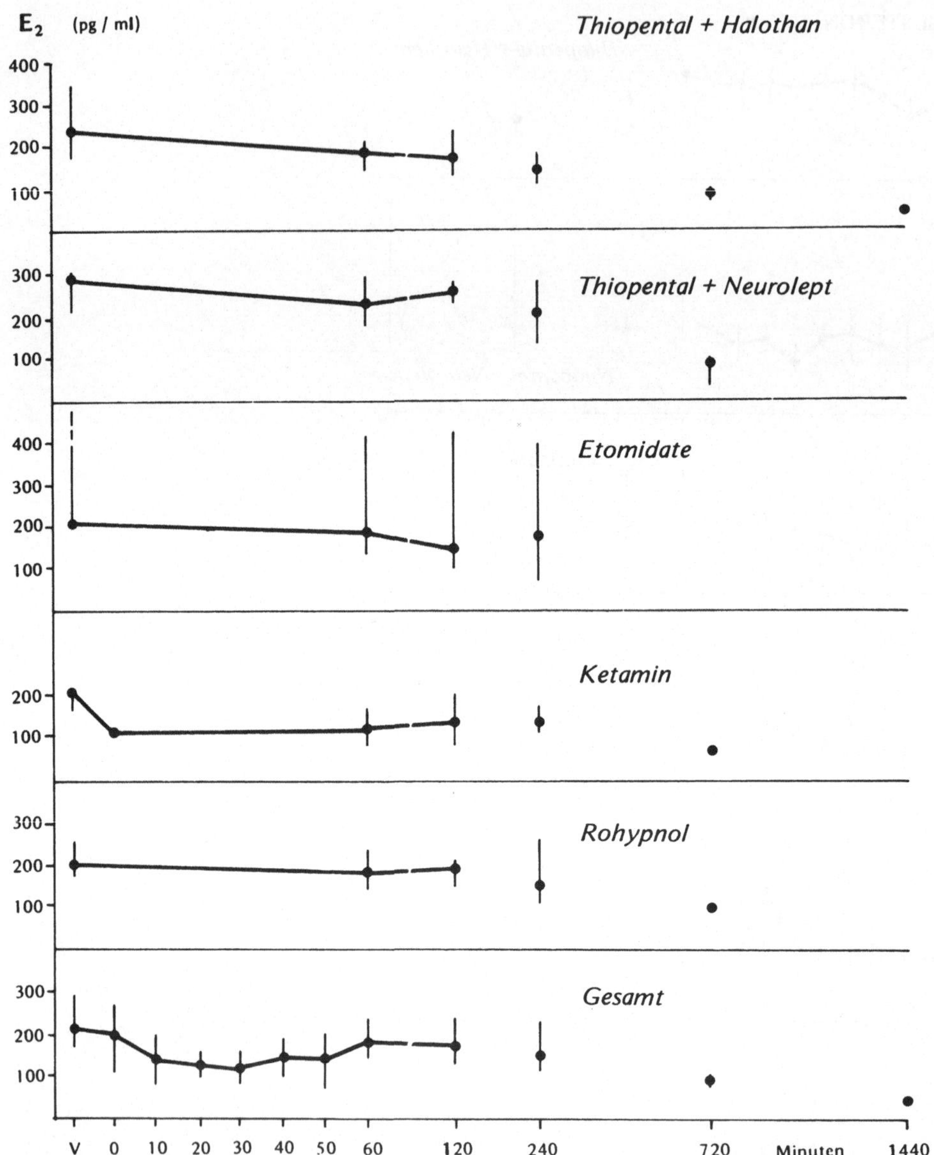

Abb. 5. Intra- und postoperativer Verlauf des Östradiols (E_2)

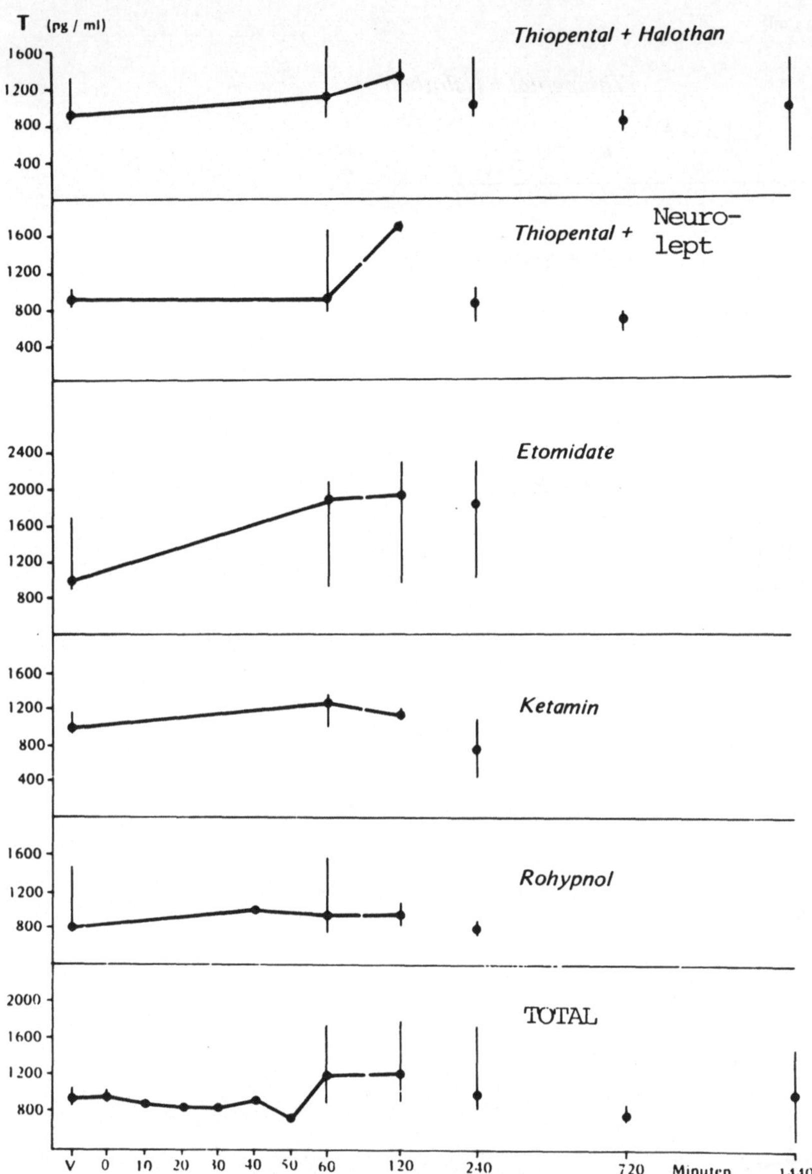

Abb. 6. Intra- und postoperativer Verlauf des Testosteron inklusive "testosteronelike activity" (T)

PROLAKTIN (ng / ml)

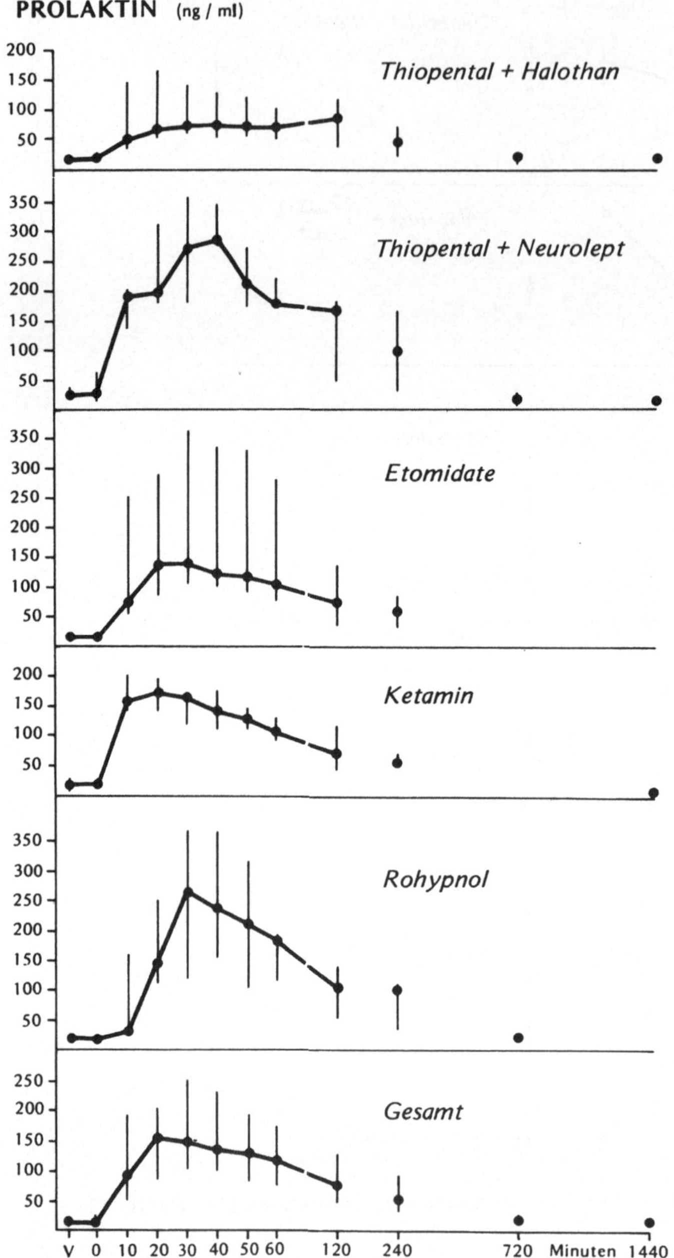

Abb. 7. Intra- und postoperativer Verlauf des Prolaktins

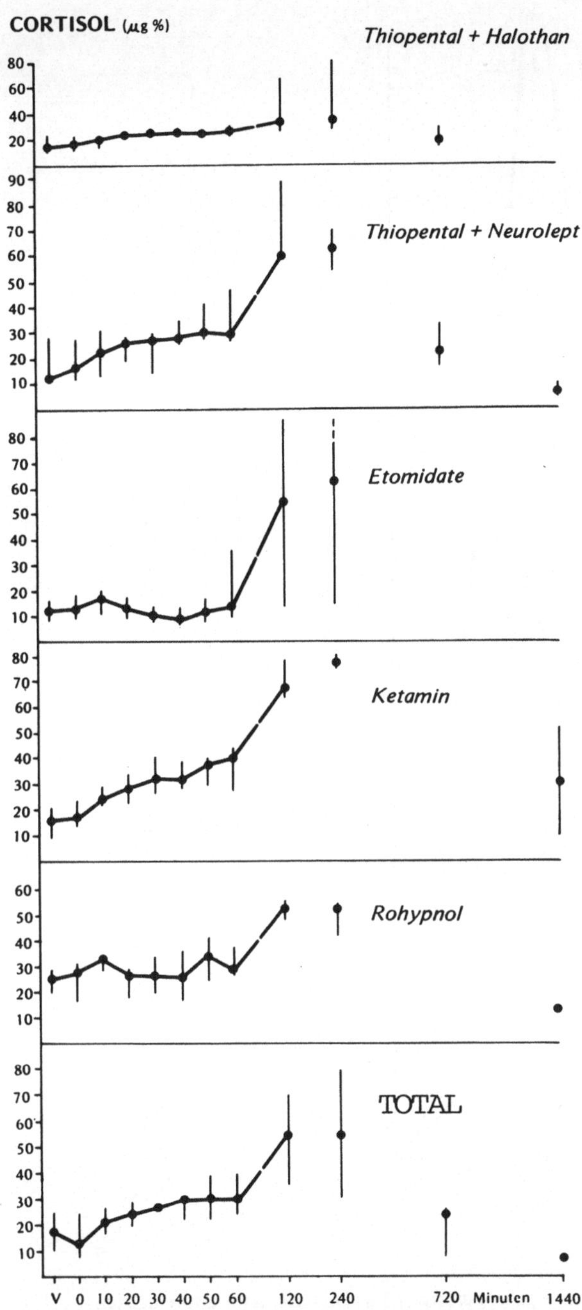

Abb. 8. Intra- und postoperativer Verlauf des Cortisol

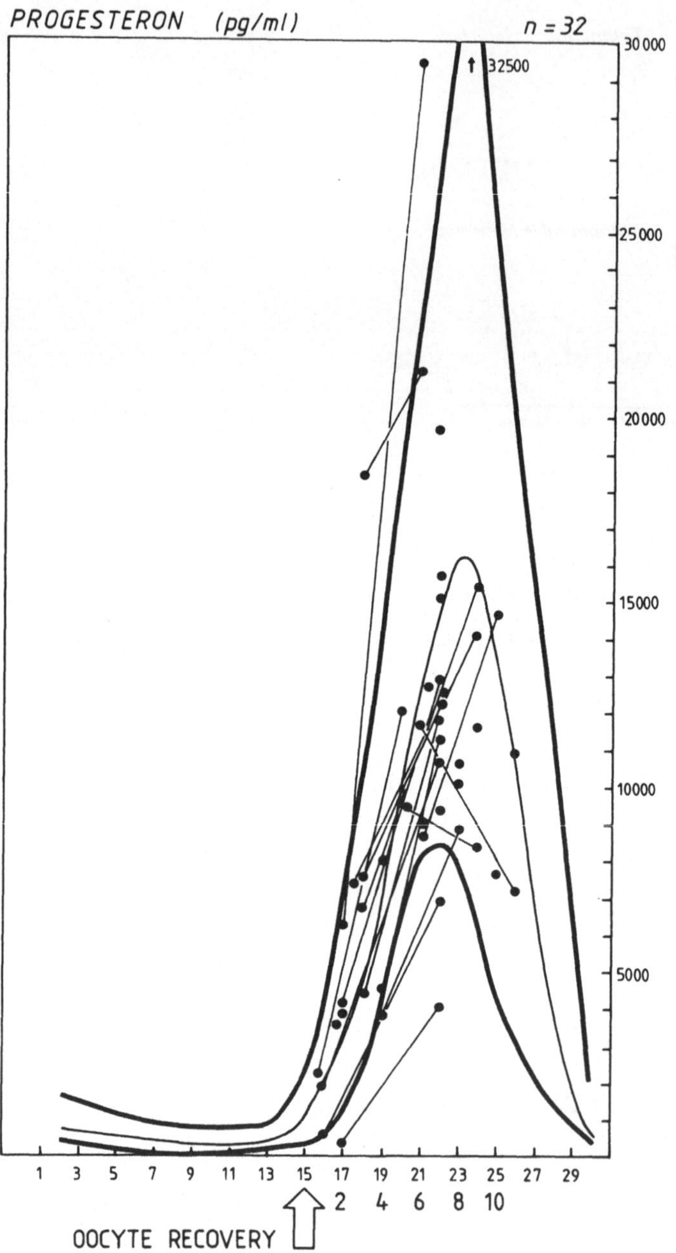

Abb. 9. Verhalten des Progesteronverlaufes in der *postoperativen* Lutealphase beim untersuchten Patientenkollektiv in Beziehung zu Normalkurven eines Vergleichskollektivs

Prolaktin (Abb. 7): Das Prolaktin steigt bei allen Anaesthesiemethoden sofort nach Einleitung der Narkose um ein Vielfaches der Ausgangswerte an. Der Anstieg hält 20 bis 30 min nach Narkosebeginn an. Anschließend bleiben die Werte auf diesem hohen Niveau oder sinken nur allmählich wieder ab. Auch 4 Stunden nach der Operation sind sie in allen Fällen noch immer mindestens drei mal so hoch wie ihre Vorwerte. Letztere werden erst nach 12 bzw. 24 Stunden wieder erreicht oder sogar unterschritten. Dies zeigt sich hochsignifikant in allen Tests, die den Verlauf beurteilen oder mitbeurteilen (Sign- bzw. Wilcoxon-Test, dreifaktorielle Varianzanalyse). Jene Tests, die den Unterschied zwischen den Anaesthesiemethoden aufzeigen sollen (Varianzanalyse nach Kruskal und Wallis, sowie die zweifaktorielle Varianzanalyse, bei der die Differenz jedes Zeitpunktes zum Vorwert in den verschiedenen Anaesthesiemethoden miteinander verglichen wird) zeigten keine statistische Signifikanz im Verlaufsbild zwischen den verschiedenen Techniken, obzwar optisch in der Abb. 7 dieser Verlauf bei den Halothannarkosen abgeschwächter erscheint als in den NLA-Anaesthesien.

Cortisol (Abb. 8): Cortisol ist das einzige von uns bestimmte Hormon, in dem sich statistisch die Anaesthesietechniken unterscheiden. Bei den Halothannarkosen sowie bei den NLA-Anaesthesien mit Einleitung durch Thiopental oder Ketamin kommt es während der Narkose zu einem geringen aber stetigen Anstieg des Cortisols, wobei der Normalbereich gegen Ende der Narkose (60 min) nur gering und nicht von allen Patientinnen überschritten wird. Bei der NLA-Anaesthesie mit Einleitung durch Etomidate oder Flunitrazepam (Rohypnol) kommt es im Verlauf der Narkose zu keinem Anstieg des Cortisols. Dieser unterschiedliche Verlauf während der Narkosen ist selbst im Kruskal und Wallis Test signifikant. 120 min nach Narkosebeginn, also in der Aufwachphase, im ersten postoperativen Wert, unterschieden sich wieder die Anaesthesietechniken statistisch nicht mehr voneinander. Hier kommt es in allen Fällen zu einem starken Anstieg der Cortisolwerte, weit über die Normalwerte hinaus. Auch hier hat man in der Abb. 8 den optischen Eindruck, daß dieser postoperative abrupte Cortisolanstieg nach den Halothannarkosen nicht so augenscheinlich zum Ausdruck kommt. Dieser optische Unterschied gegenüber den NLA-Anaesthesien ist jedoch in keinem statistischen Test erkennbar. Nach 12 und 24 Stunden normalisieren sich die Cortisolwerte in allen Fällen. Sie konnten aber zu diesen Zeitpunkten wegen der geringen Probenzahl nicht statistisch verglichen werden.

Diskussion

Betrachten wir jene Hormone, die zyklusabhängig sind (Abb. 1) und zwar LH, FSH, Progesteron und Östradiol, so entspricht bei unseren Ergebnissen ihr intra- und postoperativer Verlauf einem ungestörten Zyklus. Soules et al. [20] fanden bei 11 operierten Patientinnen, denen täglich Blut zur Hormonbestimmung abgenommen wurde, ebenfalls einen LH- und FSH-Verlauf, der dem einer Vergleichsgruppe von 8 nicht operierten Patientinnen entsprach. Sie sahen jedoch einen intraoperativen vorübergehenden LH-Abfall, der sich postoperativ normalisierte. Diesen Abfall, für den sie keine Erklärung fanden, konnten wir nicht feststellen, obwohl wir von insgesamt 35 Patientinnen je 6 intraoperative Blutabnahmen (210 insgesamt) einer intraoperativen Blutabnahme pro Patientin (11 insgesamt) bei Soules et al. entgegenzustellen haben. Adashi et al. [1] konnten bei 8 Patientinnen einen solchen Abfall trotz mehrfacher intraoperativer Blutabnahmen pro Patientin ebenfalls nicht beobachten.

Ganz im Gegenteil fanden wir im Sign- bzw. Wilcoxon-Test in den ersten 20 bis 40 intraoperativen Minuten eher einen Anstieg des LH, der zugegebenermaßen in seinem Ausmaß, wie die Varianzanalysen zeigten, offenbar klinisch nicht von Bedeutung war (Abb. 2). Auffallend ist dieses leichte Ansteigen der intraoperativen LH-Werte deshalb, weil die Operationen immer bereits nach Überschreiten des mittzyklischen LH-Gipfels vorgenommen wurde. Es wäre daher eine Abnahme eher zu erwarten gewesen, wie es später postoperativ tatsächlich beobachtet wurde. Daß eine Reaktion von LH und FSH auch auf die intravenöse Gabe von Fentanyl nicht erfolgte, ist vielleicht deshalb von Interesse, da endogene Opiate einen bremsenden Effekt auf diese Hormone haben sollen, der durch Naloxon aufgehoben werden kann [19]. Die Ergebnisse von Soules et al. sind bereits wegen der von uns unterschiedlichen Methodik mit unseren Ergebnissen kaum vergleichbar. Während unsere Patientinnen alle zum gleichen Zeitpunkt des Zyklus operiert wurden, errechneten Soules et al., daß von ihren 11 Patientinnen 7 in der Follikelphase (also vorher), eine in der Zyklusmitte und 3 in der Lutealphase (also später) operiert worden waren.

Von dieser Sicht betrachten wir auch die zum Teil uns gegenüber unterschiedlichen Ergebnisse dieser Arbeitsgruppe im Verlauf der Lutealphase. Soules et al. sahen postoperativ ebenso wie wir normal lange Lutealphasen mit kontinuierlichem Anstieg des Progesterons. Dieser Anstieg blieb bei ihnen aber signifikant hinter dem Anstieg der Vergleichsgruppe von 8 Patientinnen zurück und die Werte lagen unter den Normwerten [20]. In unserer Studie lagen die Progesteronwerte bei 30 von 32 Patientinnen innerhalb der Normalwerte, errechnet aus den 361 Seren von 60 Patientinnen mit normalem Zyklus und unterschieden sich bei 16 Patientinnen nicht von ihren Werten bei ungestörtem Zyklus (Abb. 9).

Soules et al. verwendeten in ihren Narkosen eine Vielfalt von Pharmaka. Eingeleitet hatten sie immer mit Thiopental und Succinylcholin. 10 Patientinnen hatten neben Lachgas ein halogeniertes Inhalationsanaesthetikum (Halothan oder Ethran), eine ein Opiat zur Narkose, sechs ein Opiat und fünf Diazepam zur Vorbereitung.

Der leichte Abfall des Östradiols, den wir intraoperativ und postoperativ sahen, entspricht dem Zykluszeitpunkt (Abb. 1). Ein Wiederanstieg des Östradiols in der Lutealphase wäre frühestens zwei Tage später zu erwarten. Diesen Befund fanden auch Soules et al. [20].

Bei Testosteron fanden wir keine klinisch bedeutsamen Veränderungen intra- und postoperativ. Ein Ergebnis, das auch Aono et al. [2] bei operierten Frauen fanden. Bei Männern fand diese Arbeitsgruppe einen intra- und postoperativen Testosteronabfall. Nebenbei fanden sie bei Männern bei einer anderen Publikation [14] einen intraoperativen LH-Anstieg, den sie bei Frauen, ähnlich wie wir bei unseren Patientinnen, nicht feststellen konnten.

Der Verlauf des Prolaktins intra- und postoperativ unterscheidet sich in unseren Ergebnissen nicht von denen anderer Autoren [1, 16, 20]. Ein Einstieg des Prolaktins gleich nach Einleitung der Anaesthesie noch vor der Operation konnte von allen Arbeitsgruppen festgestellt werden. Ähnlich reagiert Prolaktin auch bei sonstigen Medikamenten wie z.B. Phenothiazinen [10]. Es gibt Autoren, die vermuten, daß hohe Spiegel von Prolaktin die Progesteronbildung hemmen. Soules et al. vermuten daher, daß der reduzierte Anstieg des Progesterons bei ihren 11 Patientinnen u.a. auf die erhöhten Prolaktinspiegel zurückzuführen sei.

Seit beinahe 20 Jahren haben Autoren immer wieder darauf hingewiesen, daß operativer Streß über das Hypophysen-Nebennierenrinden-System zu hohen Cortisolblutspiegeln führt [7, 9, 17]. Weniger einig sind sich die Fachleute, ob auch der psychische Streß sich durch Steigerung des Cortisols im Serum messen läßt [3, 18, 21, 22].

Die Serumspiegel von Cortisol lassen sich auch durch Pharmaka beeinflussen. Von den bei unserer Studie angewandten Anaesthetika zur Narkoseerhaltung ist z. B. bekannt, daß Halothan zum Ansteigen des Cortisols führt, die NLA mit Droperidol und Fentanyl sowie die Muskelrelaxantien die Cortisolspiegel nicht verändern [17]. Aus diesem Grund war es uns möglich, den Einfluß der Einleitungsanaesthetika auf das Cortisol im Serum bei der Weiterführung der Narkose mit NLA und Relaxation zu beurteilen.

Unsere Ergebnisse zeigen, ähnlich wie die Untersuchungen Oyamas, einen kontinuierlichen leichten Anstieg des Cortisols in Halothannarkose und einen stärkeren Anstieg nach Ketamineinleitung [17]. Wir fanden keinerlei Anstieg des Cortisols nach Einleitung der Narkose mit Flunitrazepam (Rohypnol) und Etomidate. Oyama et al. fanden nach Diazepam und Nitrazepam keinen Cortisolanstieg [18]. Es war daher nicht überraschend, daß auch Flunitrazepam nicht anders reagiert. Nach Thiopental fanden wir ein anhaltendes Ansteigen des Cortisols. Dies war unser einziges Ergebnis, das sich durch die Literatur nicht bestätigen läßt. Bei Oyama kam es nach Thiopental eher zu einem Abfall [17]. Bei den Untersuchungen Oyamas wurde nach der Narkoseeinleitung mit dem Operationsbeginn bis zu 45 min gewartet, um den alleinigen Einfluß des Anaesthetikums auf das Cortisol zu beobachten. Gleichgültig, welches Anaesthetikum getestet wurde, gleichgültig, ob das Cortisol darauf anstieg oder abfiel, nach Beginn der Operation kam es immer zu einem markanten Anstieg des Cortisols [17]. Dies beobachteten auch Autoren vor ihm [7, 9]. Bei massiver Gabe von Fentanyl kann zwar diese Reaktion abgeblockt werden, wie Hall et al. zeigen konnten [8], doch da wurden Dosen von 50 μg/kg Körpergewicht verabreicht, beinahe 20mal so viel wie Oyama sie verwendete (etwa 3 μg/kg) [17]. Obzwar bei unseren NLA-Anaesthesien die Fentanyldosen jenen von Oyama et al. glichen, fanden wir nach Operationsbeginn keinen bzw. keinen zusätzlichen Cortisolanstieg bis zur Beendigung der Narkose (Abb. 8). Wir nehmen daher an, daß die Laparoskopie, wie sie bei uns durchgeführt wird, einen unvergleichlich geringeren Streß bewirkt als eine Laparotomie oder ein ihr gleichwertiger operativer Eingriff. Dafür fanden wir, daß das Cortisol nach Beendigung der Narkose vehement anstieg, für mehrere Stunden weit über den Normalwerten lag und erst nach 24 h wieder zu den Vorwerten zurückkehrte. Inwieweit das Aufwachen und die Eindrücke in den ersten postoperativen Stunden diesen Anstieg auslösen können, muß noch genauer untersucht werden.

Schlußfolgerung

Nach Auswertung unserer Untersuchungen können wir annehmen, daß eine Narkose zum Zeitpunkt des Follikelsprunges keine einschneidenden Störungen im Monatszyklus der Frau verursacht. Es kommt intra- und postoperativ zu keiner merkbaren Beeinflussung der Hormone LH, FSH, Östradiol, Testosteron und Progesteron. Es kommt nicht zu einer Verkürzung der folgenden Lutealphase, wie der Verlauf des ansteigenden Progesterons zeigt. Das Progesteron bleibt dabei jeweils im Rahmen der Normwerte.

Prolaktinspiegel steigen im Serum nach Narkoseeinleitung um ein Vielfaches an. Solche Anstiege intraoperativ, aber auch nach Gabe von Psychopharmaka oder bei chronisch psychischem Streß, [10, 15, 16, 20] sind bekannt. Ein störender Einfluß auf den Zyklus ist unsicher (stillende Mütter mit hohen Prolaktinspiegeln können bekanntlich schwanger werden). Eine mögliche Hemmung des Progesterons durch Prolaktin steht noch zur Diskussion [4, 13, 20].

Die Cortisolspiegel im Serum, bei welchen Tagesschwankungen berücksichtigt werden müssen (Abb. 1), zeigen während der Narkose keine (Droperidol, Fentanyl, Muskelrelaxantien, Flunitrazepam, Etomidate, Thiopental?) oder nur einen geringen, selten über die Normwerte reichenden (Halothan, Ketamin, Thiopental?) Anstieg. Bisher konnte nicht gezeigt werden, daß erhöhte Cortisolspiegel, wie sie postoperativ in unserer Studie oder während des Operationsstresses [16, 17] beobachtet wurden, die Lutealphase beeinflussen. Eine Laparoskopie kann von der Sicht der Cortisolspiegel im Serum als Operationsstreß vermutlich ignoriert werden.

Wir fanden keine Unterschiede von Bedeutung zwischen den von uns untersuchten Narkosetechniken. Wir glauben daher, daß eine laparoskopische Eizellgewinnung in Narkose keinen im Vordergrund stehenden Störfaktor für die Erhaltung des Hormonhaushaltes der Frau zur Reimplantation der Eizelle im gleichen Zyklus darstellt.

Zusammenfassung

An der II. Universitäts-Frauenklinik in Wien werden Frauen zum Zeitpunkt des Follikelsprunges zur Eizellgewinnung für eine extrakorporale Insemination laparoskopiert. Prä-, intra- und postoperative Blutabnahmen zur Bestimmung von LH, FSH, Progesteron, Östradiol, Testosteron, Prolaktin und Cortisol konnten bei 35 Patientinnen ausgewertet werden. Der Einfluß der Anaesthesie und des Eingriffes auf den Zyklus der Frauen wurde dabei untersucht. Verglichen wurden Narkosen mit Halothan oder Neuroleptaneasthesie, bzw. die Einleitungsanaesthetika Thiopental, Ketamin, Etomidate und Flunitrazepam. Es konnte bei keiner Anaesthesietechnik ein signifikanter Einfluß auf LH, FSH, Östradiol, Testosteron und Progesteron intra- und postoperativ, sowie auf den Progesteronanstieg in der Lutealphase festgestellt werden. Prolaktin zeigte einen hochgradigen intraoperativen Anstieg, Cortisol zeigte zum Teil intraoperativ einen geringen, postoperativ einen deutlichen Anstieg. Inwieweit die Veränderungen von Prolaktin und Cortisol für den Zyklus von Bedeutung sind, steht noch offen. Vermutlich ist ihre Bedeutung für den Zyklus zu vernachlässigen in Anbetracht des ungestörten Verlaufes der zyklusabhängigen Hormone. Aus dieser Sicht kann eine Narkose in der Mitte des Zyklus als geringer Störfaktor für die Reimplantation einer extrakorporal befruchteten Eizelle angenommen werden.

Literatur

1. Adashi HY, Rebar RW, Ehara Y, Naftolin F, Yen SSC (1980) Impact of acute surgical stress on anterior pituitary function in femal subjects. Am J Obstet Gynecol 138:609
2. Aono T, Kurachi K, Miyata M, Nakasima A, Koshiyama K, Uozumi T, Matsumoto K (1976) Influence of surgical stress under general anesthesia on serum gonadotropin levels in male and female patients. J Clin Endocrinol Metab 42:144
3. Bursten B, Russ JJ(1965) Preoperative psychological state and corticosteroid levels of surgical patients. Psychosom Med 37:309
4. Del Pozo E, Wyss H, Tolis G, Alcaniz J, Campana A, Naftolin F (1979) Prolactin and deficient luteal function. Obstet Gynecol 53:282
5. Dixon WJ, Brown MB (1979) Biomedical Computer Programs P-Series (BMDP-79). University of California Press. Berkeley Los Angeles London
6. Edwards RG, Steptoe PC, Purdy JM (1980) Establishing full term human pregnancies using cleaving embryos grown in vitro. Br J Obst Gyn 87:737

7. Estep HL, Island DP, Ney RL, Liddle GW (1963) Pituitary adrenal dynamics during surgical stress. J clin Endocr 23:419
8. Hall GM, Young C, Holdcroft A, Alaghaband-Zadeh J (1978) Substrate mobilisation during surgery. A comparison between halothane and fentanyl anaesthesia. Anaesthesia 33:924
9. Hume DM, Bell CC, Bartter G (1962) Direct measurement of adrenal secretion during operative trauma and convalescence. Surgery 52:174
10. Kemeter P, Friedrich F, Fulmek R, Hermanns U, Stöger S, Polak S, Springer-Kremser M (1978) Das Prolaktin der Frau. Wien Kln Wschr 90:556
11. Kemeter P, Salzer H, Breitenecker G, Friedrich F (1975) Progesterone, Oestradiol-17-beta and Testosterone levels in the follicular fluid of tertiary follicles and graafian follicles of human ovaries. Acta endocrin 80:686
12. Lopata A (1980) Successes and Failures in human invitro fertilisation. Nature 288:643
13. McNatty KP, Sawers RS, McNeilly AS (1974) A possible role for prolactin in control of steroid secretion by the human graafian follicle. Nature 250:653
14. Nakashima A, Koshiyama K, Uozumi T, Monden Y, Hamanaka Y, Kurachi K, Aono T, Mizutani S, Matsumoto K (1975) Effects of general anaesthesia and severity of surgical stress on serum LH and testosterone in males. Acta endocrin 78:258
15. Noél GL, Suh HK, Frantz AG (1971) Stimulation of prolaktin by stress in humans. Clin Res 18:718
16. Noél GL, Suh HK, Stone GJ Frantz AG (1972) Human prolactin and growth hormone release during surgery and other conditions of stress. J Clin Endocrinol Metab 35:840
17. Oyama T (1973) Anaesthetic Management of Endocrine Disease. In:Anaesthesiology and Resuscitation, Vol 75 Springer Berlin Heidelberg New York
18. Oyama T, Kimura K, Takazawa T, Takiguchi M (1969) An objective evaluation of tranquilizer as preanesthetic medication:effect on adrenocortical function. Canad Anaesth Soc J 16:209
19. Ropert JF, Quigley ME, Yen SSC (1981) Endogenous opiates modulate pulsatile luteinizing hormone release in humans. J Clin Endocrinol Metab 52:583
20. Soules MR, Sutton GP, Hammond CB, Haney AF (1980) Endocrine changes at operation under general anesthesia:reproductive hormone fluctuations in young women. Fertil Steril 33:364
21. Vandam LD, Moore FD (1960) Adrenocortical mechanismus related to anesthesia. Anesthesiology 21:531
22. Virtue RW, Helmrich ML (1956) Adrenal response to stress before operation during anesthesia and during surgery. Proc roy Soc Med 49:492
23. Wood C, Trounson A, Leeton J, McKenzie Talbot L, Buttery B, Webb J, Wood J, Jessup D (1981) A clinical assessment of nine pregnancies obtained by in vitro fertilization and embryo transfer. Fertil Steril 35:502

Präventionsmöglichkeiten des Mendelson-Syndroms

P. Reinhold

Die Aspiration gehört zu den gefürchtetesten Narkosekomplikationen. Ihre Letalität wird mit bis zu annähernd 20% [12] angegeben und liegt damit in der Spitzengruppe der Narkose-Todesfälle. Der Krankheitsverlauf hängt von Menge und Beschaffenheit des aspirierten Materials und dessen Einwirkung auf die Lungen ab. Mageninhalt ist der Hauptbestandteil einer pulmonalen Aspiration, wobei die dabei auftretende Aspirationspneumonie die Abszeßbildung und die sogenannte chemische Pneumonitis die Überlebensrate erheblich beeinflussen.

Die chemische Pneumonitis, deren Mortalität mit bis zu 80% angegeben wird, wird hervorgerufen durch Aspiration von saurem pepsinhaltigen Magensaft. Es wird allgemein akzeptiert, daß ein pH-Wert des Aspirates von unter 2,5 und eine Menge von bereits 0,4 ml/KG eine bedrohliche Pneumonitis verursachen [30] und zu den von Mendelson [17] bereits beschriebenen Symptomen Dyspnoe, Cyanose, Tachycardie und exspiratorischem Giemen führen. Aufgrund der vorhin bereits beschriebenen Pathogenese ist eine Prävention auf drei verschiedenen Wegen denkbar:

1. Maßnahmen, welche die Aspiration verhindern
2. Maßnahmen, welche die Aggressivität des Magensaftes reduzieren, wie
Neutralisierung bereits gebildeten Magensaftes
Hemmung der Magensaftsekretion
Hemmung der Säuresekretion.

Zur Prophylaxe der Inhalation von Mageninhalt werden in der Literatur verschiedene Konzepte angegeben [12, 24], viele sind jedoch im klinischen Alltag unpraktikabel. Die häufigst genannten Vorschläge in der Anaesthesie sind hier aufgelistet.

Häufigste Empfehlungen zur Vermeidung von Aspiration:
1. Entleerung des Magens
a) präoperativ gelegte Magensonde,
b) Emeticagabe,
c) Nahrungskarenz.

PRINZIPIEN ZUR VERMEIDUNG DER SÄUREBEDINGTEN ASPIRATIONSPNEUMONITIS

1. Maßnahmen zur Verhinderung der Aspiration

2. Maßnahmen zur Senkung der Aggressivität des Magensaftes

● Neutralisation des Magensaftes

● Hemmung der Magensäuresekretion

Abb. 1

HÄUFIGSTE EMPFEHLUNGEN
ZUR VERMEIDUNG EINER ASPIRATION (I)

1. Entleerung des Magens

   a) präoperative Magensonde

   b) Emetikagabe

   c) Nahrungskarenz

2. Intubation bei erhaltenem Bewußtsein

   a) orale Intubation

   b) blinde, nasotracheale Intubation

   c) Intubation unter Lokalanästhesie

Abb. 2

2. Intubation bei erhaltenem Bewußtsein
a) orale Intubation,
b) blinde, nasotracheale Intubation,
c) Intubation unter Lokalanaesthesie.
   Häufigste Empfehlung zur Vermeidung einer Aspiration:
3. Lagerung
a) Crash-Einleitung nach Stept und Safar,
b) Intubation in seitlicher Kopftieflagerung,
c) Blitzeinleitung in Rückenlage,
4. Hilfsmaßnahmen
a) Sellick'scher Handgriff,
b) Minderung des intragastralen Druckes,
c) primäre oesophageale Intubation,
d) Booster-Intubationsgerät.
   Lassen Sie mich einige kritische Anmerkungen zu diesen Maßnahmen machen, sie sind:
1. keine Garantie für eine sichere Verhütung der Aspiration,
2. sie sind oft nicht praktikabel und
3. sie sind für den Patienten zuweilen sehr unangenehm.
   Mit Apomorphin ist eine völlige Entleerung des Magens kaum möglich, ohne eine Kreislaufirritation hervorzurufen. Außerdem wird der Magensaft in den Pharynx gebracht und kann hier einen Laryngospasmus provozieren. Auch mittels einer Magensonde ist eine völlige Magenentleerung nicht gewährleistet, vielmehr stellt die Magensonde selbst einen Reiz zur Magensaftsekretion dar und kann infolge relativer Kardiainsuffizienz sogar als Leitschiene für den Magensaft dienen und eine Regurgitation fördern [8]. Auch Nahrungskarenz hat nicht unbedingt einen leeren Magen zufolge, in der Schwangerschaft z.B. kann das Volumen des Magensaftes beträchtliche Mengen erreichen, ganz abgesehen von chirurgischen Problempatienten mit Hiatushernie, Oesophagus- und Magenvertikeln, Magenatonien, Pylorusstenosen, Ileus etc. Zudem weist das Nüchternsekret in der Schwangerschaft die höchsten Säuregrade auf.

HÄUFIGSTE EMPFEHLUNGEN
ZUR VERMEIDUNG EINER ASPIRATION (II)

3. Lagerung

   a) Crash-Einleitung nach STEPT und SAFAR

   b) Intubation in seitlicher Kopftieflagerung

   c) Blitzeinleitung in Rückenlage

4. Hilfsmaßnahmen

   a) SELLICK'scher Handgriff

   b) Minderung des intragastralen Druckes

   c) primäre oesophageale Intubation

   d) BOOSTER-Intubationsgerät

Abb. 3

Eine Intubation bei erhaltenem Bewußtsein ist für die Patienten sehr unangenehm, kann unter Umständen sehr zeitraubend sein und kann Würgen und Erbrechen geradezu provozieren. Zuweilen kann eine Intubation in seitlicher Kopftieflagerung recht schwierig sein, z. B. in der Schwangerschaft oder bei traumatisierten Patienten. Auch eine Crash-Einleitung kann bei massivem Erbrechen gelegentlich zum „Vollaufen" der Trachea führen. Eine Intubation schließt keineswegs immer aus, daß eine Regurgitation stattfindet. Nach Untersuchung von Blitt [1] war bei der Anwendung von Muskelrelaxantien trotz geblockter Endobronchialtuben bei etwa 1 von 200 Patienten eine Regurgitation und Aspiration zu beachten, was den allgemeinen klinischen Eindruck bestätigt, daß auch geblockte Tuben keinen absoluten Schutz bieten, besonders nicht die „High volume-low pressure-cuffs" [18].

Wie bereits gesagt, spielt neben dem Volumen des Magensaftes der pH-Wert eine entscheidende Rolle für die Entwicklung des Mendelson-Syndroms. Es liegt daher nahe, den pH-Wert des Magensaftes zumindest über den kritischen Wert von 2,5 anzuheben, um die fatalen Folgen einer Magensaftaspiration zu mindern.

So machte bereits Mendelson [17] 1946 den Vorschlag, Antazida zu verabreichen. Diese Idee wurde dann später von Dinnick [6], Taylor u. Pryse-Davis [28] und anderen aufgegriffen, welche vornehmlich Magnesiumtrisilikat gaben und damit den pH-Wert für etwa 2 Stunden auf über 2,5 anheben konnten. Dieses Verfahren hat sich vornehmlich im angelsächsischen Raum so weit etablieren können, daß Crawford 1968 [4] eine chemische Pneumonitis in der Geburtshilfe infolge Magensäureaspiration bei unterlassener prophylaktischer Antazidagabe als Kunstfehler erklärte. Durch die Antazida läßt sich zwar in vielen Fällen eine ausreichende Alkalisierung des Magensaftes erreichen und dadurch, wie der Literatur zu entnehmen ist, eine Senkung der Mortalität bei eingetretener Aspiration erzielen, doch ist diese Methode für die Patienten unangenehm, nicht genügend sicher und auch nicht ganz unproblematisch. So beschrieb Taylor 1975 [29] pulmonale Komplikationen nach Magensaftaspiration bei einer Patientin, die Antazida erhalten hatte und deren Magensaft einen pH-Wert von 3,5 hatte.

Gibbs [9] u. Mitarb. konnten in einer tierexperimentellen Studie zeigen, daß die Instillation einer verdünnten Antazidalösung in das Bronchialsystem einen PaO_2-Abfall und

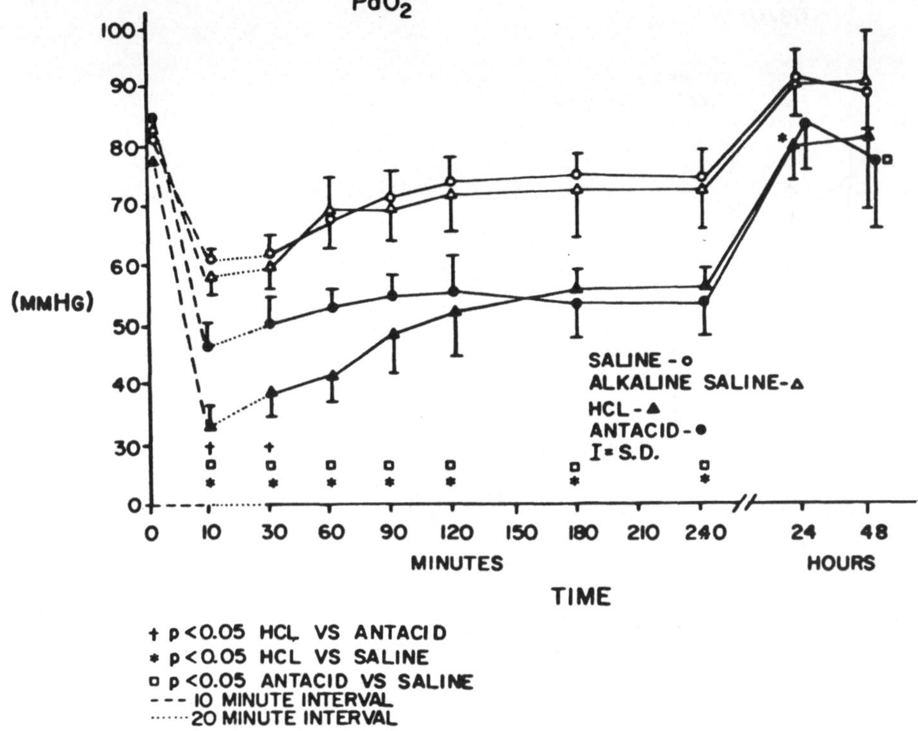

Abb. 4. Die P$_{O_2}$-Werte von Versuchstieren differieren nur gering zwischen Antacide-Aspiration und Säure-Aspiration. Kochsalz und die Aspiration von alkalisierter Kochsalzlösung erzeugten geringere Veränderungen. * P < 0,05, HCl und Antacide vs. Kochsalzlösung; + P < 0,05; HCl vs. Antacide [9]

einen pulmonalen Shunt-Anstieg zufolge hatten, vergleichbar der Einbringung von Salzsäure mit einem pH-Wert von 1,8. Die morphologischen Veränderungen nach 48 h waren in beiden Gruppen erheblich. Während nach einem Monat die mit Salzsäure instillierten Lungen wieder in Ordnung waren, zeigten die mit Antazida behandelten Lungen noch eine deutliche intraalveoläre Reaktion. Als Ursache wurden hierfür Antazidapartikel angesehen, die sowohl 48 h wie auch einen Monat nach Behandlung noch nachweisbar waren.

Hunde, die einer weniger sauren Lösung mit einem pH-Wert von 5,8 ausgesetzt wurden, zeigten lediglich vorübergehende physiologische und morphologische Veränderungen, vergleichbar einer Kontrollgruppe, die mit isotoner Kochsalzlösung behandelt worden war. Eine klinische Relevanz dieser experimentellen Daten lassen die Veröffentlichen von Bond [9] u. Mitarb. vermuten, die drei Fälle mit schweren pulmonalen Veränderungen und einen Todesfall beobachteten nach Aspiration von Magensaft, trotz hochdosierten Antazidagaben.

Einmal abgesehen von diesen Ergebnissen: ist es nicht eigentlich unlogisch, gerade schwangeren Patientinnen wiederholt bis zu 30 ml Lösung in den Magen zu instillieren, deren Magenentleerung darniederliegt und demzufolge ohnehin überhöhte Volumina von

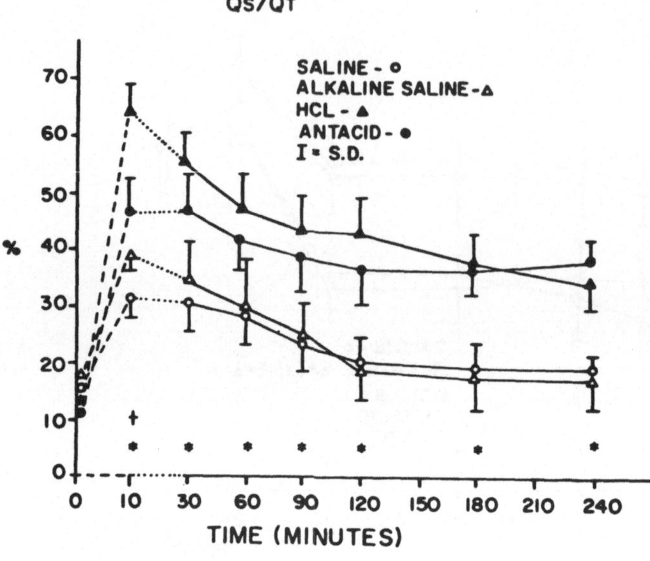

Abb. 5. Die gemessenen Werte des Q_S/Q_T von Versuchstieren, die nach Vorbehandlung mit Antacide aspirierten, differieren nur gering von den Werten nach Magensäureaspiration. Kochsalz und alkalisierte Kochsalzlösung produzierten geringere Veränderungen, die nach 4 h schon wieder die Kontrollwerte erreichten. * P < 0,05, HCl und Antacide vs. Kochsalzlösung; + P < 0,05 vs. Antacide [9]

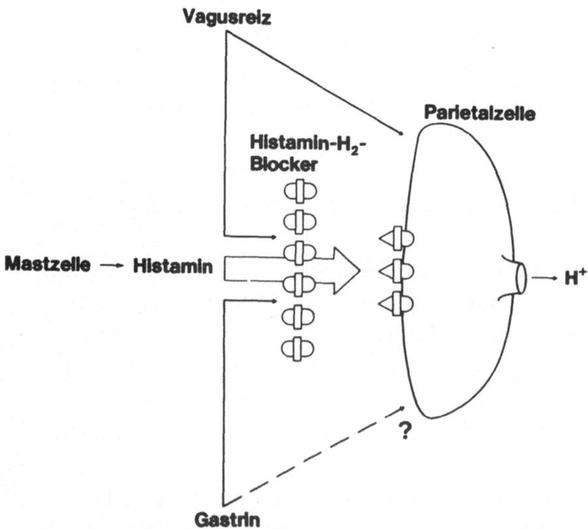

Abb. 6. Regelmechanismus der Säureresektion

Magensaft aufweisen? Womöglich erhöht sich das Aspirationsrisiko sogar dadurch mit der Gefahr einer antacida-induzierten Pneumonitis.

Eine weitere Möglichkeit der Prophylaxe scheint durch die Hemmung der Magensäurebildung gegeben zu sein. Sehen wir uns im Schema kurz den Regelmechanismus der Säuresekretion an (Abb. 6):

Die zentrale Rolle bei der Stimulierung der Säuresekretion spielt wahrscheinlich das Histamin. Auch vagale Reize werden zumindest teilweise durch Histamin vermittelt.

Eine Hemmung der Magensäuresekretion ist deshalb über spezielle Antihistaminika wie auch teilweise über Anticholinergika möglich. Mit vertretbaren Anticholinergika-Dosierungen läßt sich jedoch die Magensäuresekretion nur wenig hemmen. Auch das neuere, etwas spezifischere Anticholinergikum Pirenzipin, hat *hier* keinen wesentlichen Fortschritt gebracht. Bei Anticholinergika muß unter den hier zu besprechenden Aspekten auch die verzögerte Magenentleerung und die Abnahme des Kardiatonus bedacht werden. Etwas günstiger scheint die Wirkung von Glycopyrrolat zu sein, wie erste Studien belegen. Die lange bekannten Antihistaminika, z. B. Mepyramin, können zwar die Wirkung von Histamin auf die glatten Muskelzellen der Arterien, der Bronchien oder des Dünndarms kompetitiv hemmen, nicht jedoch auf die Parietalzellen des Magens. Aufgrund dieser Erkenntnisse wurde theoretisch ein anderer Rezeptorentyp für Histamin, nämlich H_2-Rezeptoren, in der Magenschleimhaut gefordert. Tatsächlich gelang es in den 60iger Jahren mit der Entdeckung von H_2-Rezeptor-Antagonisten, die Theorie der verschiedenen Histaminrezeptoren zu belegen. 1977 wurde mit Cimetidin erstmals ein H_2-Rezeptor-Antagonist eingeführt und seitdem bereits millionenfach bei Ulkuskranken eingesetzt.

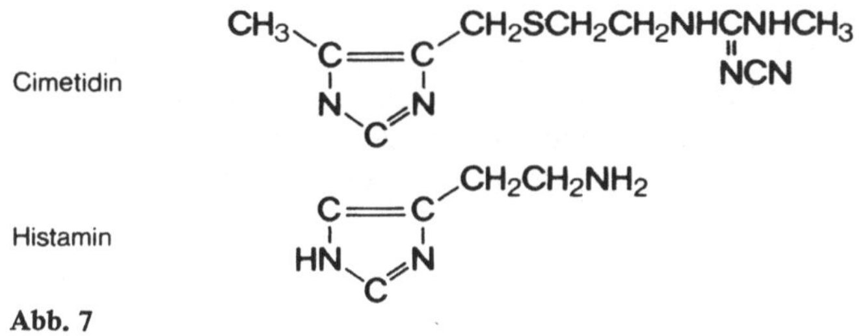

Cimetidin

Histamin

Abb. 7

Cimetidin kann dosisabhängig die Säuresekretion des Magens nahezu vollständig hemmen. Damit verliert der Magensaft seine Aggressivität, da zudem Pepsin nur im stark sauren Milieu proteolytisch wirkt.

Parenteral gegeben, ist Cimetidin jedem Anaesthesisten bei der Prophylaxe von Streßulzera auf der Intensivstation bekannt. Nach oraler Einnahme von 200 mg Cimetidin wird im Mittel die Säuresekretion nach einer Stunde bereits um 80 — 90% gehemmt. Die Wirkung hält mehrere Stunden an. Nach intravenöser Applikation ist eine schnellere Sekretionshemmung zu erreichen, die Wirkung ist jedoch weniger lang anhaltend.

Aufgrund der Eigenschaften des H_2-Blockers Cimetidin dauerte es auch nicht lange, bis erste Überlegungen angestellt wurden, einer Säureaspiration durch Gabe dieses Medikamentes vorzubeugen.

Keating [11], der meines Wissens 1978 als erster über Cimetidin unter dem Aspekt der Prophylaxe des Mendelson-Syndroms publiziert hat, erreichte mit einer Dosierung von

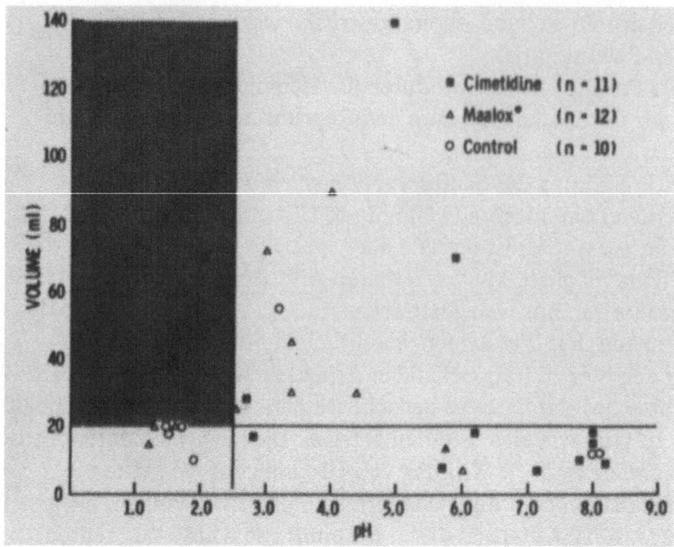

Abb. 8. Vergleich zwischen dem Magensaftvolumen in Beziehung zum pH in den 3 Gruppen. In der Cimetidin-Gruppe konnten nur 11 Patienten ausgewertet werden, weil bei einem Patienten kein Magensaft gewonnen werden konnte [5]

300 mg per os eine erhebliche Erhöhung des pH-Wertes. Bei 77% der Patienten lag der pH-Wert über 2,5. In der Folgezeit kamen weitere Untersuchungen zu diesem Thema hinzu. Detmer [5] u. Mitarb. verglichen eine 30-ml-Maalox-(Aluminiumhydroxyd und Magnesiumhydroxyd-Suspension)Applikation eine Stunde oral präoperativ mit 300 mg Cimetidin eine Stunde oral präoperativ. Sie kamen zu dem Ergebnis, daß *alle* cimetidinbehandelten Patienten einen pH-Wert von über 2,5 hatten. Über die Hälfte in der Kontrollgruppe und 30% der Patienten in der Maaloxgruppe hatten niedrigere pH-Werte. Weiter-

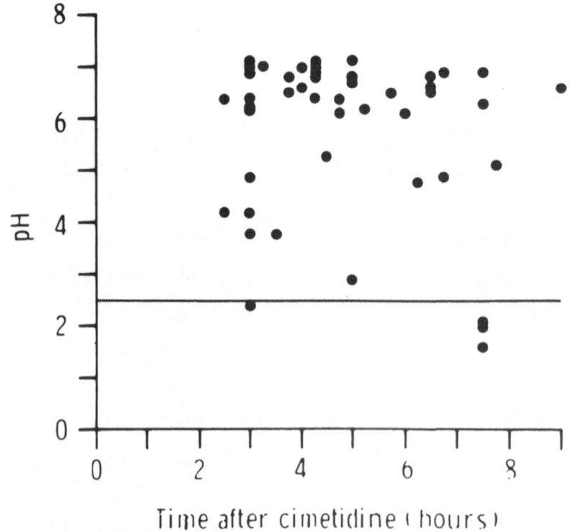

Abb. 9. Magensaft-pH bei Cimetidin behandelten Patienten [10]

hin fällt der hohe Anteil der Patienten mit niedrigen Volumina (weniger als 20 ml) in der Cimetidin-Gruppe auf.

Maßgeblich für die Wirkung scheint die Latenzzeit zwischen Applikation und Messung zu sein. Husemeier [11] u. Mitarb. applizierten eine einzige orale Dosis von 400 mg in unterschiedlichen Zeitintervallen vor Narkosebeginn. Bei einer Einleitung innerhalb von 4 Stunden hatten 15 von 16 Patienten einen pH-Wert von über 2,5; innerhalb von 6 Stunden hatten alle Patienten einen pH von 2,5. Anders bei i. v. Applikation: Dobb [7] konnte bei einem nicht nüchternen Patientengut, es handelte sich um Notfallpatienten, bei denen keine Nahrungskarenzzeiten eingehalten werden konnten, erst nach einer Stunde nach i. v. Injektion einen pH von über 2,5 nachweisen.

Wir konnten in einer Studie bei nüchternen Patienten zeigen, daß durch die intravenöse Injektion ein rascher Wirkungseintritt erfolgt, und zwar innerhalb von 15 min.

Nach einem Zufallsverfahren hatte ein Teil des Kollektivs 15 min vor Untersuchungsbeginn 200 mg Cimetidin intravenös erhalten, dabei wurde in dem gesamten Kollektiv der gastroskopisch gewonnene Magensaft hinsichtlich pH und Gesamtazidität überprüft. Die unbehandelte Gruppe hatte im Mittel einen pH-Wert von ungefähr 2,0, die Cimetidingruppe einen pH-Wert von etwa 7,5 [19].

Bei der Gesamt-Säuremenge ergibt sich ein ähnliches Bild wie beim pH-Wert. Ein Ausreißer in der Cimetidingruppe mit extremen Säurewerten ist zu diskutieren. Möglicherweise handelt es sich um einen Patienten mit einer Magenentleerungsstörung. Denn im Gegensatz zu den Antazida hat Cimetidin aufgrund seines Wirkungsprinzips keinen Einfluß auf die Säuremenge, die sich zum Zeitpunkt des Wirkungseintritts schon im Magen befindet. Da die Wirkung von Cimetidin länger anhält als von Antazida, diese müssen 2-stündlich repetiert werden, ist auch noch mit einer prophylaktischen Wirkung zum Zeitpunkt der Extubation zu rechnen. Dies ist besonders wichtig, da der Magen am Ende einer Operation nicht unbedingt leerer ist als zu Beginn. Die Magenentleerungszeiten unter Cimetidin ändern sich nicht. Siewert [27] und Rösch [23] konnten keinen signifikanten Anstieg des unteren Oesophagussphinktertonus nachweisen, dieser Befund ist jedoch nicht unumstritten. Dies wäre ein weiterer positiver Aspekt neben der Verminderung des Volumens und des Säuregrades für die Anwendung von Cimetidin zur Prophylaxe des Mendelson-Syndroms.

Aufgrund schwangerschaftsphysiologischer Veränderungen sind Gravide besonders vom Mendelson-Syndrom bedroht, deshalb hatte sich das Augenmerk bei der Prophylaxe der Säureaspiration auch hauptsächlich auf diese Patientengruppe gelenkt. Es schien daher lo-

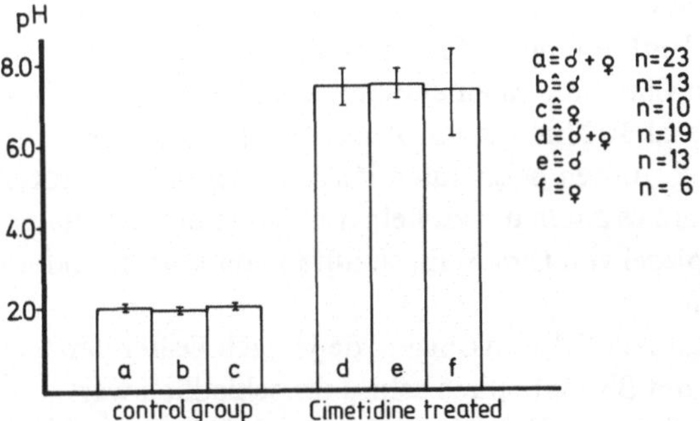

Abb. 10

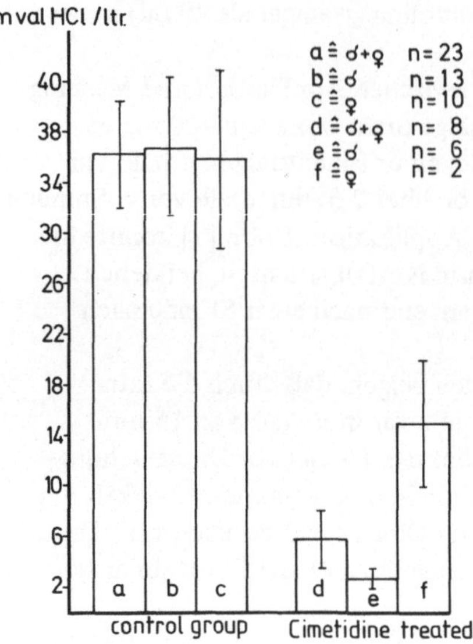

Abb. 11

gisch, Cimetidin auch in diesem Bereich einzusetzen, wobei jedoch zwei wichtige Fragen zu
klären waren:

1. Die Tatsache, daß sich Histamin-H_2-Rezeptoren auch im Myometrium des Uterus finden. Histamin führt im Uterus zur Relaxierung. Ein H_2-Blocker könnte also die Wehentätigkeit beeinflussen.

2. Der Einfluß von Histaminantagonisten auf den Feten; denn Cimetidin passiert die Placenta.

In einer gutfundierten klinischen Studie wurde von McGowan [16] der Einfluß von Cimetidin auf die Dauer der Wehen mit besonderer Berücksichtigung des Uterustonus und des Einflusses auf den Fetus untersucht, mit folgendem Ergebnis:

Cimetidin 200 mg i.v. verändert nicht das Muster der Uteruskontraktion und den Wehenverlauf; auch der postpartale Uterustonus war gut. Ebenso zeigte der mit Kopfschwartenelektroden überwachte Fetus keine Alterationen. Bei den Serumwerten von Cimetidin im Vergleich Mutter-Kind trat in den meisten Fällen ein Konzentrationsabfall ein, es wurden aber auch Fälle mit einem Mutter-Kind-Serumquotienten von weniger als 1 in der postpartalen Phase beobachtet. Auch wir haben Cimetidin in der Schwangerschaft eingesetzt, und zwar bei Patienten, bei denen ein operatives Entbindungsverfahren zu erwarten war. Im Rahmen einer Studie wurde bei 17 Patienten Cimetidin in einer einmaligen Dosis von 200 mg i.v. in einem Zeitraum zwischen 10 und 30 Minuten vor Anaesthesiebeginn appliziert. Nebenwirkungen wurden während der gesamten perinatalen Phase weder bei der Mutter noch beim Kind gesehen, insbesondere kam es antenatal zu keiner CTG-Alteration. Bei 12 von diesen 17 Patienten wurde der Blutspiegel von Cimetidin simultan von Mutter und Kind unmittelbar nach Entbindung bestimmt.

Die Blutspiegel unterlagen naturgemäß großen Schwankungen, da je nach Dauer der Geburt der Zeitraum zwischen Applikation und Blutentnahme sehr unterschiedlich war.

Aus unseren Untersuchungen lassen sich folgende Ergebnisse ableiten [20]:

1. Ein Serum-Blutspiegel von 0,5 mg/ml wird im mütterlichen Blut über einen genügend

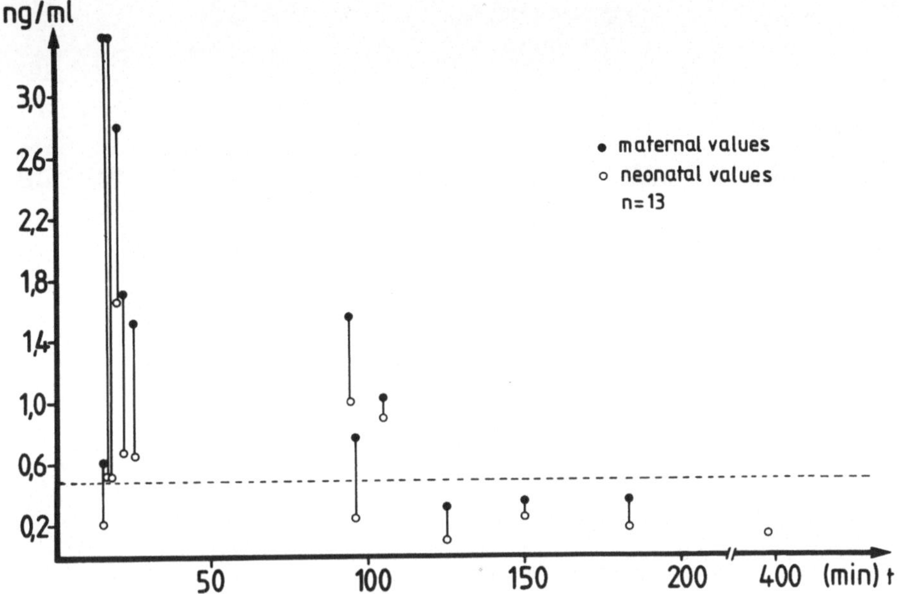

Abb. 12. Mütterliche und kindliche Cimetidin-Serumspiegel

langen Zeitraum aufrechterhalten. Dieser Konzentrationswert für Cimetidin ist für eine ausreichende Säureresektionshemmung nötig.

2. Die Konzentrationen von Cimetidin im fetalen Blut waren stets niedriger als im mütterlichen Blut. Es kommt also zu keiner Kumulation.

3. Die Konzentrationen von Cimetidin waren bei kurzen Zeitintervallen im mütterlichen Blut erheblich höher als im fetalen Blut. Der Unterschied wurde mit zunehmender Zeit kleiner. Möglicherweise spielt hier ein verlangsamter diaplazentarer Transfer eine Rolle.

In der Nachbeobachtung der Kinder wurde auf die Verdauung und Bilirubinspiegel ein besonderes Augenmerk gerichtet. Es konnten jedoch keine Auffälligkeiten oder pathologische Befunde gezeigt werden.

Cimetidin gilt heute als eines der bestuntersuchten Medikamente überhaupt. Wir wissen daher auch wesentlich mehr über Nebenwirkungen als bei anderen Medikamenten [14, 26, 31, 34].

Unter den Laborparametern wurde gelegentlich ein passagerer Kreatinin- und Transaminasenanstieg beobachtet. Verwirrtheitszustände und Symptome, die auf endokrine Veränderungen schließen lassen, waren in einigen Fällen von meist hoher Dosierung und langdauernder Therapie gesehen worden [32].

Bei Gabe von Einzeldosen wurden keine Nebenwirkungen gesehen.

Interaktionen wurden bisher mit Antikoagulantien von Cumarin-Typ [25], Benzodiazepinen [13] und neuerdings auch mit Propranolol beschrieben.

Mit den Medikamenten, die zur Narkoseführung benötigt werden, wurde bisher keine Interferenz gefunden.

Für die Indikationen „Prophylaxe des Mendelson-Syndroms" spielen jedoch Nebenwirkungen wegen der kurzen Therapiedauer überhaupt keine Rolle. Was die Indikationen

Symptome:
Kopfschmerzen
Müdigkeit
Verwirrtheit
Exanthem
Periorbitales Ödem
Muskelschmerzen
Schmerzen und Schwellung der Brust-
  drüsen
Galaktorrhoe

**Pathologisch erhöhte Serumkonzentra-
tionen für:**
Kreatinin
Harnstoff
Harnsäure
GOT
GPT
LDH
Alkalische Phosphate
Bilirubin

Abb. 13. Bisher bekannte Nebenwirkungen der Cimetidintherapie

INTUBATIONSSCHWIERIGKEITEN
    z.B. MIßBILDUNG, M. BECHTEREW, STRUMA

PATHOLOGISCH ERHÖHTE MAGENSAFTSEKRETION
    z.B. ZOLLINGER-ELLISON-SYNDROM

PSYCHISCH INDUZIERTE MAGENSAFTÜBERSEKRETION
    z.B. ÄNGSTLICHE, LANG WARTENDE PATIENTEN

PROPHYLAXE POSTOPERATIVER ASPIRATIONEN
    z.B. LAPAROSKOPIE-, INTENSIVPFLEGEBEDRÜFTIGE -,
ENDOSKOPIE-PATIENTEN

SELEKTIVE SECTIONES CAESAREAE

"PROBLEMPATIENTEN" WÄHREND DER SCHWANGERSCHAFT
    z.B. STEINSCHNITTLAGERUNG, PERIPARTALE ANALGESIEN

PROPHYLAXE ALLERGISCHER REKATIONEN
    IN KOMBINATION MIT HISTAMIN H_1-REZEPTORENBLOCKERN

Abb. 14. Indikationen für Cimetidin in der Anaesthesie

im Detail bei der Prophylaxe des Mendelson-Syndroms anbelangt, so ist die Diskussion sicher noch nicht abgeschlossen.

Cimetidin erscheint im Rahmen der Anaesthesie indiziert zu sein in all den Fällen, in denen mit Regurgitation und Apsiration gerechnet werden muß. Dazu zählen:
Intubationsschwierigkeiten,
pathologisch erhöhte Magensaftsekretionen,
psychisch induzierte verstärkte Magensaftsekretion,
Narkosen in der Früh- wie auch Spätschwangerschaft (insbesondere auch bei atypischen Lagerungen).

Weiterhin sollte Cimetidin zur Prophylaxe postoperativer Aspirationen bei Laparoskopie, Endoskopie oder bei intensivpflegebedürftigen Patienten eingesetzt werden.

Der Vollständigkeit halber soll noch eine weitere Indikation hingewiesen werden, die zwar nicht diese hier zu besprechende Thematik berührt, die aber vielleicht zukünftige Beachtung finden wird: nämlich die Prophylaxe bestimmter allergischer Reaktionen nach Gabe von Plasmasubstituten, Kontrastmitteln u. dgl. durch die Kombination von Histamin-H_1- und H_2-Rezeptorenblockern, wie dies von Doenicke und Lorenz [15] nachgewiesen werden konnte.

Die Dosierungsschemata für Cimetidin bei der Prophylaxe des Mendelson-Syndroms sind in der umfangreichen Literatur sehr divergent.

Wir befürworten zur Prophylaxe der Säureaspiration für o.g. Indikationsspektrum derzeit folgendes Regime: 200 mg Cimetidin 6 h präoperativ peroral und 200 mg Cimetidin 30 min präoperativ intravenös bei selektiven Eingriffen. Es laufen jedoch noch Untersuchungen, um optimale und auch praxisgerechte Dosierschemata zu finden, z.B. 400 mg Cimetidin 8 bis 10 h präoperativ peroral in Kombination mit 200 mg Cimetidin 1 h präoperativ intramuskulär. Leider ist das bislang ausgewertete Kollektiv noch zu klein, um statistisch abgesicherte Daten bringen zu können, doch sind die bisherigen Ergebnisse sehr positiv.

Bei nicht nüchternen Patienten wird auch die Kombination mit Metoclopramid geprüft, das die Motilität des Magens und den Tonus des unteren Oesophagussphinkters erhöht. Die alleinige Applikation von Cimetidin bei nicht nüchternen Patienten erscheint uns nicht gerechtfertigt, da durch die Alkalisierung des Magensaftes die Verweildauer des Mageninhaltes im Magen eher verlängert würde.

Zum Abschluß eine Bemerkung: Von einigen Kollegen wird die Aspiration als Kunstfehler gewertet, den sie nicht begehen und dessenthalben sie keine Prophylaxe brauchen. Aber sicher sind wir eben nicht alle so perfekt, so daß wir das Aspirationsrisiko nicht wegdiskutieren dürfen, auch wenn die Inzidenz niedrig ist.

Wenn es uns gelänge, bei Risikogruppen durch eine einfache, risikolose, kostenmäßig vertretbare Maßnahme, wie der Gabe von Cimetidin, den einen oder anderen Fall einer vielleicht letalen Aspirationspneumonie zu verhindern, dann hätte sich der Einsatz gelohnt.

Literatur

1. Blitt CD, Gutman HL, Coben DD, Weisman H, Dillon FB (1977) Silent regurgitation and aspiration during general anesthesia. Curr Res 32:707
2. Bond VK, Stoelting RK, Gupta CD (1979) Pulmonary aspiration syndrome after inhalation of gastric fluid contaming antacids. Anesthesiology 51:142

3. Coombs DW, Hooper D, Colton Th (1979) Pre-anaesthetic Cimetidin. Alteration of gastric-fluid-volume and pH. Anesth Analg 58:183
4. Crawford JS (1968) Principles and practise of obstetric anaesthesia. Blackwell, Oxford
5. Detmer MD, Dandit SK, Cohen PJ (1979) Prophylactic single-dose oral antacid therapy in the pre-operative period — Comparison of Cimetidine and Maalox. Anesthesiology 51:372
6. Dinnick OD (1957) Discussion on anaesthesia for obstetrics: An evaluation of general and regional methods: Some aspects of general anaesthesia. Proc Roy Soc Med 50:547
7. Dobb G, Jordan MJ, Williams JG (1979) Cimetidine in the prevention of the pulmonary acid aspiration (Mendelson's) syndrome. Br J Anaesth 51:967
8. Elliot GJR (1963) A study in regurgitation. Anaesthesia 18:324
9. Gibbs ChP, Schwarz DJ, Wynne JW, Hood CI, Kuck EJ (1979) Antacid pulmonary aspiration in the dog. Anesthesiology 51:380
10. Husemeyer RP, Davenport HT, Rajasekaran (1978) Cimetidine as a single oral dose for prophylaxis against Mendelsons syndrome. Anaesthesia 33:775
11. Keating OJ, Black JF, Watson DW (1978) Effects of Glycopyrrolate and cimetidine on gastric volume and acidity in patients awaiting surgery. B J Anaesth 50:1247
12. Kirchner E (1978) Notfälle und Aspirationsgefahr. Anaesth 27:119
13. Klotz U, Anttila VJ, Reitmann I (1979) Cimetidine/Diazepam Interaction. Lancet 699
14. Kruss DM, Littman A (1978) Safety of cimetidine. Gastroenterol 74:478
15. Lorenz W (1980) H_1 + H_2-Receptorantagonisten zur Prämedikation in Anaesthesie und Chirurgie. Intensivbehandlung 5:76
16. McGowan WAW (1979) Safety of cimetidine on obstetric patients. J Roy Soc Med 72:902
17. Mendelson CL (1946) The aspiration of stomach contents into the lungs during obstetric anesthesia. Amer J Obstet Gynecol 52:191
18. Pavlin EG, van Nimwegan D, Hornbein TF (1975) Failure of a high compliance low pressure cuff to prevent aspiration. Anesthesiology 42:216
19. Reinhold P, Karoff Ch, Dame WR (1981) Prophylaxe des Säureaspirationssyndroms mittels Cimetidine. Anästh Intensivther Notfallmed 16:39
20. Reinhold P, Dame WR (1980) Histamine H_2-Antagonists in obstetrics. VII. European Congress of perinatal medicine, Barcelona, Sept. 2.–5. 1980
21. Roberts RB (1979) Aspiration und ihre Prävention in der Geburtshilfe. In: Roberts RB (ed) Aspirationspneumonie. Thieme, Stuttgart
22. Roberts RB, Shirley MA (1974) Reducing the risk of acid aspiration during cesarean sectio. Anesth Analg 53:6
23. Roesch W, Lux G, Hittenhelm W, Demling L (1976) Stimulation of lower oesophagal sphincter pressure (LESP) by Cimetidine — a double blind study. Acta Hepato-Gastroenterol 23:423
24. Sehhati-Chafai G (1979) Zum Problem der Aspiration bei der Narkose. Springer, Berlin
25. Serlin MJ, Sibeon RG, Mossman S, Breckenridge AM (1979) Cimetidine: Interaction with oral anti-coagulations in man. Lancet p 317
26. Sharpe PC, Hawkins BW (1977) Efficacy and safety on cimetidine. Longterm treatment with Cimetidine. In: Burland, Simkins (eds) Cimetidine. Excerpta Medica, Amsterdam
27. Siewert R, Lepsien G, Arnold R, Creutzfeld W (1977) Effect of cimetidine on lower esophageal sphincter pressure, intragastric pH and serum levels of immunoreactive gastrin in man. Digestion 15:81
28. Taylor G, Pryse-Davies J (1966) The use of antacids in the prevention of acidpulmonary aspiration syndrome (Mendelson's syndrome). Lancet p 288
29. Taylor G (1975) Acid pulmonary aspiration syndrome after antacids. Br J Anaesth 47:615
30. Teabeaut JR (1952) Aspiration of gastric contents. Experimental study. Amer J Pathol 28:51
31. Teichmann RK, Zumtobel V, Heberer G (1978) Agranulocytose durch Cimetidine. Chirurg 49:397
32. Thompson J, Lilly J (1979) Cimetidine-induced cerebral toxicity in children. Lancet p 725
33. Ufberg MH, Bilooks CM, Bosanac PR (1977) Transient neutropenia in a patient receiving cimetidine. Gastroenterol 73:635

Sachverzeichnis